临床护理要点及新进展

◎主编　田勇丽等

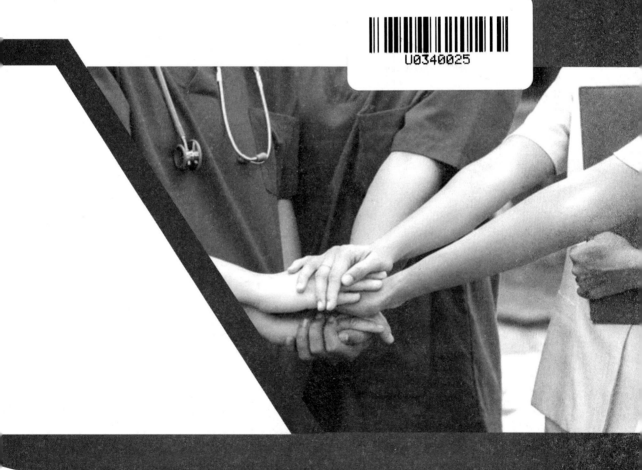

吉林科学技术出版社

图书在版编目（CIP）数据

临床护理要点及新进展 / 田勇丽等主编 . —长春：
吉林科学技术出版社，2023.10

ISBN 978-7-5744-0473-1

Ⅰ.①临… Ⅱ.①田… Ⅲ.①护理学 Ⅳ.①R47

中国国家版本馆CIP数据核字（2023）第105656号

临床护理要点及新进展

主　　编	田勇丽等	
出版人	宛　霞	
责任编辑	许晶刚	
封面设计	吴　迪	
制　版	吴　迪	
幅面尺寸	185mm×260mm	
开　本	16	
字　数	370 千字	
印　张	14.75	
印　数	1–1500 册	
版　次	2023年10月第1版	
印　次	2024年2月第1次印刷	

出　版　吉林科学技术出版社
发　行　吉林科学技术出版社
地　址　长春市福祉大路5788号
邮　编　130118
发行部电话/传真　0431-81629529 81629530 81629531
　　　　　　　　　81629532 81629533 81629534
储运部电话　0431-86059116
编辑部电话　0431-81629518
印　刷　三河市嵩川印刷有限公司

书　号　ISBN 978-7-5744-0473-1
定　价　110.00元

《临床护理要点及新进展》编委会

主 编

田勇丽　山西省儿童医院（山西省妇幼保健院）
李宝丽　山西省儿童医院（山西省妇幼保健院）
吕 华　山西省儿童医院（山西省妇幼保健院）
杨建惠　山西省儿童医院（山西省妇幼保健院）
张雪慧　山西省儿童医院（山西省妇幼保健院）
焦 瑞　山西省儿童医院（山西省妇幼保健院）

副主编

杨 芳　山西省人民医院
赵 婧　山西医科大学第二医院
黄显凤　山西省儿童医院（山西省妇幼保健院）
霍莉莎　山西省儿童医院（山西省妇幼保健院）
王 莉　山西省儿童医院（山西省妇幼保健院）
周 婷　山西省儿童医院（山西省妇幼保健院）
李佩佩　长治市人民医院
陆文辉　深圳市儿童医院
魏海丽　新疆医科大学附属肿瘤医院
李 燕　中卫市人民医院

编 委

王 贺　湖北省中西医结合医院
游 琴　广安市人民医院
程 丽　宁波大学附属第一医院
金洪霜　宁波大学附属第一医院
毛娇娜　宁波大学附属第一医院

前　言

当今世界是科技飞速发展的时代,临床医疗技术日新月异,不断有新理论、新技术、新方法问世。护理学近十年的发展成就令人瞩目,有必要对这些理论与实践领域的进展进行系统的归纳总结。因此我们组织编撰了《临床护理要点及新进展》一书,以与时俱进的眼光,反映现代护理学的进展,使本书能更好地体现时代性、先进性和实用性,为广大护理工作者提供参考。

本书在内容上充分注意基础理论与临床实践相结合,普及与提高相结合,充分吸收融合了国内外护理学最新科研成果,反映当代护理学的水平,文字力求简明扼要,通俗易懂,准确流畅。上篇为内科疾病护理,详细介绍了囊括循环系统、神经系统、呼吸系统、消化系统、血液系统、妇产科等多个方面的疾病护理技术和护理要点。下篇为外科疾病护理,对食管癌、胸外科疾病、胃肠肝胆外科疾病、脊柱疾病等常见外科疾病的护理相关内容作了详细介绍。

由于水平有限,书中内容难免有错误、欠妥之处,敬请广大同行批评指正!

编　者

目 录

上篇 内科护理

下篇　外科护理

上篇　内科护理

第一章 循环系统急危症护理

第一节 休克

休克(shock)是机体有效循环血量减少,组织灌注不足,细胞代谢紊乱和功能受损的病理过程,它是一个多种病因引起的综合征。休克的本质是氧供给不足和需求增加,产生炎症递质是休克的特征。

一、病因与诱因

1.失血 大量失血可引起失血性休克,见于外伤出血、胃溃疡出血、食管静脉曲张破裂后出血及产后大出血等,出血是否发生休克取决于出血量和速度。若快速出血超过总血量的1/5,即可引起休克,失血超过总血量的1/2,常导致死亡。

2.失液 剧烈呕吐、腹泻、肠梗阻、烧伤及大量出汗等均可导致大量体液丢失,引起血容量和有效循环血量锐减。

3.创伤 自然伤害、野外事故等可导致创伤性休克,疼痛加剧了休克的发生。

4.感染 见于各种重症感染,如急性腹膜炎、胆道感染、绞窄性肠梗阻及泌尿系统感染等。

5.过敏 发生于过敏体质者,属于Ⅰ型变态反应。

6.神经性休克 见于剧烈疼痛、血管中枢损伤等。

7.心源性休克 急性心肌梗死、心肌炎、严重心律失常等,引起心排血量急剧减少。

二、病情判断

1.症状 在休克代偿期,由于机体对有效循环血容量减少早期有相应的代偿能力,表现为精神紧张、兴奋、皮肤苍白、心率加快、尿量减少等。此时,如能及时处理,休克可得到纠正。

在休克失代偿期,患者表现为神情淡漠、意识模糊、出冷汗、发绀、脉搏细数、血压进行性下降,严重时,可表现为血压测不到、皮肤瘀血、无尿等。

2.辅助检查 监测尿量、中心静脉压、血气分析、DIC 相关指标的监测等,及时观察休克的进展,指导病情的判断和治疗。

三、护理措施

休克救治的原则是:去除病因、恢复灌注、及时供氧、补充容量,重点是恢复灌注,目的是防止细胞、组织损伤。

1.立即取休克体位(图 1-1)抬高头部 15°,抬高下肢 15°~20°。

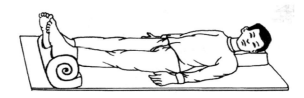

图1-1 休克体位

2.保持呼吸道通畅 及时有效清理呼吸道分泌物,病情允许时鼓励患者做深呼吸,协助活动双上肢以利于肺的扩张,增加肺泡气体交换量。

3.给氧 酌情给予鼻导管或面罩吸氧,使用简易呼吸机或行气管插管。

4.及早建立两条以上静脉通道

(1)补充血容量:补充血容量是休克治疗的关键措施,及时有效地扩容可使休克早期得到有效的逆转,输液原则是需多少补多少。同时,考虑纠正血液流变学的障碍,可有选择性地使用全血、胶体或晶体溶液。

(2)纠正酸中毒:休克时缺血、缺氧,导致酸中毒,后者又可导致高血钾,电解质紊乱可影响心肌收缩力。根据血气分析结果,遵医嘱补碱纠酸。

(3)合理应用血管活性物质:强调在补充血容量的前提下,合理应用正性肌力药、血管收缩药和血管舒张药。根据病情可选择应用,也可合用,如使用多巴胺、多巴酚丁胺。有左心衰竭、急性肺水肿和心源性休克的患者,可加用血管扩张药,如硝酸甘油。

5.严密观察病情变化 给予连接心电监护仪,监测心率、心律、血氧饱和度、血压、中心静脉压的变化;记录出入液体量;观察末梢循环情况、药物疗效及不良反应,并做好记录。

6.保暖 寒战可增加耗氧量,故应注意患者的保暖,可升高室温、增加被盖或衣着,但不能用热水袋、电热毯在体表加温,以免皮肤毛细血管扩张,使内脏器官血流向体表,进一步减少重要器官的血液灌流,且增加了组织耗氧量。

四、预防

防止创伤,如损伤血管,应及时有效地止血。防治感染,及时有效地使用抗菌药物,避免感染的扩散和发展。预防过敏,按规定做药敏试验,避免医源性过敏性休克。发生休克时,及时处理,逆转早期休克,避免发展为失代偿期休克。

第二节 急性心肌梗死

急性心肌梗死(AMI)是指严重的心肌缺血所致的部分心肌急性坏死,为在冠状动脉病变的基础上,发生冠状动脉血供急剧减少或中断,使相应的心肌严重而持久地急性缺血而导致心肌坏死。根据心电图有无ST段抬高,目前将AMI分为两大类,即ST段抬高的AMI和非ST段抬高的AMI。

一、病因和诱因

1.病因　冠脉内血栓形成是 AMI 的主要发病原因。冠状动脉内血栓形成是由于冠状动脉粥样硬化斑块的破裂,一些足够数量的致血栓形成的物质暴露,冠状动脉腔就可能因纤维蛋白、血小板凝聚物和红细胞集合而堵塞。

2.诱因　剧烈运动;情绪激动;不稳定型心绞痛发展;急性失血的外科手术;心律失常、心力衰竭、心源性休克、主动脉瓣狭窄、发热、心动过速、焦虑不安;昼夜周期,上午 6～12 时是 AMI 的发生高峰。

二、病情判断

1.先兆　50%～80%的患者在发病前数日有乏力、胸部不适、活动时心悸、气急、烦躁、心绞痛等前驱症状,其中以新发生心绞痛或原有心绞痛加重最为突出。如心绞痛发作较以往频繁,性质较剧,持续较久,硝酸甘油疗效差,诱发因素不明显等。

2.症状

(1)疼痛:是最先出现的症状,多发生于清晨,疼痛部位和性质与心绞痛相同,但诱因多不明显,且常发生于安静时,程度较重,持续时间较长,可达数小时或更长,休息和含服硝酸甘油片多不能缓解。患者常焦躁不安、出汗、恐惧,或有濒死感。少数患者无疼痛,一开始即表现为休克或急性心力衰竭。部分患者疼痛位于上腹部,被误认为胃穿孔、急性胰腺炎等急腹症;部分患者疼痛放射至下颌、颈部、背部上方,被误认为骨关节痛。

(2)全身症状:有发热、心动过速、白细胞增高和红细胞沉降率增快等,由坏死物质吸收所引起。一般在疼痛发生后 24～48 小时出现,程度与心肌梗死范围常呈正相关,体温一般在 38℃ 左右,很少超过 39℃,持续约 1 周。

(3)胃肠道症状:疼痛剧烈时常伴有频繁的恶心、呕吐和上腹胀痛,与迷走神经受体坏死、心肌刺激和心排血量降低及组织灌注不足等有关。

(4)心律失常:见于 75%～95%的患者,多发生在起病 1～2 天,而以 24 小时内最多见,可伴乏力、头晕、晕厥等症状。各种心律失常中以室性心律失常最多,尤其是室性期前收缩。

(5)低血压和休克:疼痛期中血压下降常见,未必是休克。如疼痛缓解而收缩压仍低于 80mmHg,有烦躁不安、面色苍白、皮肤湿冷、脉细而快、大汗淋漓、尿量减少、神志迟钝甚至晕厥者,则为休克表现。休克多在起病后数小时至 1 周内发生。

(6)心力衰竭:主要是急性左心衰竭,可在起病最初几天内发生,或在疼痛、休克好转阶段出现,有呼吸困难、咳嗽、发绀、烦躁等症状,严重者可发生肺水肿,随后可发生颈静脉怒张、肝大、水肿等右侧心力衰竭表现。右心室心肌梗死者可一开始即出现右侧心力衰竭表现,伴血压下降。

3.体征

(1)心脏体征:心脏浊音界可正常也可轻度至中度增大;心率多增快,少数也可减慢;心尖区第一心音减弱;可出现第四心音(心房性)奔马律,少数有第三心音(心室性)奔马律;10%～20%的患者在起病第 2～第 3 天出现心包摩擦音,为反应性纤维性心包炎所致;

心尖区可出现粗糙的收缩期杂音或伴收缩中晚期喀喇音,为二尖瓣乳头肌功能失调或断裂所致;可有各种心律失常。

(2)血压:除极早期血压可增高外,几乎所有患者都有血压降低。

(3)其他:可有与心律失常、休克或心力衰竭有关的其他特征。

4.辅助检查 心电图常有进行性的改变,对心肌梗死的诊断、定位、定范围、估计病情演变和预后都有帮助。

(1)特征性改变:ST段抬高性心肌梗死者其心电图表现特点如下。①ST段抬高呈弓背向上型,在面向坏死区周围心肌损伤区的导联上出现;②宽而深的Q波(病理性Q波),在面向透壁心肌坏死区的导联上出现;③T波倒置,在面向损伤区周围心肌缺血区的导联上出现,在背向心肌梗死区的导联则出现相反的改变,即R波增高,ST段压低和T波直立并增高;④非ST段抬高心肌梗死者心电图有2种类型:一种是无病理性Q波,有普遍性ST段压低≥0.1mV,但aVR导联(有时还有V₁导联)ST段抬高,或有对称性T波倒置,为心内膜下心肌梗死所致;另一种是无病理性Q波,也无ST段变化,仅有T波倒置改变。

(2)动态性改变:ST段抬高性心肌梗死动态改变如下。①起病数小时内,可无异常或出现异常高大两支不对称的T波;②数小时后,ST段明显抬高,弓背向上,与直立的T波连接,形成单相曲线,数小时至2天内出现病理性Q波,同时R波减低,是为急性期改变,Q波在3~4天稳定不变,以后70%~80%永久存在;③在早期如不进行治疗干预,ST段抬高持续数日至两周逐渐回到基线水平,T波则变为平坦或倒置,为亚急性期改变;④数周至数月后,T波呈V形倒置,两支对称,波谷尖锐,为慢性期改变。T波倒置可永久存在,也可以数月至数年内逐渐恢复。

非ST抬高心肌梗死动态改变如下:①先是ST段普遍压低(除aVR导联,有时V₁导联外),继而T波倒置加深呈对称型,但始终不出现Q波,ST段和T波的改变持续数日或数周后恢复;②T波改变在1~6个月恢复;③非ST抬高性心肌梗死的定位和定范围可根据出现特征改变的导联的数来判断。

三、护理措施

治疗原则是尽快恢复心肌的血液灌注以挽救濒死的心肌,防止梗死扩大,或缩小心肌缺血范围,保护和维持心脏功能,及时处理严重心律失常、泵衰竭和各种并发症,防止猝死,使患者不但能渡过急性期,且康复后还能保留尽可能多的有功能的心肌。

1.急救护理

(1)急性期监护:在急性期,有条件时就送入冠心病监护病房(CCU)进行连续的心电、血压、呼吸的监测。无监护病房时,也应使用心电示波仪器或心电图机,定期观察心率、心律、血压、呼吸等各项生命指标。及时检出可能作为恶性心动过速先兆的任何室性期前收缩及心室纤颤或完全性房室传导阻滞、严重的窦性心动过缓、房性心律失常等,及时予以诊治。每日应检查除颤器、呼吸机、临时起搏器等仪器的功能是否良好,并置于备用状态。检查和补齐抢救器材及药品。

(2)氧气吸入:即使无并发症的急性心肌梗死,部分患者起病初就有轻度、中度缺氧,合并充血性心力衰竭者常伴有严重的低氧血症。缺氧严重时疼痛不易缓解,并且易并发心律失常。因此,急性心肌梗死1周内,应给予常规吸氧。一般患者可用双鼻孔导管低流量持续或间歇给氧。并发严重心力衰竭或肺水肿的患者,必要时可做气管内插管、机械通气。

(3)止痛:可避免急性心肌梗死范围扩大,诱发严重心律失常或心源性休克,因此迅速止痛极为重要。轻者可肌内注射罂粟碱30~60mg,4次/天;重者可应用吗啡2~5mg或哌替啶50~100mg静脉注射或肌内注射。老年患者有呼吸功能障碍或休克时应慎用。也可以应用硝酸甘油5~10mg,溶解于500mL葡萄糖溶液中静脉滴注,需根据血压和心率调节滴速。止痛药的应用应达到疼痛完全消失的目的,才能有效地控制梗死范围的扩展。

(4)病情观察及心电监护

1)当出现下列情况时,应考虑急性心肌梗死。心绞痛突然严重发作或原有心绞痛程度加重、发作频繁、时间延长或含服硝酸甘油无效;心前区疼痛伴恶心、呕吐、大汗、心动过缓;中老年患者出现不明原因的急性左侧心力衰竭、休克、严重心律失常;心电图检查ST段上升或明显下降,T波高尖或倒置。

2)心电监护如出现室性期前收缩呈频发性、多源性、二联律或三联律、R波落在前次搏动的T波上等变化,有可能发展为室性心动过速或心室纤颤,应立即给予利多卡因50~100mg稀释后静脉推注,当期前收缩消失或减少时,可继续给予1~4mg/min静脉滴注维持疗效。

3)当出现室性心动过速或心室纤颤时,予以紧急电除颤复律。

4)如发现患者烦躁、脉搏细、呼吸加快、皮肤湿冷、收缩压下降至80mmHg以下、脉压20mmHg或原发高血压者血压下降超过原有水平的20%以上时,应考虑低血压或休克。

5)每小时尿量少于3mL,提示肾血流灌注不足。

6)此外,一旦发现患者意识状态及体温变化、肺部感染等,均应立即与医师联系,以便及时采取有效措施。

(5)血流动力学监测:预防泵衰竭的发生。血流动力学监测可以发现早期的左心功能不全,判断心功能不全的程度,鉴别心肌梗死时心力衰竭以左侧心力衰竭为主。若肺动脉楔压>18mmHg(2.4kPa),可选用血管扩张药硝普钠加入50mL葡萄糖液中静脉滴注,根据血流动力学的各种参数调整滴速和用量。并发休克时补充血容量或应用血管扩张药及儿茶酚胺类药物。在做血流动力学监测时,各种导管应定期用肝素稀释液冲洗,以保持通畅。最好用输液泵控制血管扩张药的滴速,以保证疗效和防止血压下降。

2.一般护理

(1)卧床休息:急性期患者需要绝对卧床休息,病情轻、无并发症者,可在床上适当活动;心肌酶谱正常者可在医护人员指导下于床旁活动,先在床边站立,逐步过渡到室内缓步走动。病情重者,卧床时间应延长。

(2)饮食护理:由于患者心肌供血不足,心功能低下,心排血量减少,加上长时间卧床,胃肠蠕动减弱,消化功能不良,所以宜进低脂、低胆固醇、清淡易消化的流质或半流质饮食,避免食用辛辣食物、发酵食物,以减少便秘与腹胀。进食不宜太快、过饱,以免加重心脏负担。

（3）预防便秘：无论急性期还是恢复期的患者，均可因排便用力而诱发心律失常、心源性休克、心力衰竭等并发症，甚至还可发生心脏破裂。因此，急性心肌梗死患者应保持大便通畅，入院后常规给予缓泻药；若2天无大便需积极处理。排便时必须有专人看护，严密观察心电图的改变。饮食中适当增加纤维食物；避免用力排便，防止因腹内压急剧升高反射性引起心率及冠状动脉血流量变化而发生意外。

（4）心理护理：安慰患者，耐心听取倾诉，避免不良的心理刺激。

3.严密观察病情变化

（1）疼痛：心肌梗死疼痛与心绞痛的性质和部位很相似，在疼痛时间、范围、程度等方面须予以鉴别。

（2）心电监测：持续的心电图监护，观察心电图的动态演变，判断病情的发展，确定抢救及治疗方案。

（3）血清酶监测：定时抽取血标本送检，持续监测血清酶的改变，并详细记录。

4.溶栓治疗的护理

（1）溶栓疗法的目标：目标是尽早、尽快、充分达到TIMI 3级血流，持续使梗死相关血管在心肌水平再灌注，尽可能减少心肌坏死面积，改善心功能，降低病死率，改善预后及提高生活质量。

（2）常用溶栓方法：包括静脉内溶栓、冠状动脉内溶栓。

（3）溶栓再通的标准：①心电图ST段抬高明显。开始溶栓后2小时内ST段迅速回降，与溶栓前比较下降大于50%；②胸痛自开始溶栓后2小时内基本缓解或完全消失；③自开始溶栓后2小时出现快速性心室自主心律、室性期前收缩、心室纤颤；心肌梗死期间新近发生的房室传导阻滞或束支传导阻滞减轻或消失；下壁、正后壁梗死患者出现一过性窦性缓慢性心律失常，如窦性心动过缓、窦房阻滞或停搏，部分患者可伴有高血压；④血清CK-MB峰值提前。具备上述指标的两项以上者判断为再通；但单独具备②或③的，不能判断为再通。在开始溶栓后2~3小时，若符合上述再通标准应判断为延迟再通。

（4）临床常用的溶栓药物：第一代溶栓药物，如链激酶（SK）、尿激酶（UK）。第二代溶栓药物，如组织型纤溶酶原激活药（t-PA）等。

（5）溶栓治疗前物品准备：准备的物品有心电监护仪、除颤器、临时起搏器、输液泵、主动脉气囊反搏装置、急救药品等。

（6）溶栓治疗前患者的准备：做好解释工作。安置静脉套管针，完成溶栓前的各项检查及有关化验。嘱患者嚼服阿司匹林。尽快建立静脉输液通道。

（7）溶栓治疗过程中的监测：血压的监测，溶栓开始后每10分钟测血压1次，血压稳定后可延长监测时间。心电监测，注意心率、心律的变化，观察有无再灌注心律失常。观察药物反应及疼痛缓解情况。

（8）溶栓治疗后的观察：注意有无出血倾向；持续心电监测及血压的观察，注意有无再灌注心律失常；疼痛缓解的程度；溶栓后心电图的变化；酶学的检测；凝血时间的监测及肝素的应用。

四、预防

1.去除危险因素　戒烟;避免大量饮酒、饱餐、劳累、感染、过度兴奋和刺激;控制体重,控制血脂及血糖。

2.合理饮食　低盐低脂、饮食清淡、少量多餐。多吃新鲜的蔬菜水果,少吃或不吃含胆固醇和动物脂肪高的食物,如肝、脑、肾等动物内脏,肥肉,油炸食品等,摄入足量蛋白质及钾、钙、镁,如牛奶、豆制品、鱼、木耳、海带、海参、虾皮等。

3.适宜活动　体操、慢跑、步行、骑车、打太极拳等。

体育锻炼时应注意:不宜强度过大、速度过快。锻炼速度和时间因人而异,一般20~45分钟,不超过1小时,规律地每天或隔天进行,以每周3~4次最为理想。避免在大量进餐、喝浓茶、咖啡等2小时内锻炼,也不应在运动后1小时内进餐或喝浓茶。避免在运动后立即用热水或冷水洗澡,至少应休息15分钟后,并以40℃以下的温热水为宜。大量运动时,避免穿着太厚,以免影响散热,增快心率。高热、高湿或严寒季节,应减少运动量。运动期间如出现以下情况应立即停止锻炼,迅速就医:胸痛、腹痛、呼吸困难、头晕、恶心、呕吐、心悸、大量虚汗。

4.遵医嘱用药　规律用药扩冠、抗血小板凝集及使用β受体阻滞药。

5.门诊定期随访　观察病情变化,调整药物剂量。如再次出现心绞痛,应及时就诊,以防心肌梗死。

第三节　急性冠脉综合征

急性冠脉综合征(ACS)是冠心病心肌缺血急性发作过程中的一个类型,根据心肌急性缺氧严重程度、持续时间长短及个体氧供需失衡状态,其临床表现可分为不稳定性心绞痛、心电图非ST段抬高的心肌梗死及ST段抬高的心肌梗死。

一、病因与诱因

1.病因　冠状动脉粥样硬化是急性冠脉综合征的病理基础,急性冠脉综合征的病因是心肌急性缺氧,导致心肌氧供需不平衡。

2.诱因　体力活动、劳累、饱餐、寒冷、情绪激动等,常是冠心病心绞痛、心肌梗死发生的诱因。

二、病情判断

1.病史　有冠心病病史及冠心病危险因素,可能有诱发因素。

2.临床表现　由稳定性心绞痛转为不稳定性心绞痛或心肌梗死。

(1)稳定性心绞痛的特征:①疼痛部位,胸骨上段,为胸骨后痛;②疼痛性质,憋闷感、压榨感、紧缩感;③有发作诱因,常见诱因为体力劳动,一定发生在劳累的当时;④放射性,常放射到左肩臂及左手指尺侧或两侧,或两肩臂及两手指尺侧,有时放射至左下颌或左牙及其他部位;⑤持续时间3~5分钟;⑥含服硝酸甘油片效应90%以上有效,1~2分钟完全解除;⑦每次发作部位、性质、持续时间、诱因及放射性相对不变。

(2)不稳定性心绞痛:不稳定性心绞痛肌钙蛋白TnT及TnI不升高。主要有以下3种类型。①新近发生的劳累后心绞痛,病发时间在1个月以内;②心绞痛发作频率及持续时间增加,硝酸甘油不能缓解;③静息性心绞痛,包括变异性心绞痛、卧位性心绞痛等。

(3)心电图非ST段抬高的心肌梗死:临床有不稳定性心绞痛表现,肌钙蛋白TnT及TnI升高。

(4)ST段抬高心肌梗死:心绞痛样剧烈疼痛超过30分钟,大汗淋漓,面色苍白,血压下降,心律失常,心力衰竭或休克。心电图表现:超早期巨大T波及弓背形ST段抬高、形成单向曲线。ST段及T波形态演变、肌钙蛋白阳性等。

三、护理措施

1.保持呼吸道通畅 必要时吸痰。

2.氧气吸入 依病情给予鼻导管、面罩吸氧,必要时使用简易呼吸机或协助行气管插管。

3.镇痛 就地休息,对剧烈心绞痛者立即予含服硝酸甘油片或速效救心丸,必要时可重复,无效时遵医嘱静脉注射吗啡3~5mg或哌替啶50mg。

4.发生心搏呼吸骤停时行紧急心肺复苏、电击除颤。

5.遵医嘱及时给药 阿司匹林有抗凝作用,可治疗和预防急性冠脉综合征,最好选用阿司匹林200~300mg顿服。

四、预防

主要是去除导致冠心病的危险因素,如降压、减肥、降脂,适当的体力活动,控制糖尿病。避免诱发因素,如过劳、便秘、寒冷、情绪激动等。遵医嘱用药。

第四节 急性心功能不全

急性心功能不全在急性心力衰竭中最为常见,主要表现为急性肺水肿,严重者可出现心源性晕厥、心源性休克及心搏骤停。

一、病因与诱因

1.病因 急性弥漫性心肌损害为最常见原因,见于急性广泛性心肌梗死、急性重症心肌炎等。急性机械性阻塞见于二尖瓣或主动脉瓣狭窄、左心室流出道梗阻、左房内球瓣样血栓或左房黏液瘤嵌顿二尖瓣口、急进型或严重型高血压等。急性容量负荷过重见于急性腱索或乳头肌断裂、瓣膜撕裂穿孔、人工瓣损坏、主动脉瓣关闭不全、老年和慢性病患者输液速度过快或输液量过多等。急性心室舒张受限见于急性心包积液或积血所致的心脏压塞。

2.诱因 常见诱因包括感染、快速性心律失常、显著的心动过缓、劳累、情绪激动、过快或过量静脉输液等。

二、病情判断

1.症状　突然发生严重的呼吸困难(每分钟呼吸可达 40 次)、端坐呼吸、窒息感、咳嗽、咳大量粉红色泡沫痰、大汗淋漓、烦躁不安。

2.体征　两肺对称性满布湿啰音和(或)哮鸣音、心率增快、心尖部可闻及奔马律(但常被肺部啰音所掩盖)、面色青灰、口唇发绀、皮肤湿冷。血压在开始时可升高,舒张压>90mmHg,以后可降至正常或出现心源性休克,严重心力衰竭可出现心源性晕厥和心搏骤停。

3.辅助检查　急性左侧心力衰竭无须做特殊检查,如动脉血气分析可显示 PaO_2 明显下降,$PaCO_2$ 正常或下降,pH 大于 7.0。

三、护理措施

救治原则:减轻心脏负荷、增强心肌收缩力、治疗原发病、防治诱因、改善心肌营养。

1.体位　采取坐位或半卧位,两腿下垂,以减少静脉回流。

2.迅速而有效地纠正低氧血症　鼻导管或面罩高浓度吸氧,有泡沫痰时,可将乙醇倒入湿化瓶内湿化吸氧,以降低肺内泡沫的表面张力,使泡沫破裂,改善通气功能。也可用 1%硅酮溶液代替乙醇或二甲硅油祛泡气雾药进行喷雾疗法,其去泡沫作用较乙醇更强。氧流量以 4~6L/min 为宜。氧浓度一般为 40%~60%。湿化用乙醇浓度,鼻导管吸氧者 70%~80%面罩吸氧者 30%~40%;不能耐受的患者可选用 20%~30%的乙醇,以后逐渐增加。

3.用药护理　急性左侧心力衰竭一旦发生,后果严重,情况紧急,护理上应立即选择相对粗直血管,建立静脉通道,准备以下常用急救药品,遵医嘱及时正确给药。

(1)快速利尿药:呋塞米 20~40mg 静脉注射,作用机制为减少循环血容量。

(2)血管扩张药:舌下含服硝酸甘油 0.6mg,每分钟 1 次,最多可用至 8 次。效果不明显时可用硝普钠经注射泵静脉匀速推注,起始剂量为 10μg/min,5~10 分钟增量 1 次,最大剂量 300μg/min,可均衡扩张动脉和静脉,降低心脏前后负荷,尤其适用于血压升高的左侧心力衰竭。使用期间注意避光,同时,因硝普钠较昂贵,故每次配制量不宜过大,以免浪费。血压<90mmHg 时,宜同时应用多巴胺以维持血压。

(3)氨茶碱:氨茶碱 0.25g 可溶于 5%葡萄糖溶液 20mL 中静脉推注,但宜缓慢,或取氨茶碱 0.25g 溶于 5%葡萄糖溶液中静脉滴注,以减轻支气管痉挛。

(4)快速洋地黄制剂:二尖瓣狭窄快速房颤或室上性心动过速者,如出现肺水肿则首选毛花苷 C 0.2~0.4mg 加入 5%葡萄糖溶液 20~40mL 缓慢静脉注射(不少于 5 分钟),以提高心肌收缩力。但对严重二尖瓣狭窄患者应慎用,以免因右心排血量增加而加重肺充血。

(5)镇静药:可用吗啡 2~5mg 静脉推注或 5~10mg 皮下注射,必要时可重复,以解除患者焦虑、减轻呼吸用力、降低中枢交感神经对小动脉的收缩反应而使之扩张。如出现呼吸抑制的不良反应,可用纳洛酮拮抗。

4.病情观察　除严密观察患者呼吸、血压、心率、心律、双肺呼吸音、咳嗽、咳痰、末梢循环、神志、尿量等的变化外,还应注意观察药物疗效及不良反应,如利尿药引起的水电解质失衡;血管扩张药引起的头晕、头痛;洋地黄制剂引起的黄绿视、恶心、呕吐及镇静药引起的中毒反应。

5.心理护理　急性左侧心力衰竭发作时的窒息感、濒死感使患者感到恐惧、焦虑,此时除抢救患者外,还应安慰患者,取得家属的配合,增强患者战胜疾病的信心。

6.饮食护理　原则上宜采用低盐饮食。

四、预防

及时有效治疗原发病,如广泛急性心肌梗死、急性心肌炎、严重二尖瓣狭窄或主动脉瓣狭窄、左房黏液瘤、严重心律失常、急进性或严重型高血压、急性心包积液或积血引起的心脏压塞及各种原因引起的急性容量负荷过度。防治诱因:增强免疫力,预防感染;避免劳累及情绪激动;及时治疗显著的心动过缓。

第五节　心律失常

心律失常(cardiac arrhythmia)是心脏冲动的频率、节律、起源部位、传导速度或激动次序的异常。

一、病因

各种器质性心脏病,如冠状动脉粥样硬化性心脏病、心肌病、心肌炎、风湿性心瓣膜病、肺心病。电解质紊乱和酸碱平衡失调,如低血钾、高血钾、酸中毒、碱中毒。内分泌疾病,如甲状腺功能亢进症或减退症。自主神经功能失调,如自主神经功能亢进。各种重症感染、贫血、缺氧、中毒。药物作用,如洋地黄中毒、儿茶酚胺类药物及抗心律失常药物等。其他,如低温麻醉、饮酒、浓茶、咖啡、吸烟、过度疲劳等可以造成暂时性心律失常。

二、病情判断

1.症状　不同类型的心律失常患者,症状不尽相同。多数患者表现为心悸、胸闷、头晕、视物模糊等。

2.体征　听诊可发现心率异常,节律不整,心音减弱或增强,心音强弱不等,心音分裂等。

3.辅助检查　心电图检查是诊断心律失常的最常用方法,动态观察心电图变化有利于观察病情变化。动态心电图连续观察患者24小时的心电图变化,能观察到心律失常的发作、自主神经对心脏的影响,用于诊断和评价治疗。运动试验用于平时无明显症状者,发现潜在的心脏疾患。食管心电图、心脏电生理检查等应用于心律失常的诊断和治疗。

三、护理措施

1.休息　避免重体力劳动,心律失常发作时立即就地休息。

2.必要时给予氧气吸入。

3.建立静脉通道。

4.用药护理　遵医嘱及时、正确使用抗心律失常药物。

5.严密观察病情变化　给予心电监护,除严密监测心率、心律的变化外,还应观察药物的疗效和不良反应,包括胃肠道反应、心血管反应、肝肾毒性等。

6.电转律治疗护理　电转律是指给予心脏一定能量的、短暂的电击,使心肌在短时间内同时除极,恢复窦房结对心律的控制。电转律使许多药物不能逆转的心律失常得到较满意的治疗,安全、疗效迅速可靠。电转律后应给予心电监护,严密监测心率、心律的变化,如有异常应及时报告和处理。

7.介入治疗护理　心脏起搏治疗、导管射频消融治疗后给予心电监护,严密监测心率、心律的变化,如有异常应及时报告和处理。

8.心理护理　对于部分表现为焦虑、紧张,尤其是功能性心律失常患者,心理因素在发病中占重要作用。因此,给予患者精神安慰和解析,进行心理疏导,常能逆转或缓解部分功能性心律失常。根据需要,可遵医嘱酌情使用镇静药物。

四、预防

许多心律失常是发生在器质性心脏疾病或其他基础疾病之上的,采取有效措施治疗器质性心脏疾病即可减少心律失常的发生。在病因预防方面,注意合理的生活方式,戒除不良卫生习惯,避免情绪紧张,戒除烟酒等对心律失常的发生有良好的作用。早期发现、早期诊断和早期治疗:早期发现轻度的心脏疾患,消除由此引起的心律失常,对阻止病情的进展极其重要。定期进行健康体检,发现代谢和血压异常,及时纠正。积极治疗已发生的心脏疾病和各种心律失常,预防心律失常引起的严重并发症,减少复发。

第六节　心搏骤停与心脏性猝死

心搏骤停是指突然出现的心脏机械活动停止,大动脉搏动消失,进而出现意识丧失等一系列表现的临床综合征。心脏性猝死是指原有心脏病的基础而非意料中的、非外因直接引起的、在急性症状发生后1小时内、先有骤停发生的意识丧失的自然死亡。心搏骤停与心脏性猝死是两个不同而相互关联的概念,两者呈因果关系。心搏骤停未经复苏或复苏失效即为心脏性猝死。

一、病因

1.心搏骤停的原因　引起心搏骤停的原因很多,主要有以下几方面。

(1)心脏疾病:冠心病、心肌炎、心肌病、心瓣膜病、心脏压塞、先天性或遗传性心脏疾病等。

(2)意外事件:脑外伤、胸外伤、大出血、电击伤、溺水、自杀、呼吸道阻塞等。

(3)电解质、酸碱平衡紊乱:严重的酸中毒、高血钾、低血钾等。

(4)中毒:药物过量、农药、化学性气体、毒品等。

(5)手术、麻醉及治疗操作:如心包或胸膜腔穿刺、小脑延髓池穿刺、心导管检查、心血管造影、脑血管造影、气管切开、气管插管等,较常见于胸内手术过程中。

2.心脏性猝死的流行病学、原因与诱发因素

(1)年龄、性别、遗传的影响:从年龄关系而言,猝死有两个高峰期,即出生后6个月及45~75岁。在性别方面,男性高于女性。与遗传性因素有关。

(2)生活与环境的影响:吸烟、超重、生活环境不舒畅、抑郁、孤独、生活或经济或精神压力负担较重者发病率较高。

(3)冠心病的严重程度的影响:曾发生心肌梗死(特别是在6个月内)的冠心病患者,其猝死的发生率甚高。冠心病引起左室功能不全,射血分数小于30%是猝死的一个独立危险因素。

(4)原因:大多数是在有心脏病的基础上发生的,包括多种心脏病,常在疾病的某一阶段发生心脏性猝死。包括:①冠状动脉疾病;②心肌肥厚;③心肌病和心力衰竭;④心肌炎症、浸润、肿瘤及退行性变;⑤瓣膜疾病;⑥先天性心脏病;⑦心电生理异常;⑧中枢神经及身体体液影响的心电不稳;⑨婴儿猝死综合征及儿童猝死;⑩其他。

(5)诱因:体力过劳、暴饮暴食、用脑过度、兴奋或悲伤过度、精神创伤、情绪激动。

二、病情判断

猝死的发展过程可分为以下3个阶段,但临床上个体差异很大,并非每个病例都有典型发展过程。

1.前驱症状　绝大多数猝死患者发病前都没有前驱症状,回顾性分析研究发现仅有12%的患者,在猝死发生前1个月内因有新发生的心血管症状而就诊,在发病前数天或数周内自觉疲乏。

2.发作开始　一般临床情况突然改变,在几秒至1小时内发生心搏骤停或急性有效循环丧失,患者迅速陷入神志丧失、深度昏迷状态。猝死发生前几分钟或几小时常有心电不稳现象,如心率增快、期前收缩增多或频发、多源性室性期前收缩导致室速、心室纤颤以及心电停顿等心律失常现象。

3.心搏骤停　突然意识丧失、昏迷、面色由苍白迅速变为发绀、大动脉搏动消失、心音消失、血压测不出、心电图显示心室纤颤或心电停止、双瞳孔散大、四肢抽搐、呼吸骤停、大小便失禁等。

三、护理措施

猝死是心搏骤停,但尚需持续一段时间不可逆转才算真的死亡。心搏骤停后,血液循环终止,脑细胞对缺氧十分敏感,一般在循环停止后4~6分钟大脑即发生严重的损害。

救治原则:争分夺秒,当机立断,迅速有效地进行心肺脑复苏术。

1.一期复苏　初级救生(BLS)。

(1)A(assessment and airway):判断是否出现呼吸骤停和通畅呼吸道。

1)意识判断:包括患者反应。成人:轻拍其肩,呼叫;如无反应,可用手指掐压人中穴、合谷穴约5秒,至出现眼球活动、四肢活动或疼痛感后立即停止掐压。婴儿或儿童:用手拍足底或捏掐合谷穴,看能否哭泣。

2)呼叫急救系统。

3)呼吸判断:把患者呈整体一次性翻转为仰卧位,头偏一侧,用抬头举颏法(一手放在患者额前,用手掌的后压力使头后仰,另一手的两个手指放在颏部向前抬举)或双手托颌法(抢救者肘关节撑在地面上双手捏起患者的下颌角向前抬举,下颌骨向前移,打开气道,但颈部外伤时不用头后仰)将下颌前移,舌向上抬起打开气道,用示指掏出固体异物。婴儿头不可过度后仰,以免气管受压,可一手举颏。通过视(眼睛观察胸廓起伏)、听(耳贴近口鼻听气流声)、感觉(感觉呼吸道有无气体排出,维持时间10秒)判断呼吸。

4)循环判断:抢救者将示指和中指置于喉结上,示指和中指沿甲状腺软骨向侧下方滑动2~3cm,至胸锁乳突肌凹陷处检查颈动脉搏动,要轻触,避免压迫动脉,时间不超过10秒。

(2)B(breathing):人工呼吸。

1)口对口人工呼吸:在保持呼吸道通畅和患者口部张开,用按前额的拇指和示指,捏闭患者的鼻孔(捏紧鼻翼下端),首先缓慢吹气两口,以扩张萎陷的肺脏,并检验开放气道的效果。然后深吸一口气,张开口贴紧患者的嘴(要把患者的口部完全包住),用力向患者口内吹气(吹气要求快而深,直至患者胸部上抬),持续吹气大于1秒。一次吹气完毕后,应即与患者口部脱离,轻轻抬起头部,眼视患者胸部,吸足新鲜空气,以便进行下一次人工呼吸,同时放松捏鼻的手,以便患者从鼻孔呼气,此时患者胸部向下塌陷,有气流从口鼻排出。每次吹入气量为700~1000mL。

注意点:口对口呼吸时可先垫上一层薄的织物,或专用面罩。每次吹气量不要过大,大于1 200mL可造成胃大量充气。吹气时暂停按压胸部。儿童吹气量需视年龄不同而异,以胸廓上抬为准。每按压胸部30次后,吹气两口,即30∶2。有脉搏无呼吸者,每5秒吹气一口(10~20次/分)。也可用口对口呼吸专用面罩,或用简易呼吸机代替口对口呼吸。在做口对口呼吸前,应先查明患者口腔中有无血液,呕吐物或其他分泌物,若有则应先尽量清除之。

2)口对鼻人工呼吸:在某些患者口对鼻人工呼吸较口对口人工呼吸更为有效。口对鼻人工呼吸主要用于不能经患者的口进行通气者,例如患者的口不能张开(牙关紧闭),口部严重损伤,或抢救者做口对口呼吸时不能将患者的口部完全紧密地包住及婴儿的抢救。

方法:一手按于前额,使患者头部后仰。另一手提起患者的下颌,并使口部闭住。做一深吸气,抢救者用嘴唇包住患者的鼻部,并吹气。停止吹气,让患者被动呼气。因有时患者在被动呼气时鼻腔闭塞,有时需间歇地放开患者的口部,或用拇指将患者的上、下唇分开,以便于患者被动呼气。

注意点:同口对口呼吸。所有各种方式的人工呼吸,诸如口对口、口对面罩、气囊对面罩或气管内导管等,吹气必须用足够的容量,时间超过1秒,达到可见胸廓的上抬。

(3)C(circulation):人工循环。建立人工循环是指用人工的方法促使血液在血管内流动,并使人工呼吸后带有新鲜空气的血液从肺部血管流向心脏,再流经动脉,供给全身主要脏器,以维持重要脏器的功能。

1)判断患者有无脉搏:在开放气道的位置下进行(首先2次人工呼吸后)。一手置于患者前额,使头部保持后仰,另一手在靠近抢救者一侧触摸颈动脉。可用示指及中指指尖先触及气管正中部位,男性可先触及喉结,然后向旁滑移2~3cm,在气管旁软组织深处轻轻触摸颈动脉搏动。

注意点:触摸颈动脉不能用力过大,以免颈动脉受压,妨碍头部供血。不应在正常人体练习触摸颈动脉。检查时间不得超过10秒。未触及搏动表示心脏已经停搏,注意避免触摸感觉错误(可能将自己手指的搏动感觉为患者脉搏)。判断应综合审定,如无意识,皮肤黏膜发绀,双侧瞳孔散大,再加上触不到脉搏,即可判定心脏已经停搏。触摸确定有无颈动脉搏动费时而且并不可靠,尤其对非医护人员而言。因此,对一个无反应,无呼吸的成年人,不能单靠触摸脉搏来决定是否需要做胸部按压,故在CPR的普及训练中,不必讲解如何触摸有无颈动脉搏动。而在ACLS课程中,则仍应训练如何触摸颈动脉。

2)按压。

婴儿:定位——两乳头连线与胸骨正中线交界点下1横指处;方法——用2~3个手指轻轻下压2cm左右,可用抢救者的手或前臂作为支撑面,频率100次/分,吹气:按压=2:30。

新生儿:双手环抱其胸廓,双拇指并排按压胸骨,很小的新生儿可用拇指重叠按压。

2.进一步救生(ACLS)

(1)早期除颤:一旦判断心室纤颤应尽快使用直流电除颤治疗。除颤时降低跨胸电阻应做到以下几点:①皮肤与电极板之间放置低阻力的导电明胶或浸湿盐水方纱;②选用大小最适当的电极板(成人电极板直径10~13cm,儿童8cm,婴儿4.5cm);③正确放置电极,胸骨右缘锁骨下、近心尖和腋中线处,或胸骨左缘第四肋间、左肩胛骨下,使电极板紧贴胸壁(给电极板约11kg压力);④正确选择除颤能量:成人3J/kg,儿童2J/kg,最高重复能量为5J/kg,第一次放电量200J,第二次可重复200J或选用300J,第三次360J;⑤埋藏永久起搏器患者,体外除颤时电极板应远离皮下起搏口,距离大于12cm。除颤后每6周测试阈值,随访观察。

(2)气管插管:气管插管时暂停CPR,但不得大于30秒。潮气量10~12mL/kg。呼吸频率成人12~18次/分。每分通气量成人6~8L,但应小于10L。I:E=1:(1.5~2),吸气时间<1分钟。吸气压力小于2.5kPa($25cmH_2O$)。

(3)药物治疗:肾上腺素、碳酸氢钠、利多卡因、纳洛酮、阿托品、肾上腺皮质激素、多巴胺、异丙肾上腺素。

(4)心肺旁路(体外循环)建立。

3.三期复苏——后期生命支持(PLS)。

四、预防

防治冠心病是关键。避免情绪激动、精神过度紧张。避免暴食、酗酒、吸烟及过度性生活。避免过度疲劳。学习猝死的防治知识,正规治疗冠心病,掌握冠心病的防治知识。定期体检,及时治疗冠心病、高血压、糖尿病、心肌病。积极防治脑动脉硬化、高脂血症。坚持自我锻炼措施,如气功、慢步等。及时有效抢救心脏性猝死。

第二章　神经系统急危症护理

第一节　脑出血

脑出血(intracerebral hemorrhage,ICH)好发于50~60岁的高血压患者,尤其没有系统治疗或血压控制不好的男性,常在体力活动或情绪激动中突然发病。

一、病因

除高血压动脉硬化,还与微动脉血管瘤、脑动静脉畸形、烟雾病、血管炎等有关,多在情绪紧张、兴奋、用力排便时发病。

二、病情判断

1.起病形式　起病急,症状和体征常在数分钟至数小时达高峰。

2.发病早期头痛　意识清醒的患者,几乎都有头痛主诉,常为最早出现的症状。

3.症状和体征　根据出血部位及出血量不同,临床特点各异。

(1)壳核出血(又称内囊出血):症状为突然头痛、头晕、恶心、呕吐、失语、意识障碍、大小便失禁、血压升高。体征表现为突发的病灶对侧偏瘫、偏身感觉缺失、同向性偏盲,半数病例有"凝视病灶"的现象,即意识障碍时患者的头颈歪向出血侧,两眼同向出血一侧凝视。

(2)丘脑出血:症状为突然头痛、头晕、恶心、呕吐、失语、意识障碍、大小便失禁、血压升高,表情淡漠,视听、幻觉,汗多,胃肠道出血,睡眠周期紊乱、睡眠减少。体征为突发内囊"三偏"症状,即突发对侧偏瘫、偏身感觉障碍、同向偏盲。出血波及下丘脑或破入脑室则出现昏迷加深,瞳孔缩小,去皮质强直等症状。可出现丘脑性失语。可有情感淡漠,欣快、视听、幻觉,以及定向、计算、记忆障碍,情感低落等。

(3)尾状核出血:症状为突然头痛、头晕、恶心、呕吐、失语、意识障碍,不自主运动。体征有病灶对侧偏身麻木和痛觉迟钝,病灶对侧肌张力下降,腱反射减弱,颈项强直、凯尔尼格征及布鲁津斯基征阳性。

(4)脑叶出血:常表现头痛、呕吐、脑膜刺激征及出血脑叶的局灶定位症状,如失语、摸索等;额叶出血可有轻度偏瘫;颞叶出血可有失语及精神症状(包括欣快、情感淡漠、行为障碍等);顶叶出血可有偏身感觉障碍、空间构象障碍、感觉性和健忘性失语;枕叶出血一过性黑矇与皮质盲为主;额顶叶主要有偏瘫、偏身感觉障碍、抽搐及混合性失语。

(5)脑干出血:症状有大量出血(血肿>5mL)者常破入第四脑室,患者立刻进入昏迷,双侧针尖样瞳孔,呕吐咖啡样胃内容物,中枢性高热(持续39℃以上,躯干热而四肢不热),中枢性呼吸障碍、眼球浮动、四肢瘫痪和去大脑僵直发作,多在48小时死亡。小量出血可无意识障碍,表现为交叉性瘫痪和共济失调性瘫痪。体征为双侧病理征阳性、双侧瞳孔针尖样、眼球震颤。

（6）小脑出血:症状为大多数意识清楚或有轻度意识障碍,枕部头痛、眩晕、恶心、频繁呕吐、言语障碍。体征为眼球震颤,步态蹒跚,站立不稳,共济失调,晚期瞳孔散大,中枢性呼吸障碍,最后因枕骨大孔疝而死亡。

（7）脑室出血:暴发型患者突然昏迷,在数小时内迅速死亡;如出血量较大,发病后12~24小时出现昏迷及脑干受压征象,可有面神经麻痹,两眼凝视病灶对侧,肢体瘫痪及病理反射等;小量出血患者头痛、呕吐、脑膜刺激征,一般无意识障碍。大量出血迅速出现昏迷,频繁呕吐,针尖样瞳孔,预后不良,多迅速死亡。体征为血压升高、四肢肌张力增高、感觉障碍、颈抵抗、凯尔尼格征阳性、瞳孔异常、眼底水肿。

4.辅助检查　CT、MRI见血肿密度影;当血肿≥25mL,经颅多普勒显示颅内血流动力学改变;脑脊液压力增高,呈血性;外周血细胞可有暂时升高,血糖、尿素氮也可暂时升高,绝大多数患者出凝血时间及凝血酶原时间均正常。

三、护理措施

救治原则:控制高血压,抗脑水肿,降颅内压;防治感染和消化道出血。

1.控制高血压　脑出血急性期患者血压升高的一个重要原因为颅内压急骤升高引起的血压反射性升高,这是机体为保护相对稳定的脑血流量的防御现象。故在遵医嘱服用降压药时,不可骤停或同时服用多种降压药,以免血压骤降或过低导致脑供血不足。静脉滴注硝酸甘油要应用输液滴注泵,控制好滴注速度,密切监测血压的变化,及时调整滴速。一般主张维持血压在150~160mmHg/90~100mmHg。

保持呼吸道通畅:及时清除痰液,痰液黏稠时予雾化吸入稀释痰液;定时翻身拍背,必要时使用振动排痰机协助排痰。舌头后坠者于口咽通气管协助通气;呼吸道严重不畅时,及时开放气道。

保持尿管通畅:昏迷尿潴留者及时留置尿管,排出尿液,由于患者意识障碍或失语,在使用脱水药时尿液增多,尿潴留使腹压增高而导致血压升高,故注意保持尿管通畅。

2.抗脑水肿降颅内压,防止脑疝形成　遵医嘱应用脱水药:应按时、按量执行,20%甘露醇125mL滴注速度应在15分钟内滴完,注意保护血管,可选择粗大血管或深静脉插管静脉滴注,可避免药液对局部组织的损害,甘油果糖滴速应控制在40~45滴/分,注意观察尿液颜色,滴注过快可出现血尿;记录24小时出入量,监测血生化指标了解肾功能及脱水情况,注意防止血容量减少导致患者过度失水。

防止癫痫发作:癫痫发作可加重脑缺氧及脑水肿,且两者互为因果形成恶性循环,严重时可引起癫痫持续状态,危及生命;故应遵医嘱定时定量给予抗癫痫药物治疗,防止癫痫发作。若患者出现过癫痫发作,在应用抗癫痫药物治疗的同时,床旁放置用外裹纱布的压舌板,发作时立即把压舌板置于口腔的一侧上、下臼齿之间,以防舌咬伤。

经积极脱水降压仍未能控制,应根据病情、出血的量和位置采取不同的手术治疗。

3.防治并发症

（1）合并消化道出血时,遵医嘱给予止血药和抗凝血药,如口服或鼻饲氢氧化铝凝胶、冰盐水、凝血酶等,并密切观察呕吐物的颜色、性质、量,以了解出血情况和用药的疗效。

(2)预防再出血:应绝对卧床休息3~4周,保持病房安静;防止剧烈咳嗽及喂食时呛咳,避免情绪过度激动。保持大便通畅,嘱勿用力大便,必要时给予轻泻药。

(3)预防肺炎的发生。进食呛咳或不能进食者,留置胃管,鼻饲流质,进食时抬高床头30°~45°,避免食物反流或窒息。合并感染者根据细菌培养药物敏感试验,选择有效抗生素。

(4)预防压疮:保持皮肤清洁,每隔2小时翻身拍背、按摩骨突及受压处,以改善血液循环。防止跌伤,神志不清、躁动及合并精神症状者加护栏并适当约束。

4.病情观察 密切观察意识、瞳孔的变化,监测体温、脉搏、呼吸、血压,注意有无头痛、呕吐、脑膜刺激征、消化道出血,有无局灶体征,注意肢体活动情况及有无瘫痪加重。

5.心理护理 突然肢体瘫痪、不能言语、吞咽困难,让患者感到焦虑和恐惧、易怒,护理人员应及时疏导患者,消除焦虑或抑郁的情绪。

四、预防

积极治疗高血压、糖尿病、心脏病,坚持遵医嘱服药。生活有规律,适当的体育活动,保持正常心态,避免情绪激动。饮食低盐低脂、适量蛋白质、富含维生素与纤维素,保持大便通畅。戒烟酒。及时就诊,密切观察肢体乏力、麻木、肢体活动的灵活性、语言的清晰、血压等,一旦突然出现头痛、头晕、恶心、呕吐等不适,立即到医院就诊。

第二节 蛛网膜下隙出血

蛛网膜下隙出血(subarachnoid hemorrhage,SAH)任何年龄均可发病,以青壮年多见。

一、病因

最常见于先天性动脉瘤、脑血管畸形和高血压动脉硬化性动脉瘤;多由于剧烈的运动、过劳、情绪激动、用力排便、咳嗽、饮酒等诱发本病。

二、病情判断

突然发生,多以剧烈难以忍受的头痛开始,可放射到枕后或颈部,伴恶心、呕吐,并持续不易缓解或进行性加重。可有短暂的意识障碍及烦躁、谵妄、幻觉等精神症状,或伴有抽搐。眼底检查可见视网膜出血、视盘水肿。也可有眼球运动障碍,视野缺损,动眼神经麻痹,脑膜刺激征阳性。

头颅CT发现蛛网膜下隙有血。腰穿检查脑脊液压力多增高,外观呈均匀血性,蛋白含量增高,糖和氯化物水平多正常。数字减影血管造影(DSA)可确定动脉瘤位置及血管痉挛情况。

三、护理措施

救治原则:就地诊治,降低颅内压,缓解头痛,预防再出血。

1.降低颅内压、缓解头痛　遵医嘱应用脱水药,如 20%甘露醇、呋塞米、布瑞得(甘油果糖)。甘露醇应保证在 15~30 分钟快速滴完,以达到脱水、降压的目的。注意观察意识、准确记录出入水量,以了解脱水效果。使用镇静止痛药,但头痛剧烈者慎用氯丙嗪,禁用吗啡与哌替啶。改善脑血管供血,应遵医嘱使用钙通道阻滞药,用药过程中应注意有无发热、头晕、头痛、胃肠不适、心动过缓或过速、失眠、激动等症状,并注意输液速度的控制,避免血管过度扩张。

2.预防再出血　绝对卧床休息 4~6 周,避免搬动和过早离床活动,保持室内安静,限制或减少探访。保持大便通畅,必要时给予轻泻药或开塞露,以避免用力排便使腹压升高→颅内压升高→血压急剧升高→脑出血。保持情绪稳定,避免一切精神刺激,如过于激动和悲伤,恐怖的事情应早做准备,不能突然通知。避免用力咳嗽、喷嚏,必要时用镇咳药。遵医嘱应用止血药,能阻止纤溶酶形成,抑制纤维蛋白的溶解,防止再出血。用药过程中注意有无低血压、心动过缓、胃肠道反应、期前收缩、皮疹及结膜充血等。

3.病情观察　观察患者的意识,有无头痛、呕吐、肢体疼痛及再出血的先兆。定期测量体温、脉搏、呼吸、血压。

4.心理护理　长时间的剧烈头痛和频繁的呕吐,让患者感到非常痛苦,出现悲观情绪。护理人员应及时了解患者的心理问题及相关因素,并及时做好相应的心理护理。

四、预防

按医嘱服药,定期复诊。合理的营养及饮食、适当的活动,避免剧烈的运动,保持情绪稳定,预防再出血。

第三节　缺血性脑卒中

一、脑血栓形成

脑血栓形成(cerebral thrombosis,CT)好发于 50~60 岁伴有高血压、冠心病或糖尿病的中老年人,常在安静或睡眠中发病,是脑梗死中最常见类型。

1.病因　除因动脉粥样硬化斑块血栓形成,还与下列因素有关:血流动力学一过性低血压、血容量不足、血液浓缩、心功能不全;血液成分中红细胞增多、异常球蛋白血症导致血黏度增高,血液处于高凝状态;血管炎。

2.病情判断

(1)症状和体征:常在安静或睡眠中起病;部分病例病前有肢体无力及麻木、眩晕等TIA 前兆症状。发病早期多无头痛、呕吐、昏迷等全脑症状;起病即有昏迷的多为脑干梗死;大片半球梗死多在局灶症状出现后意识障碍逐渐加深。

明显的定位症状和体征:决定于血栓闭塞哪一根血管、梗死灶的大小和部位,可在数小时至 3 天逐渐加重。

颈内动脉闭塞综合征:病灶侧单眼一过性黑矇,偶可为永久性视力障碍。包括颈内动脉和大脑前、中动脉及其分支。梗死灶在同侧额、顶、颞叶或基底核。具体表现为:

①构音障碍或失语,对侧中枢性面瘫、舌瘫;②双眼向对侧注视障碍(向病灶侧同向偏视),偏盲;③对侧中枢性偏瘫和偏身感觉障碍。

椎基动脉系统:梗死灶在脑干、小脑、丘脑、枕叶及颞顶枕交界处,症状为眩晕、复视、呕吐、声嘶、吞咽困难、共济失调等。体征为交叉性瘫,即同侧周围性脑神经瘫痪,对侧中枢性偏瘫;交叉性感觉障碍;四肢感觉运动障碍;小脑共济失调(眼震、平衡障碍、四肢肌张力降低)等。

(2)辅助检查:CT 检查在发病24 小时后逐渐显示低密度梗死灶;大面积脑梗死伴脑水肿和占位效应。MRI 可清晰显示早期缺血性梗死、脑干及小脑梗死、静脉窦血栓形成等;功能性 MRI 弥散加权成像(DWI)可早期诊断缺血性卒中,发病24 小时内即显示缺血病变,为早期提供重要信息。DSA 可发现血管狭窄和闭塞部位,显示动脉炎、动脉瘤、动静脉畸形等。腰穿检查只在不能做 CT 检查,临床又难以区别脑梗死与脑出血时进行,通常脑压及脑脊液常规正常。经颅多普勒(TCD)可发现颈动脉及颈内动脉狭窄、动脉粥样硬化斑或血栓形成。超声心动图检查可发现心脏附壁血栓、心房黏液瘤和二尖瓣脱垂。胸部 X 线检查有左心肥大等高血压心脏病改变。血常规血细胞压积增高、血沉升高。

二、心源性脑栓塞

脑栓塞任何年龄均可发病,但以青壮年多见,伴有心脏病。发病急,进展迅速。无头痛、呕吐等前驱症状。

1.病因

(1)心脏瓣膜病和心内膜病变:病变瓣膜和心内膜上有赘生物或附壁血栓,脱落的碎片随血流进入脑循环,造成脑栓塞。

(2)心律失常:心排血量骤然减少而导致弥散性脑缺血,进而造成脑栓塞。

(3)心脏外科手术并发的脑卒中:低血流灌注造成弥散性脑缺血和脑缺氧;体外循环中发生微血栓,继发微血栓栓塞;人工瓣膜置换导致血小板-纤维素构成的附壁血栓脱落的碎片造成脑栓塞。

2.病情判断

(1)症状和体征:多在活动中突然发病,常无前驱症状,多在数秒至数分钟发展至高峰,是发病最急的脑卒中。意识清楚或轻度意识模糊,颈内、大脑中动脉的大面积可见严重的脑水肿、颅内压增高、昏迷、抽搐。局限性神经缺失症状有失语、偏瘫、单瘫、偏身感觉障碍、局限性癫痫发作。椎-基底动脉系统可表现眩晕、复视、共济失调、交叉性瘫、四肢瘫、发音及吞咽困难等。大多有心脏病史或可确定的栓子来源;急骤起病,通常数秒或数分钟内出现偏瘫、失语、偏身感觉障碍、头痛、呕吐等全脑症状,发病常伴癫痫发作或意识模糊、嗜睡甚至浅昏迷。

(2)辅助检查:CT 和 MRI 检查可显示缺血性梗死或出血性梗死改变,合并出血性梗死高度支持脑栓塞诊断。许多患者出血性梗死临床症状并未加重,发病3~5 天复查 CT 发现继发梗死后出血,应及时调整治疗方案。MRA 可发现颈动脉狭窄程度或闭塞。腰穿检查脑压正常,压力增高提示大面积脑梗死。出血性梗死脑脊液可呈血性或镜下见红细胞,感染性脑栓塞如亚急性细菌性心内膜炎脑脊液细胞数增高($200×10^6$/L 或以上),早期以中性粒细胞为主,晚期以淋巴细胞为主;脂肪栓塞脑脊液可见脂肪细胞。心电图检查确定心肌梗死、风湿性心瓣膜病、心律失常等证据。脑栓塞作为心肌梗死首发症状并不少见,更须注意无症状性心肌梗死。超声心动图检查可证实心源性栓子;颈动脉超声检查可评价颈动脉管腔狭窄程度及动脉斑块,对证实颈动脉源性栓塞有提示意义。血常规示血细胞压积增高、血沉升高。

三、护理措施

救治原则:尽快恢复栓塞血管的血流、防止脑疝形成和预防并发症。

1.改善血流

(1)溶栓的护理:遵医嘱应用溶栓药物。原则为早期、足量。首选如东菱克栓酶、尿激酶、链激酶、蛇毒制剂。溶栓药物的主要不良反应有变态反应(如发热、寒战、皮肤过敏及过敏性休克)和出血(包括皮肤黏膜出血、便血、尿血、颅内出血及其他部位出血)。因此注射药物前后应检查患者的凝血状态,注意判断患者神志;询问大便情况;仔细检查全身皮肤,注意注射部位和手术后创口有无渗血等,并如实记录。使用过程中定期查血常规,发现皮疹、皮下瘀斑、出血倾向等应及时报告医生处理;药物注射完毕局部按压 5~10 分钟。

(2)抗凝及血管扩张药治疗:如阿司匹林,可降低血液黏稠度,改善血液循环。阿司匹林宜在饭后或与碳酸钙等制酸药同时服用,应注意观察有无胃肠道反应、溃疡、出血倾向,如皮肤瘀斑、牙龈出血等。

2.防止脑疝形成

(1)降低颅内压:遵医嘱应用脱水、利尿药,首选甘露醇、呋塞米,应用原则为足量、准时使用。由于应用脱水药可导致水电解质紊乱和肾功能的损害,应记录 24 小时出入量,注意观察皮肤有无明显缺水,避免脱水过度;定期检测血液生化,了解电解质及肾功能情况,及时给予药物调整。

(2)调整血压:有高血压者遵医嘱应用降压药。定时服药,注意血压保持稳定,不能骤降、骤升。

3.治疗和预防并发症

(1)预防或控制感染:合并感染者根据病原菌药物敏感试验,选择有效抗生素。

(2)止血:有消化道出血者,应暂禁食,遵医嘱给止血药,观察胃液的颜色、量,大便的性状,了解出血及止血药疗效。

(3)营养支持:昏迷、吞咽困难者,予留置胃管鼻饲流质,必要时遵医嘱予静脉高营养治疗。

(4)预防压疮:保持皮肤清洁,定时翻身。按摩骨突及受压处,改善血液循环。

(5)防止跌伤及意外:神志不清、躁动、有精神症状者须专人护理,加护栏并适当约束。由于瘫痪肢体感觉障碍,使用热水袋时注意水温应低于 50℃,外包毛巾,防止烫伤。

4.病情观察　观察意识变化,定期测量体温、脉搏、呼吸、血压、瞳孔,了解有无头痛、呕吐,消化道出血,有无局灶体征、肢体活动及瘫痪有无加重,有无突发言语障碍等。

5.心理护理 突然发生的肢体瘫痪、言语障碍,日常生活需要依赖别人,生活模式的改变;同时无法继续完成家庭和社会的工作,对疾病预后不了解,让患者感到焦虑和痛苦。护理人员应关心体贴患者,及时疏导患者焦虑情绪,并及时做好相应的心理护理。

四、预防

健康的生活方式包括生活有规律,合理饮食,控制体重,减少食盐摄入,适量运动,戒烟限酒,心理平衡。防治高血压应做到加强宣传教育,提高监测血压自觉性和治疗的依从性,高血压者应学会自测血压的方法与技巧。加强心脏病患者的教育,使患者遵医嘱长期服药,定期复诊,监测凝血功能。

第四节　急性颅内压增高

颅腔内容物(脑组织、脑脊液、血液)对颅腔所产生的压力即为颅内压。正常成人平卧时的颅内压为 $70\sim180\text{mmH}_2\text{O}(0.7\sim1.8\text{kPa})$,儿童为 $50\sim100\text{mmH}_2\text{O}(0.5\sim1.0\text{kPa})$,当颅内压超过 $200\text{mmH}_2\text{O}(2\text{kPa})$[儿童超过 $100\text{mmH}_2\text{O}(1\text{kPa})$]即为颅内压增高。急性颅内压增高,如不经治疗,最后往往导致脑疝的形成。

一、病因

颅内容物量或体积增加是引起颅内压增高最常见原因,多见于急性颅内出血、重型脑挫伤、神经系统急性炎症和中毒等。

二、病情判断

剧烈头痛、烦躁、频繁呕吐、意识的急骤变化、癫痫发作。生命体征变化较明显,眼底可见小动脉痉挛、视盘水肿、出血。CT、MRI 有血肿密度影或占位性病变。腰穿检查可见脑脊液压力增高。

三、护理措施

救治原则:先对症处理,后病因治疗。

1.抗脑水肿降颅内压,防止脑疝形成

(1)遵医嘱应用脱水药:应按时、按量执行,20%甘露醇 125mL 滴注,速度应在 15 分钟内滴完,注意保护血管,可选择粗大血管或深静脉插管静脉滴注,可避免药液对局部组织的损害,甘油果糖滴速应控制在 $40\sim45$ 滴/分,注意观察尿液颜色,滴注过快可出现血尿;记录 24 小时出入量,监测血生化指标了解肾功能及脱水情况。在使用脱水药时注意防止血容量减少导致患者过度失水。

(2)防止癫痫再发作:癫痫发作可加重脑缺氧及脑水肿,且两者互为因果形成恶性循环,严重时可引起癫痫持续状态,危及生命;故应遵医嘱定时、定量给予抗癫痫药物治疗,防止癫痫发作。若患者出现过癫痫发作,在应用抗癫痫药物治疗的同时,床旁放置用外裹纱布的压舌板,发作时立即把压舌板置于口腔的一侧上、下臼齿之间,以防舌咬伤。

（3）脑室穿刺外引流术后护理：①保持安静,向患者做好解释,防止患者拔管,躁动患者可予适当约束,必要时予镇静药物;②引流袋挂于床头,高于穿刺点15cm,不可随意取下放于其他位置,过高可引起引流不畅,过低可致引流太快而引起颅压低、脑疝;③调节好引流速度,防止过快和过慢;④翻身或转移、搬动患者时应暂关闭;⑤保持无菌,接头处于无菌纱布包裹,不得在引流管上穿刺,穿刺伤口滴75%的乙醇消毒,每天3次;⑥观察引流是否通畅,引流液颜色及量,穿刺处有无血肿,病情有无改善;⑦拔管:拔管前试夹管1~2天,同时密切观察病情,若患者意识好转、瞳孔回缩、生命体征平稳则可拔管。拔管后取头高卧位,仍密切观察有无颅内压增高现象。

2.病情观察　密切观察神志、瞳孔、生命体征的变化。

3.心理护理　剧烈头痛、频繁呕吐,对疾病预后的不了解等,让患者感到焦虑和痛苦,护理人员应及时给予相应的心理护理。

四、预防

积极治疗原发病。保持情绪稳定,避免观看激烈的比赛。保持大便通畅。

第五节　呼吸肌麻痹

呼吸肌麻痹(respiratory myoparalysis)是多种疾病使呼吸肌或支配呼吸肌的脊髓、周围神经、神经-肌肉接头处受累,引起呼吸肌肌力减退或丧失,导致通气功能障碍,造成机体缺氧与二氧化碳潴留,甚至呼吸衰竭的临床综合征,是神经科常见的危急重症之一。

一、病因

主要呼吸肌的膈肌和肋间肌分别由颈髓3~5前角发出的膈神经和胸髓1~12前角发出的肋间神经支配。因此累及上述部位的各种疾病均可引起呼吸肌麻痹。

1.脊髓疾病　急性上升性脊髓炎、高颈段脊髓炎、脊髓外伤、脊髓血管病、运动神经元病、脊髓灰质炎等。周围神经疾病 Guillain-Barre 综合征(GBS)等。

2.神经-肌肉接头疾病　重症肌无力、Lamber-Eaton 肌无力综合征、肉毒素中毒等。

3.骨骼肌疾病　各种炎性及非炎性肌病、重症周期性瘫痪等。

二、病情判断

1.症状

(1)呼吸困难:其严重程度与原发神经肌肉疾病有关。患者表现呼吸费力、胸闷、咳嗽无力、咳痰、吞咽困难等;严重患者常呈端坐呼吸,伴"三凹征"或伴有辅助呼吸肌参与活动的点头、伸颈、抬肩呼吸。

(2)发绀:以低氧血症为主。

(3)精神神经症状:轻者烦躁、多汗、日间嗜睡、夜间失眠等兴奋症状;重者可出现精神错乱、昏迷、抽搐等症状。

(4)血液循环系统症状:早期心率增快、血压升高;晚期血压降低、心律失常,甚至出现心力或周围循环衰竭。

2.动脉血气分析　及时发现酸碱平衡失调及酸碱平衡失调的水平,为临床处理提供决策依据。

3.影像学检查　X线片、CT、MRI等提供呼吸肌麻痹病因诊断。

4.神经电生理检查　肌电图和神经传导速度监测。

三、护理措施

救治原则:保持呼吸道通畅,及时用人工或机械呼吸替代泵功能是救治呼吸肌麻痹的关键。

1.严密观察病情　密切观察患者的意识、血压、脉搏、呼吸、皮肤黏膜颜色的变化。应用呼吸机后,更要注意呼吸机的运作情况及各参数。监测血氧饱和度和血气分析,根据结果调整呼吸机工作参数和判断治疗效果。

2.保持呼吸道通畅

(1)有效排痰:吸痰前叩背5分钟,吸痰前后给予高流量或100%纯氧(使用呼吸机的患者)吸入1~2分钟。选择合适的吸痰管、适宜的插管深度及体位。

(2)呼吸道的湿化:呼吸机的湿化瓶持续注射用水加温湿化,温度是28~32℃;药物雾化吸入;微量注射泵持续气道滴药,0.45%盐水50mL如α-糜蛋白酶10U、庆大霉素8万U配成稀释液。通常的速度4~6mL/h。

(3)预防呼吸道的感染:严格执行消毒隔离制度,病房每天定时开窗,紫外线消毒空气2次,消毒液拖地板2次。吸痰时,使用一次性吸痰管,一次一换,先吸气管内的痰液,然后吸口腔或鼻腔内的分泌物。气管内套管每天清洁消毒、更换2次,气管切口敷料随时消毒更换。呼吸机、雾化管道专人专用,每天浸泡消毒。

3.确保持续供氧　根据患者病情和血气分析结果采取不同的给氧方法和给氧浓度。

4.加强基础护理

(1)皮肤护理:每天给予患者床上浴,并按摩皮肤,会阴冲洗2次,每2小时更换体位1次,及时更换清洁衣服、床单等。

(2)大、小便的护理:瘫痪患者肠蠕动功能差,易发生便秘。每日晨起、餐前给予患者鼻饲温开水,每天饮水量在1500~3000mL。水可作为润滑剂,使食物纤维在肠道内充分吸收水分膨胀,软化粪便,增加粪便体积和重量,刺激肠蠕动,从而达到顺利排便的目的。嘱患者多饮水,增加尿量,起到稀释尿液、冲洗膀胱、利于引流的作用,以进行生理性膀胱冲洗,而达到预防和控制泌尿系统感染的目的。大便失禁易造成肛周及会阴部皮肤糜烂发炎,可用尿布垫好,随时发现随时更换。如皮肤已潮红,应用温开水洗净患处,并涂抹复方康纳乐霜软膏保护皮肤。便秘患者,可用开塞露或甘油栓通便并配合腹部按摩或用番泻叶等轻泻药。尿失禁时,男性患者可用保鲜袋固定在阴茎上,女性患者用柔软、质量好的一次性尿布,防止尿布疹的发生。有尿潴留者,留置尿管,间隔4小时开放尿管1次,防止膀胱缩小或过度膨胀。

(3)饮食护理:留置胃管,给予高蛋白、高热量、高维生素的流质持续微泵滴入,以防食物反流。每日口腔护理 2 次。

5.肢体功能的康复 只要生命体征稳定,神志清楚,神经系统症状不再恶化 48 小时后,即可进行康复。根据瘫痪的不同阶段和患侧肢体的功能状况循序渐进地进行。对瘫痪肢体关节做无痛范围内的屈、伸、内旋、外展被动活动及主动辅助运动。每次 3~5 回,每日做 3~4 次。肌肉的按摩可选用捏法、捻法、摩法相结合,对肢体肌肉进行轻柔的按摩。每侧肢体每次按摩 1~2 分钟,每日进行 3~4 次。

6.心理护理 呼吸困难的患者往往有恐惧、濒死感,而机械通气又是一种强烈的刺激源。护士应同情、关心患者,向患者说明疾病的发生发展过程,使用机械通气的必要性。运用语言、非语言沟通技巧,增强患者的安全感、信任感。对呼吸机依赖的患者,采取暗示疗法;试脱机时,护士应守护在患者身旁,间断停机且逐步延长停机时间,或白天停、夜间用的方法,逐步达到摆脱、撤离呼吸机的目的。

四、预防

1.避免促发因素,生活要有规律,注意劳逸结合,避免劳累、受凉、酗酒、感染等诱因。

2.了解、掌握有关疾病知识,做好疾病的预防。①周期性瘫痪患者,平时应少食多餐,限制钠盐摄入,多食高钾饮食和饮料;②重症肌无力的患者,禁止使用氨基苷类抗生素,如庆大霉素、链霉素等,也不能应用氯丙嗪、地西泮、吗啡类药物,β 受体阻滞药如普萘洛尔等可使肌无力恶化药物;③Guillain-Barre 综合征(GBS)的患者,应及时予以血浆置换、静脉输入大剂量免疫球蛋白等治疗;④使用皮质激素的患者不能擅自加、减药量。

3.定期复查,严格遵医行为,适当调整药物剂量。

第三章　呼吸系统急危症护理

呼吸系统主要功能是气体交换,即将空气中吸入的氧弥散到血液,保证组织的氧需要,同时将代谢产物——二氧化碳排出体外。呼吸系统具备完善的物理、生物免疫的防御机制,并与全身代谢、内分泌的关系密切,是保证身体健康的主要门户。

第一节　呼吸系统现代诊疗技术及护理

一、纤维支气管镜检查及护理

纤维支气管镜(broncho fiberscope,简称纤支镜)检查是将纤支镜由鼻腔或口腔,经咽喉插入气管、支气管,直接观察其中的病变,并利用各种辅助设施进行操作,为呼吸系统疾病诊断和治疗的一个重要手段。

1.适应证

(1)不明原因的咯血,需明确病因及出血部位,或需局部止血治疗者。

(2)胸部 X 线片占位改变或阴影而致肺不张、阻塞性肺炎、支气管狭窄或阻塞,刺激性咳嗽,经抗生素治疗不缓解,疑为异物或肿瘤的患者。

(3)吸痰,协助排除呼吸道分泌物,取出较小的阻塞性组织或小异物。

(4)经支气管做肺穿刺活检。

(5)行支气管肺泡灌洗及用药等治疗。

(6)引导气管导管,进行经鼻气管插管。

2.术前护理

(1)术者准备:①向受检者说明检查的意义和目的,消除顾虑,使患者能积极配合检查;②将近期的胸部 X 线片、胸部 CT 片带至检查室,以便帮助确定病灶的性质和部位;③备好急救物品、药品,如吸引器、氧气、止血药、镇咳药等;④做血小板计数、出凝血时间检查,年老体弱、心肺功能不全者做心电图及动脉血气分析。

(2)患者准备:①术前禁食、禁水 4 小时,以防检查时呕吐、误吸;②取下口腔义齿;③肺功能不良者,如 $PaO_2 < 90mmHg(12kPa)$,术中给予吸氧;④术前 30 分钟皮下注射阿托品 0.5mg,以减少分泌物,但青光眼患者禁用,前列腺肥大患者慎用;苯巴比妥 0.1g,或地西泮 5mg,以达到镇静目的。

3.术后护理

(1)术后 3 小时禁食、禁水,以防食物误吸入气管。3 小时后,以进温凉流质或半流质饮食为宜。

(2)嘱患者避免剧烈咳嗽,必要时可用适量镇咳药物,以防咯血。

(3)病情观察:①出现呼吸困难、胸闷、气急、哮喘等症状应立即予吸氧,必要时使用解痉药物或摄胸部 X 线片;②注意观察咯血量,轻度短暂性小咯血、短时间内能自行停止或经止血药治疗后止血;③观察体温每日 2~4 次,如果出现低热,无须处理,若出现高热可予物理降温或药物降温,必要时加强抗生素治疗;④观察痰量、色泽、气味及性质变化。遵医嘱留取痰标本及时送检;⑤若术中咳嗽重,术后有声嘶或咽喉疼痛者,可予雾化吸入。

二、肺功能检查及护理

肺功能检查可了解疾病对呼吸功能损害的性质和程度。主要包括通气、换气、血流和呼吸动力等,检查项目及测定指标众多,本书不多做阐述。

1.在检查前向患者解释,消除紧张情绪。

2.检查前 4~6 小时,停止吸烟及停止使用支气管扩张药。

3.肺功能检查不需要空腹,但通常检查过程是在医务人员的指导下,患者进行吸气、呼气的动作,有时需要配合用力呼气,快速呼吸和屏气等动作,所以要防止吃得过饱,出现胃食道反流的情况。

4.嘱患者在肺功能检查中尽量地配合医生,按照示教操作要求进行测试。

5.特别危重及气胸患者应暂停测试,防止病情加剧或出现并发症。

6.个别患者在测试中可能出现头昏、晕厥等反应,应陪同并密切观察,暂停测试护送回病房安静休息,及时做相应处理。

三、胸膜、肺穿刺活检与护理

胸膜、肺穿刺活检(pleura lung biopsy)是指经胸壁皮肤针刺胸膜活检、肺活检,凡胸膜疾病伴胸腔积液或胸膜下肺实质肿块,经其他检查方法未能明确病因者,可用此方法。

1.适应证

(1)原因不明的渗出性胸膜炎及周围型贴近胸膜的局限性肺实质肿块。

(2)胸膜间皮瘤、类风湿关节炎并发胸腔积液和结核性胸膜炎等,用胸膜活检术可明确诊断。

(3)胸膜下、肺实质外周病变诊断不明者,尤其怀疑恶性肿瘤者。

2.禁忌证

(1)应用抗凝血药、出血时间延长或凝血机制障碍者。

(2)肺功能严重不全、严重肺气肿、肺动脉高压、肺大疱、肺包虫囊肿。

(3)病变位于心脏和大血管附近或可疑血管病变者。

(4)脓胸或局部皮肤病变者,如脓皮病、带状疱疹。

3.护理

(1)操作前应向患者说明穿刺的目的,消除顾虑;对精神紧张者,可于术前半小时给予地西泮 10mg,或可待因 0.03g 以镇静镇咳。

(2)协助准备标本容器,凡做病理检查的标本应放在甲醛溶液中固定。

(3)检查前训练患者短时间屏气,因做肺活检及脏层胸膜麻醉时需要患者暂停呼吸。

(4)术后指导患者卧床休息,采取受检部位向下的卧位,依靠自体重力的作用,压迫受检部位,以减少气胸和出血。

(5)术后注意观察病情变化,若有气胸、血胸、咯血、肺部感染等并发症,及时与医生联系,做相应处理。注意观察穿刺部位有无局部感染,必要时每日更换敷料一次。

四、支气管-肺泡灌洗及护理

近年应用纤维光束支气管镜进行支气管-肺泡灌洗(broncho-alveolar lavage)作为研究肺疾病的病因、发病机制、诊断、评价疗效和判断预后的一个手段。由于此法无创伤,操作安全,且可多次重复,故使用较为广泛。

1.适应证

(1)间质性肺纤维化的诊断和鉴别诊断:可做肺泡表面的液体冲洗,分析肺泡结构中炎症和免疫效应细胞的类型、性质和所释放的递质。

(2)石棉肺和卡氏肺孢子虫病的诊断:于肺泡灌洗液中可见到石棉小体和查见虫体。

(3)肺泡蛋白沉着症的诊断与治疗及肺感染性疾病病原菌的检查。

2.禁忌证 心肺功能严重损害,PaO_2 低于 50mmHg(6.67kPa),新近大咯血,活动性肺结核未治疗等。

3.护理

(1)术前准备生理盐水,水温以 37℃ 为宜,备好吸引器、氧气、呼吸机、气管插管等物品。

(2)术后观察体温、血常规,如体温过高时可给予物理降温,按医嘱给予抗生素治疗。

(3)观察有无咯血、呼吸困难。若少量咯血无须处理,咯血量多时给予止血药物,按咯血护理,防止窒息。若发生呼吸困难,立即抽血测血气分析,高浓度吸氧,必要时呼吸机辅助治疗。

五、肺康复疗法

肺康复适用于所有呼吸系统疾病病变趋向稳定的患者。即使患者病情严重,只要选择方法合适,制订恰当的目标,均能从康复中受益。

1.康复宣教

(1)心理指导:应指导患者根据不同情况采取不同的方法进行心理治疗,如倾诉、听音乐、看书等;同时鼓励家属、亲朋好友和同事给患者多关爱,生活上多照顾、经济上多支持,使患者树立战胜疾病的信心。

(2)饮食指导:饮食应规律、适量,多进高蛋白质及蔬菜类饮食,如鱼、豆制品、水果,少食胀气、油脂类食物,避免辛辣、酒等刺激性食物。保持排便通畅,定时排便,多食高纤维素食物(如芹菜、韭菜、笋、香蕉等)。减少糖类的摄入,防止 CO_2 潴留。

(3)作息指导:居室整洁,空气新鲜,定时开窗通风,勿直接吹风。保持心情开朗,适量活动,避免劳累,保证 6~8 小时睡眠。在上呼吸道疾病流行时避免进出空气污染的公共场所。减少冷空气刺激,冬季晨起外出注意保暖或使用口罩。

(4)药物指导:按医嘱服药,注意药物不良反应。定期复查有关化验指标,调整药量。应用对肝、肾功能有损害的药物,要定时复查肝、肾功能。

2.戒烟　吸烟是肺部疾病重要的发病因素。因此,戒烟是肺部疾病康复过程中非常重要的一个环节。

(1)扔掉吸烟用具,如打火机、烟灰缸、香烟,减少"条件反射"。

(2)坚决拒绝香烟的引诱,经常提醒自己,再吸一支烟足以令戒烟的计划前功尽弃。避免参与往常习惯吸烟的场所或活动。

(3)餐后喝水、吃水果或散步,摆脱饭后一支烟的想法。

(4)安排一些体育活动,如游泳、跑步、钓鱼等。一方面可以缓解精神紧张和压力,另一方面可以避免花较多的心思在吸烟上。

(5)若单独使用行为疗法难以促成戒烟,尼古丁替代法或非尼古丁药物疗法常会帮助吸烟者戒烟成功。如口香糖、鼻腔喷雾剂或贴在皮肤上的膏药等。

(6)当真的觉得戒烟很困难时,可以找专业医生咨询一下寻求帮助,取得家人和朋友的支持对于成功戒烟也至关重要。

3.运动康复　视病情安排适当的活动量,活动以不感到疲劳、不加重症状为宜。制订个体化的锻炼计划,选择空气新鲜、安静的环境,进行步行、慢跑、气功等体育锻炼。在潮湿、大风、严寒气候时,避免室外活动。

4.呼吸锻炼　许多肺部疾病的患者需要增加呼吸频率来代偿呼吸困难,这种代偿多数是依赖于辅助呼吸肌参与呼吸。护理人员应指导患者进行缩唇呼气、腹式呼吸等呼吸锻炼,以加强胸、膈呼吸肌肌力和耐力,改善呼吸功能。

(1)缩唇呼吸:患者闭嘴经鼻吸气,然后通过缩唇(吹口哨样)缓慢呼气,同时收缩腹部。吸气与呼气时间比为 1 : 2 或 1 : 3。缩唇大小程度与呼气流量,以能使距口唇 15~20cm 处,与口唇等高点水平的蜡烛火焰随气流倾斜又不至于熄灭为宜。

(2)腹式呼吸:患者必须充分调动腹部的膈肌进行辅助呼吸,有利于提高吸气量和有效通气量,弥补通气不足和减轻症状。方法:患者一手放于胸前,一手放于腹部,吸气时用力挺腹,胸部不动,呼气时腹部内陷,尽量将气呼出,呼吸按节律进行,要求深吸缓呼,吸呼比为 1 : 2 或 1 : 3,每分钟 7~8 次,每日 2 次,每次 10~20 分钟。

5.长期家庭氧疗

(1)概念:长期家庭氧疗(long term oxygen therapy,LTOT):指一昼夜吸入低浓度氧(浓度 24%~28%,氧流量 1~2L/min),>15 小时以上,并持续达 6 个月以上,使患者在海平面水平,静息状态下,达到 $PaO_2 \geqslant 60mmHg$ 和(或)使 $SaO_2 \geqslant 90\%$,维持重要器官的功能,保证周围组织的氧供。

(2)指征:①$PaO_2 \leqslant 55mmHg$ 或动脉血氧饱和度(SaO_2)$\leqslant 88\%$,有或无高碳酸血症;②PaO_2 55~60mmHg,或 $SaO_2 < 89\%$,并有肺动脉高压、心力衰竭水肿或红细胞增多症(血细胞比容>0.55)。

(3)护理:①使患者了解氧疗的目的、必要性及注意事项;②注意安全:供氧装置周围严禁烟火,吸氧患者应戒烟,患者及家属应熟悉氧疗装置的正确使用和安全标准,防止氧气燃烧爆炸;③氧疗装置定期更换、清洁、消毒,专人使用;④从压缩氧气瓶放出的氧气,湿度大多<40%,因此在低流量吸氧时要接湿化瓶;⑤定期家庭访视:应指导氧疗患者正

确使用氧疗装置,说明长期氧疗的重要性,以提高用氧的依从性。注意患者病情变化,根据医疗条件嘱患者每月或3个月到门诊随访1次。

6.营养支持　向患者与家属强调增加营养与促进康复的关系。与患者和家属共同制订既适合患者饮食习惯,又有利于疾病康复的饮食计划。

第二节　肺炎

肺炎(pneumonia)是一种常见的、多发的感染性疾病,是指肺泡腔和间质组织的肺实质感染。

一、分类

1.按感染来源分类

(1)细菌性肺炎(bacterial pneumonia):占成人各类病原体肺炎的80%,其重要特点是临床表现多样化、病原谱多元化、耐药菌株不断增加。

(2)真菌性肺炎:真菌引起的疾病是真菌病,肺部真菌病占内脏深部真菌感染的60%以上,大多数为条件致病性真菌,以念珠菌和曲霉菌最为常见。

(3)非典型肺炎(atypical pneumonias):是指由支原体、衣原体、军团菌、立克次体、腺病毒及其他一些不明微生物引起的肺炎。

2.按获病方式分类

(1)医院获得性肺炎(hospital acquired pneumonia,HAP):也称医院内肺炎(nosocomial pneumonia,NP),是指患者入院时不存在、也不处在感染的潜伏期,入院48小时后在医院内发生的肺炎。

(2)社区获得性肺炎(community acquired pneumonia,CAP):又称院外肺炎,是指在医院外罹患的感染性肺实质炎症,包括有明确潜伏期的病原体感染而在入院后于平均潜伏期内发病的肺炎。

3.按解剖部位分类　可分为大叶性肺炎、小叶性肺炎和间质性肺炎。

二、临床表现

1.症状和体征　肺炎因病因不同,起病急缓,痰液性质,并发症(末梢循环衰竭、胸膜炎或脓胸、菌血症等)有无等可有不同,但其有很多共同的表现。

2.典型的症状和体征　金葡菌肺炎为黄色脓性痰;肺炎链球菌肺炎为铁锈色痰常伴口唇单纯疱疹;肺炎杆菌肺炎为砖红色黏冻样;铜绿假单胞菌肺炎呈淡绿色;厌氧菌感染常伴臭味。

3.病理分期　肺炎病理分期有充血期、实变期(红色肝变期、灰色肝变期)、消散期。

4.辅助检查

(1)血常规:白细胞总数和中性粒细胞多有升高,伴或不伴核左移,部分可见中毒颗粒。支气管肺泡灌洗液定量培养和保护性毛刷定量培养可诊断。

(2)痰培养:痰细菌培养结合纤支镜取标本检查,诊断的敏感性和特异性较高。必要时做血液、胸腔积液细菌培养可明确诊断。真菌培养为诊断真菌感染的金标准。

（3）血清学检查：对于衣原体感染、军团菌肺炎等进行补体结合试验、免疫荧光素标记抗体检查可协助诊断。

（4）胸部 X 线片：可显示新出现或进展性肺部浸润性病变。肺部病变表现多样化，早期间质性肺炎，肺部显示纹理增加及网织状阴影，后发展为斑点片状或均匀的模糊阴影，有延长至 4~6 周者。

三、诊断

首先应该把肺炎与上呼吸道感染和下呼吸道感染区别开来。呼吸道感染虽然有咳嗽、咳痰、发热等症状，但各有特点，上呼吸道感染无肺实质浸润，胸部 X 线检查可鉴别。其次要把肺炎与其他类似肺炎的疾病区别开来，如肺结核、急性肺脓肿、肺血栓栓塞等。

四、治疗原则

细菌性肺炎治疗主要选择敏感抗菌药物及对症支持治疗。真菌性肺炎治疗目前尚无很理想的药物，临床所见真菌肺炎常继发于大量广谱抗生素、肾上腺皮质激素、免疫抑制药等的应用，也可因体内留置导管而诱发，因此，此病的预防比治疗更为重要。

1.一般治疗 去除诱发因素，治疗基础疾病，调整免疫功能。

2.对症治疗 加强营养支持，进食高能量、富含维生素、易消化的饮食；补充液体，维持水、电解质、酸碱平衡。合并休克患者应注意保证有效血容量，应用血管活性药物及正性心力药物。

3.抗生素治疗 遵循大剂量、联合、静脉应用抗生素原则。

（1）轻至中度肺炎：常见病原菌为肠杆菌科细菌、流感嗜血杆菌、肺炎链球菌、甲氧西林敏感金葡菌（MSSA）。治疗抗生素可选择：①第 2 代及不具有抗假单胞菌活性的第 3 代头孢菌素（头孢噻肟、头孢曲松等）；②β 内酰胺类和 β 内酰胺酶抑制药（如氨苄西林和舒巴坦）；③氟喹诺酮类（环丙沙星、诺氟沙星）或克林霉素联合大环内酯类。

（2）重症肺炎：常见病原菌为铜绿假单胞菌、耐药金黄色葡萄球菌（MRSA）、不动杆菌、肠杆菌属细菌、厌氧菌。治疗抗生素可选用喹诺酮类或氨基糖苷类联合下列药物之一。①抗假单胞菌 β 内酰胺类，如头孢他啶、头孢哌酮、哌拉西林、替卡西林、美洛西林等；②广谱 β 内酰胺类和 β 内酰胺酶抑制药（克拉维酸、头孢哌酮、哌拉西林和他唑巴坦）配伍；③碳青霉烯类（如亚胺培南）；④必要时联合万古霉素（针对 MRSA）；⑤当估计真菌感染可能性大时应选用有效抗真菌药物。

4.抗真菌药物治疗 抗真菌药物具有较强的肝肾毒性，必须谨慎选择用药时机和药物类型。

五、护理

（一）评估

1.健康史

（1）患病及治疗经过：询问本病的有关病因，如有无着凉、淋雨、劳累等诱因，有无上呼吸道感染史;有无慢性阻塞性肺疾病、糖尿病等慢性基础疾病;是否使用过抗生素、激素、免疫抑制剂等;是否吸烟、吸烟量多少。

(2)目前病情与一般状况:确定患者现存的主要症状,有无寒战、高热、咳嗽、咳痰、胸痛等。日常活动与休息、饮食、排便是否规律,是否有食欲减退、恶心、呕吐、腹泻等表现。

2.身体评估

(1)一般状态:判断患者意识是否清楚,有无烦躁、嗜睡、反复惊厥、表情淡漠等意识障碍;有无急性病容、面颊绯红、鼻翼翕动等表现;有无生命体征异常,如呼吸频率加快和节律异常、血压下降、体温升高或下降等。

(2)皮肤、淋巴结:有无面颊绯红、口唇发绀、皮肤黏膜出血、浅表淋巴结肿大。

(3)胸部:患者呼吸时有无三凹征;有无呼吸频率、节律异常;胸部压痛、有无叩诊实音或浊音;有无肺泡呼吸音减弱或消失、异常支气管呼吸音、干湿啰音、胸膜摩擦音等。

3.实验室及其他检查

(1)血常规:有无白细胞计数升高、中性粒细胞增高及核左移、淋巴细胞升高。

(2)胸部 X 线检查:有无肺纹理增粗、炎性浸润影等。

(3)痰培养:有无细菌生长,药敏试验结果如何。

(4)血气分析:病变范围较大时,是否有 PaO_2 减低和(或)$PaCO_2$ 升高。

4.心理-社会状况

(1)评估患者对健康的认识和对生活的态度。

(2)评估患者和家属对疾病的认识,了解自我护理的态度和能力。

(3)评估家庭的关系、照顾能力。

(4)个人应对状况。

(二)护理措施

1.体温过高

(1)休息与环境:发热患者应卧床休息,以减少氧耗量,缓解头痛、肌肉酸痛等症状。室内应阳光充足、空气新鲜,室内通风每日 2 次,每次 15~30 分钟,但要注意避免患者受凉。病房环境保持整齐、清洁、安静和舒适并适当限制探视。室温为 18~20℃,湿度 50%~60%,以防止因空气过于干燥,降低气管纤毛运动的功能,导致排痰不畅。

(2)口腔护理:由于水分消耗过多及胃肠道消化吸收障碍,导致体液不足,唾液分泌减少,引起口腔黏膜干燥、口唇干裂、炎症,甚至口腔溃疡,应定时清洁口腔,做好口腔护理,鼓励患者在清晨、餐后及睡前漱口,或协助患者漱口。

(3)饮食与补充水分:提供高热量、高蛋白质、高维生素、易消化的流质或半流质食物,以补充高热引起的营养物质消耗。鼓励患者多饮水,1~2L/d,以保证足够的入量并有利于痰液稀释。轻症者无须静脉补液,失水明显者可遵医嘱静脉补液,保持血钠<145mmol/L,尿比重<1.020,补充丢失的水和盐,加快毒素排泄和热量散发,尤其是食欲差或不能进食者。心脏病或老年人应注意补液速度,避免过快导致急性肺水肿。

(4)降温护理:监测体温,体温在 37.2℃ 以上者,每日测 4 次体温;体温在 39℃ 以上者,应每4小时测体温一次,遵医嘱给予药物降温,或采用酒精擦浴、冰袋、冰帽等物理降温措施,30~60分钟后复测体温。有谵妄、意识障碍时应加床挡,防止坠床。儿童要预防高热惊厥,不宜用阿司匹林或其他解热药,以免大汗、脱水和干扰热型观察。患者出汗时,及时协助擦汗、更换衣服和被褥,保持皮肤的清洁和干燥,避免受凉。

(5)病情观察:监测并记录生命体征,以便观察热型,协助医生明确诊断。了解血常规、红细胞压积、电解质等变化,在患者大量出汗、食欲缺乏及呕吐时,应密切观察有无脱水现象。观察患者末梢循环情况,高热而四肢厥冷、发绀等提示病情加重。重症肺炎者不一定有高热,重点观察儿童、老年人、久病体弱者的病情变化。

(6)用药护理:遵医嘱使用抗生素,观察疗效和不良反应。应用头孢唑啉钠(先锋Ⅴ号)可出现发热、皮疹、胃肠道不适等不良反应,偶见白细胞减少和丙氨酸氨基转移酶增高;喹诺酮类药(氧氟沙星、环丙沙星)偶见皮疹、恶心等;氨基糖苷类抗生素有肾、耳毒性。老年人或肾功能减退者,应特别注意观察是否有耳鸣、头昏、唇舌发麻等不良反应的出现。

2.保持呼吸道通畅

(1)环境:为患者提供安静、整洁、舒适的病房,保持室内空气新鲜、洁净,注意通风。维持合适的室温(18~20℃)和湿度(50%~60%),以充分发挥呼吸道的自然防御功能。

(2)饮食护理:慢性咳嗽者,能量消耗增加,应给予高蛋白质、高维生素、足够热量的饮食。注意患者的饮食习惯,避免油腻、辛辣刺激性食物,影响呼吸道防御能力。每天饮水1000mL以上,足够的水分可保证呼吸道黏膜的湿润和病变黏膜的修复,有利于痰液稀释和排出。

(3)病情观察:密切观察咳嗽、咳痰情况,详细记录痰液的颜色、性质、气味和量,如肺炎球菌肺炎呈铁锈色痰,克雷白杆菌肺炎典型痰液为砖红色胶冻状,厌氧菌感染者痰液多有恶臭味等。最好在用抗生素前留取痰标本,痰液采集后应在10分钟内接种培养。

(4)促进有效排痰

1)深呼吸和有效咳嗽:指导患者掌握有效咳嗽的正确方法:使患者尽可能采用坐位,先进行深而慢的呼吸5~6次,后深吸气至膈肌完全下降,屏气3~5秒,继而缩唇(噘嘴),缓慢地通过口腔将肺内气体呼出,再深吸一口气后屏气3~5秒,身体前倾进行2~3次短促有力的咳嗽,咳嗽同时收缩腹肌,或用手按压上腹部,帮助痰液咳出。也可让患者取俯卧屈膝位,借助膈肌、腹肌收缩,增加腹压,咳出痰液。

2)吸入疗法:雾化治疗,可在雾化液中加入痰溶解剂、抗生素、平喘药等,达到去痰、消炎、止咳、平喘的作用,一般以10~20分钟为宜。

(5)对症护理:患者胸痛时,常随呼吸、咳嗽而加重,可采取侧卧位,或用宽胶布固定胸廓,指导其在咳嗽及深呼吸时用手按压患侧胸部缓解疼痛;必要时可用少量可待因。有低氧血症(PaO_2<60mmHg)或发绀者予以鼻导管或面罩给氧。

3.潜在并发症:感染性休克

(1)病情监测:①生命体征:有无心率加快、脉搏细速、血压下降、脉压变小、体温不升或高热、呼吸困难等,必要时进行心电监护;②精神和意识状态:有无精神萎靡、表情淡漠、烦躁不安、神志模糊等;③皮肤、黏膜:有无发绀、肢端湿冷;④出入量:有无尿量减少,疑有休克应测量每小时尿量及尿比重;⑤实验室检查:有无血气分析等指标的改变。

(2)感染性休克抢救配合:发现异常情况,立即通知医生,并备好物品,积极配合抢救。

1)体位:患者取仰卧中凹位,抬高头胸部约20°,抬高下肢约30°,有利于呼吸和静脉血回流。

2)吸氧:给予中、高流量吸氧,维持 PaO_2>60mmHg,改善缺氧状况。

3)补充血容量:快速建立两条静脉通道,遵医嘱给予低分子右旋糖酐或平衡盐液以维持有效血容量,降低血液黏滞度,防止弥散性血管内凝血(DIC);随时监测患者一般情况、血压、尿量、尿比重、血细胞比容等;监测中心静脉压,作为调整补液速度的指标,中心静脉压<5cmH_2O 放心输液,达到 10cmH_2O 应慎重,输液不宜过快,以免诱发急性心力衰竭。提示血容量已补足的依据:口唇红润、肢端温暖、收缩压>90mmHg、尿量 30mL/h 以上。如血容量已补足,尿量<400mL/d,比重<1.018,应及时报告医生,注意有无急性肾衰竭。

4)纠正水、电解质和酸碱失衡:监测和纠正钾、钠、氯和酸碱失衡。常用5%的碳酸氢钠静脉滴注,输液不宜过多过快,以免引起血管内碱中毒。碱性药物配伍禁忌较多,一般应单独输入。

5)用药护理:遵医嘱输入多巴胺、间羟胺等血管活性药物。应根据血压随时调节滴速,以维持收缩压在 90~100mmHg 为宜,保证重要器官的血液供应,改善微循环,注意防止液体溢出血管外引起局部组织坏死;联合使用广谱抗生素控制感染时,应注意药物疗效和不良反应;糖皮质激素有抗感染、抗休克作用,增强人体对有害刺激的耐受力,有利于缓解症状,改善病情,可在有效抗生素使用的情况下短期应用,如氢化可的松 100~200mg 或地塞米松 5~10mg 静脉滴注,重症休克可加大剂量。

4.睡眠型态紊乱

(1)评估导致患者睡眠型态紊乱的具体原因(属于病理生理、心理或情境哪一方面的因素)。患者睡眠型态,如早醒、入睡困难、易醒、多梦等。及时与医生沟通,遵医嘱用药。

(2)尽量减少或消除影响患者睡眠型态的相关因素,如躯体、精神不适;及时妥善处理好患者的排泄问题。协助医生调整影响睡眠的药物种类、剂量或给药时间。为患者安排合理的运动、活动及减少白天卧床、睡眠时间。帮助患者适应生活方式或环境的改变。夜间患者睡眠时,除必要的观察和操作外,不宜干扰患者。

5.活动

(1)鼓励患者充分卧床休息。

(2)将患者经常使用的日常生活用品(如卫生纸、茶杯等)放在患者容易拿取的地方。

(3)指导陪护协助其日常生活,以减少能量消耗。

(4)帮助患者树立信心,提高生活自理能力。

(5)指导患者使用床栏、扶手等辅助设施,以节省体力和避免摔伤。

(6)鼓励患者尽量进行能耐受的身体活动。

6.保护皮肤完整性

(1)定期对患者进行压疮风险评估。

(2)病情允许者,鼓励下床活动。

(3)按时翻身拍背,避免局部长期受压,更换体位时应观察受压部位的皮肤情况。

(4)避免托、拉、拽等动作,防止皮肤擦伤。

(5)持续使用气垫床,骨隆突部位可垫气圈或海绵垫。

(6)保持床铺平整、清洁、干燥、无皱褶、无渣屑,避免局部刺激。

(7)长期卧床者要保持肢体处于功能位。

(8)鼓励摄入充足的营养物质和水分。

7.心理护理　护士应主动询问患者的需求,鼓励患者说出内心感受。以通俗易懂的语言耐心地给患者讲解疾病的相关知识,解释各种症状和不适的原因,各项检查、护理操作的目的、程序和配合要点,告知患者大部分肺炎球菌肺炎预后良好,消除患者焦虑、紧张情绪,树立战胜疾病的信心。运用良好的护理沟通技巧,耐心倾听患者的主诉,允许其有适量的情绪宣泄,以防恶劣情绪爆发而影响身体健康。严重焦虑时,条件允许可将其安置在安静舒适的房间,避免干扰,周围的设施要简单、安全,专人陪护。

8.营养失调:低于机体需要量

(1)监测并记录患者的进食量。

(2)按医嘱使用能够增加患者食欲的药物。

(3)必要时请营养科会诊,制订患者饮食计划。

(4)根据患者的病因制订相应的护理措施。

(5)鼓励适当活动以增加营养物质的代谢和作用,从而增加食欲。

(6)防止餐前发生不愉快或痛苦的事件,提供良好的就餐环境。

9.知识缺乏

(1)通过交谈了解患者对疾病和未来生活方式的顾虑,给予耐心解释或指导。

(2)鼓励患者有规律地进行锻炼。

(3)用通俗易懂的语言向患者讲解疾病相关知识,直至理解和掌握。

(4)鼓励患者提出问题,耐心给予解答。

六、健康指导

1.疾病预防指导　指导患者及家属了解肺炎的病因和诱因。避免受凉、淋雨、吸烟、酗酒,防止过度疲劳。参加体育锻炼,防止感冒,增强体质。有皮肤疖、伤口感染、毛囊炎、蜂窝织炎时应及时治疗,尤其是免疫功能低下者(糖尿病、血液病、HIV 感染、肝硬化、营养不良、儿童等)和慢阻肺、支气管扩张者。

慢性病、长期卧床、年老体弱者,应注意经常改变体位、翻身、拍背,咯出气道痰液,必要时可注射肺炎疫苗。

2.疾病知识指导　向患者介绍肺炎的发病原因、诱发因素、简单的发病机制、典型的表现、主要的治疗方法、该病的发展方向和可能发生的并发症。建议患者进行自我症状监测,早期发现,早期治疗;指导患者遵医嘱按时服药,了解药物的疗效、用法、疗程和不良反应,防止自行停药或减量,定期随访。出现发热、心率增快、咳嗽、咳痰、胸痛等症状时,应及时就诊。

3.休息与活动指导 发热者要卧床休息,注意保暖,保持室内空气清新,鼓励患者每隔1小时进行深呼吸和有效咳嗽。卧床患者应注意翻身,每4小时为患者叩背排痰一次。恢复期应增加休息时间,适当活动,坚持深呼吸锻炼至少6周,这样可以减少肺不张的发生;还要避免呼吸道的刺激,如吸烟、灰尘、化学飞沫等;尽可能避免去人群拥挤的地方或接触已有呼吸道感染的患者。

4.心理指导 肺炎患者发病时出现发热、胸痛、咳嗽、咳痰等不适感,常因疼痛而害怕咳嗽,而影响愈后,应积极鼓励并给予帮助,并告诉患者肺炎经积极治疗后一般可彻底治愈,以减轻患者的焦虑,取得配合。

5.出院指导 肺炎虽可治愈,但若不注意,易复发。应坚持锻炼身体,增强体质,提高机体抵抗力。保持生活规律、心情愉快,季节交换时避免受凉。避免过度疲劳,天气变化时及时增减衣服,感冒流行时少去公共场所,尽早防治上呼吸道感染。如有高热、寒战、胸痛,应立即就诊。

第三节 肺结核

一、概述

肺结核(pulmonary tuberculosis)是结核分枝杆菌复合群引起的肺部疾病,具有慢性传染性的特点。它目前仍是严重危害人类健康的主要传染疾病。在全球传染病中,结核病仍是成年人的首要死因,世界卫生组织(WHO)在1993年宣布结核病处于"全球紧急状态"。1995—2010年,各国采用DOTS的结核病患者为5500万人,约4400万人疾病转归为治愈,约700万人免于死亡。目前,结核病的疫情成缓慢下降趋势,但是由于多耐药结核病(multidrug-resistant tuberculosis,MDT-TB)的增多,结核病仍然是危害人类健康的公共卫生问题。

在我国,结核病的疫情呈"患病率高、病死率高、耐药率高、年递减率低"特点。因此,结核病的防治仍然是需要高度重视的公共卫生及社会问题。

二、病因

结核病的病原菌是结核分枝杆菌复合群,包括结核分枝杆菌、牛分枝杆菌、非洲分枝杆菌和田鼠分枝杆菌。人类肺结核90%以上是结核分枝杆菌。典型的结核分枝杆菌是细长、稍弯曲、两端圆形的杆菌,痰标本中的结核分枝杆菌可呈现T、V、Y字形及丝状、球状、棒状等多种形态。结核分枝杆菌可以存活数月。结核分枝杆菌具有抗酸性,因此又称抗酸杆菌。它生长缓慢,是需氧菌,适宜温度为37℃左右,其增代时间为14~20小时,培养时间是2~8周。结核分枝杆菌结构复杂,主要为类脂类、蛋白质和多糖。类脂类占总量的50%~60%,其中蜡质约占50%,与结核病的组织坏死、干酪液化、空洞发生及结核变态反应有关。菌体蛋白质以结核形式存在,是结核菌素的主要成分,诱发皮肤变态反应。多糖类与血清反应等免疫应答有关。

结核病在人群中的传播源主要是结核病患者,即痰涂片阳性者。传播方式主要是通过咳嗽、喷嚏、大笑、大声说话等方式将含有结核分枝杆菌的微滴排到空气中进行传播。飞沫传播是结核病重要的传播途径。传染性的大小取决于患者排出结核分枝杆菌量的多少及通风、换气的情况。

三、病理

结核病的基本病理变化是炎性渗出、增生和干酪样坏死,病理过程的特点是破坏与修复同时进行,因此三种病理变化多同时存在,也可以是其中某一种变化为主,并且相互转化。能否感染取决于结核分枝杆菌的感染量、毒力大小及机体的抵抗力和变态反应状态。炎性渗出为主的病理改变,表现为局部中性粒细胞浸润,继之由巨噬细胞及淋巴细胞代替。组织充血、水肿和白细胞浸润,其中有结核分枝杆菌,通常出现在结核炎症的早期或病灶恶化时,经及时治疗,病变可以完全消散吸收;增生为主的病理改变,表现为结核结节的形成,为结核特征性病变,结节中间可有干酪样坏死。上皮细胞互相聚集融合形成多核巨细胞,称为朗格汉斯巨细胞;干酪样坏死为主的病理改变,肉眼可见病灶呈黄灰色,质松而脆,状似干酪,因此得名。干酪病灶含菌量最大,传染性强,肺组织坏死已不可逆转。

四、临床表现

1.症状

(1)呼吸系统症状

1)咳嗽、咳痰:肺结核最常见的症状。大部分为干咳伴少量白色黏液痰。当空洞形成时,痰量增多;脓性痰出现在合并感染时;合并厌氧菌感染时为大量脓臭痰;刺激性咳嗽多合并支气管结核。

2)咯血:多为小量咯血。咯血可分痰中带血、少量咯血(每日咯血量少于100mL)、中等量咯血(每日咯血量100~500mL)和大咯血(每日咯血量达500mL以上)。少数患者可发生失血性休克。

3)胸痛:病变累及壁层胸膜可有胸壁刺痛,伴随咳嗽和呼吸时加重。

4)呼吸困难:多见于大量胸腔积液患者和干酪样肺炎,也可见于纤维空洞性肺结核。

(2)全身症状:最常见症状为发热,多为长期午后潮热,即下午或者傍晚开始升高,次日晨降至正常。肺部病灶进展播散时,可出现不规则高热、畏寒等。部分患者可表现乏力,食欲减退和体重减轻。育龄女性可出现月经不调。

2.体征　情况不一,取决于病变性质和范围。病变范围小或者位置深者多无异常体征。渗出性病变范围较大或者干酪样坏死时,可有肺实变体征,如触觉语颤增强、叩诊浊音、听诊闻及支气管呼吸音和细湿啰音。较大的空洞性病变听诊也可以闻及支气管呼吸音,当有较大范围的纤维条索形成时,气管向患侧移位,患侧胸廓塌陷、叩诊浊音、听诊呼吸音减弱并可闻及湿啰音。结核性胸膜炎可有胸腔积液体征:气管向健侧移位,患侧胸廓望诊饱满、触觉语颤减弱、叩诊实音、听诊呼吸音消失、支气管结核可有局限性哮鸣音。

少数患者可有类似风湿热样表现，称为结核性风湿症。多见于女性青少年。常累及四肢大关节，在受累关节附近可见结节性红斑或者环形红斑，间歇出现。

五、辅助检查

1.结核菌素试验　结核菌素试验用于检出结核分枝杆菌感染，不能检出结核病。WHO 和国际防痨和肺病联合会推荐使用的结核菌素为纯蛋白衍化物(purified protein derivative,PPD)，便于国际结核感染率的比较。通常在左前臂屈侧中部皮内注射 0.1mL (5IU)，48~72 小时后测量皮肤硬结直径，而不是红晕的直径。硬结是特异性变态反应，红晕是非特异性变态反应。硬结直径 ≤4mm 为阴性，5~9mm 为弱阳性，硬结直径≥20mm或局部有水泡和淋巴管炎为强阳性。

结核菌素试验阳性仅仅表示曾经有结核分枝杆菌感染，并不一定是现症患者，若呈强阳性，常提示活动性结核病。结核菌素试验对婴幼儿的诊断价值大于成人，因年龄越小，自然感染率越低。3 岁以下强阳性反应者，应视为有新近感染的活动性结核病，应进行治疗。如果 2 年内结核菌素反应从 10mm 以下增加至 10mm 以上，并增加 6mm 以上时，可认为有新近感染。

结核菌素试验阴性除见于未感染结核分枝杆菌外，还见于：结核感染后 4~8 周，处于变态反应前期；免疫力下降或免疫受抑制，如应用糖皮质激素或免疫抑制剂、淋巴细胞免疫系统缺陷、麻疹、百日咳、严重结核病和危重患者。

2.痰结核分枝杆菌检查　痰结核分枝杆菌检查是确诊肺结核、制订化学治疗方案和考核治疗效果的主要依据。痰涂片抗酸染色镜检快速简便，若抗酸杆菌阳性，肺结核诊断基本可以成立。痰培养更精确，不但能了解结核分枝杆菌生长繁殖能力。还可做药物敏感试验与菌型鉴定。

3.影像学检查　胸部 X 线检查是诊断肺结核的常规首选方法。可以发现早期轻微的结核病变，确定病变范围、部位、形态、密度，及其与周围组织的关系、病变阴影的伴随影像；判断病变性质、有无活动性。有无空洞、空洞大小和洞壁特点等。诊断最常用影像学方法是正、侧位胸部 X 线片，常能将心影、肺门、血管、纵隔等遮掩的病变及中叶和舌叶的病变显示清晰。

CT 能提高分辨率，对病变细微特征进行评价，减少重叠影像，易发现隐匿的胸部和气管、支气管内病变，早期发现肺内粟粒阴影和减少微小病变的漏诊；能准确显示各型肺结核病变特点和性质，与支气管关系，空洞有无及进展恶化和吸收好转的变化；能准确显示纵隔淋巴结有无肿大。常用于对肺结核的诊断及与其他肺部疾病的鉴别诊断，也可用于引导穿刺、引流和介入治疗等。

4.纤维支气管镜检查　常用于支气管结核和淋巴结支气管瘘的诊断。支气管结核表现为黏膜充血、溃疡、糜烂、组织增生、形成瘢痕和支气管狭窄，可以在病灶部位钳取活体组织进行病理学检查和结核分枝杆菌培养。对于肺内结核病灶，可以采集分泌物或冲洗液标本做病原体检查，也可以经支气管肺活检获取标本检查。

5.γ-干扰素释放试验(interferon-gamma release assays,IGRAs)　通过特异性抗原 ESAT-6和GEP-10与全血细胞共同孵育,然后检测IGRAs水平。此试验诊断结核感染的特异性明显高于PPD试验,但是由于成本较高等原因,目前多用于研究评价工作,未广泛推行。

六、治疗

合理的化学治疗可以使病灶内细菌消失,最终痊愈。传统的休息和营养疗法起到辅助作用。

1.化学治疗

(1)治疗原则:治疗原则是早期、规律、全程、适量、联合。治疗方案分为强化和巩固阶段。化学治疗的主要作用:杀菌作用,临床上表现为痰菌迅速转阴;防止耐药菌的产生;灭菌。

(2)常用抗结核药物:异烟肼(INH)和利福平(RFP)在细胞内、外均能达到杀菌作用。吡嗪酰胺能杀灭巨噬细胞内酸性环境中的结核分枝杆菌,是半杀菌剂。另有部分结核药读者可自行参阅其他书籍,本书不作介绍。

2.对症治疗　肺结核的一般症状在合理化疗下很快减轻或消失,无须特殊处理。咯血是肺结核常见症状,一般少量咯血时多以安慰患者、消除紧张、卧床休息为主,可给予氨甲苯酸等药物止血。大咯血时用垂体后叶素加入葡萄糖溶液中缓慢静脉注射。高血压、冠状动脉粥样硬化性心脏病、心力衰竭患者和孕妇禁用。对支气管动脉破坏造成的大咯血采用支气管动脉栓塞法。

3.糖皮质激素治疗　糖皮质激素治疗肺结核主要是抗感染、抗病毒作用。仅用于结核毒性症状严重者。必须确保在有效抗结核药物治疗的情况下使用。使用剂量依病情而定,一般用泼尼松口服,20mg,顿服("顿服"是指一次性服用),1~2周,以后逐量递减,用药时间为4~8周。

4.外科治疗　经合理化学治疗无效、多重耐药的后壁空洞、大块干酪灶、结核性脓胸、支气管胸膜瘘和大咯血保守治疗无效者可行外科手术治疗。

七、护理诊断/问题

1.知识缺乏　结核病药物治疗知识的缺乏。

2.营养失调:低于机体需要量　机体消耗增加,食欲减退,造成营养低于机体需要量。

3.体温过高　结核分枝杆菌感染造成相关发热症状。

4.疲劳　结核分枝杆菌感染后相关毒性症状。

5.焦虑　不明疾病预后造成的心理焦虑。

6.潜在并发症　咯血、窒息、胸腔积液、呼吸衰竭。

八、护理措施

1.休息与活动

(1)肺结核患者症状明显,有咯血、高热等严重结核病毒性症状,或结核性胸膜炎伴有大量胸腔积液者,应卧床休息。

(2)恢复期可适当增加户外活动,比如散步、做操。

(3)症状轻的患者在坚持化学治疗的同时,可进行正常工作,但是,应当避免劳累和重体力劳动,保证充足睡眠和休息。

(4)痰涂片阴性和经有效抗结核治疗4周以上的患者,没有传染性或只有极低的传染性,应当鼓励患者过正常的家庭和社会生活,以减轻肺结核患者的社会隔离感和因患病带来的焦虑。

2.药物治疗指导

(1)有计划、有目的地向患者及家属逐步介绍有关药物的相关治疗知识。

(2)强调早期、联合、适量、规律、全程化学治疗的重要性,为患者树立治愈疾病的信心,积极配合治疗。另外需要督促患者按医嘱按时服药,建立按时服药的好习惯。

(3)解释药物不良反应时,重视强调药物的治疗效果,使患者认识到药物的积极作用,认识到发生不良反应的可能性不大。鼓励患者坚持全程化学治疗,防止治疗失败而产生耐药结核病,增加治疗的困难和经济负担。若仍然出现不良反应时,如巩膜黄染、肝区疼痛、胃肠不适、眩晕、耳鸣等,要及时与医生联系,不可自行随意停药。一般不良反应症状经过治疗可以完全消失。

3.加强营养

(1)制订全面的饮食营养计划,为结核病患者提供高热量、高蛋白质、高维生素的食物。蛋白质可以提供热量,还可以增加机体的抗病能力及机体的修复能力,患者饮食中应当含有鱼、肉、蛋、奶、豆制品等富含动植物蛋白的食物。食物中维生素 C 具有减轻血管渗透性的作用,可以促进渗出病灶的吸收;B 族维生素对神经系统及胃肠神经有调节作用,也可增进食欲,每天摄入一定量的新鲜蔬菜和水果,补充维生素。

(2)采用患者喜欢的烹饪方式来增进患者食欲,增加饮食品种,尽量保证患者进食时心情愉快,细嚼慢咽,促进食物的消化吸收。督促患者定期监测体重,判断营养状况。

4.体温的护理

(1)每日定时监测患者体温,关注体温变化。

(2)为患者更换干净床单、衣物,避免着凉。

(3)安慰患者,告知其发热和疾病相关的原因,缓解其紧张心理。

5.其他　出现胸闷、发绀、呼吸困难等不适立即就医,积极治疗并发症。

九、健康指导

1.控制传染源　早期发现患者并登记管理,及时给予合理治疗和良好的护理,是预防结核病的关键。肺结核病程长、易复发、具有传染性,必须长期随访。掌握患者从发病、治疗到治愈的全过程。

2.切断传播途径

(1)痰涂片阳性患者住院期间需要进行呼吸道隔离,室内保证良好的通风,每天用紫外线消毒。

（2）注意个人卫生，严禁随地吐痰，不可面对他人打喷嚏或咳嗽，以防飞沫传播。咳嗽或打喷嚏时要用双层纸巾捂住口鼻，纸巾焚烧处理，留置于容器的痰液需经过灭菌处理才可以弃掉。接触痰液后用流水清洗双手。

（3）餐具煮沸消毒或用消毒液浸泡消毒，同桌共餐时使用公筷，以预防感染。

（4）被褥、书籍在烈日下暴晒 6 小时以上。

（5）患者外出时戴口罩。

3.保护易感人群

（1）给未受过结核分枝杆菌感染的新生儿、儿童及青少年接种卡介苗（活的无毒力牛型结核分枝杆菌疫苗），使人体产生对结核分枝杆菌的获得性免疫力。卡介苗不能预防感染，但可减轻感染后的发病和病情。

（2）密切接触者应定期到医院进行有关检查，必要时给予预防性治疗。

（3）对受结核分枝杆菌感染的高危人群，如 HIV 感染者、硅沉着病患者、糖尿病患者等，可应用预防、化学性治疗。

4.患者指导

（1）嘱患者戒烟、戒酒，保证营养补充；合理安排休息，避免劳累；避免情绪波动及呼吸道感染；住处应尽可能保持通风、干燥，有条件者可选择空气清新、气候温和处疗养，以促进身体的康复，增加抵抗疾病的能力。

（2）用药指导：强调坚持用药的重要性，坚持规律、全程、合理用药，并且取得患者和家属的主动配合。

（3）定期复查：定期复查胸部 X 线片和肝、肾功能，了解治疗效果和病情变化。

肺结核的病因明确，有成熟的预防和治疗手段，只要切实可行，本病大部分可获临床治愈。

第四节　肺性脑病

一、概述

肺性脑病是一组由缺氧和二氧化碳潴留导致的神经精神障碍综合征，又称二氧化碳麻醉。肺性脑病（简称肺脑）是呼吸衰竭所引起的高碳酸血症、低氧血症、酸碱平衡失调及脑组织 pH 下降等一系列内环境紊乱的脑部综合征，是肺源性心脏病严重并发症之一，该病发病后进展较快，病情危重，预后差，病死率高。对此，应加强对肺性脑病的临床观察，早发现，早处理，并有针对性地加强各项护理，可有效缓解病情，大大降低病死率。

二、病因与发病机制

1.原发疾病　慢性肺部疾病，最常见的为慢性支气管炎、哮喘、肺气肿、肺源性心脏病。其他如胸廓畸形、重症结核、肺纤维化、肺癌等病也可成为其病因。

2.神经系统疾病　格林-巴利综合征、脑干肿瘤、脑干炎症、颈椎损伤、进行性延髓麻痹、重症肌无力危象等病均可造成呼吸肌麻痹。

3.诱发因素

（1）急性或慢性肺部感染。

（2）药物影响,如异丙嗪、异戊巴比妥、苯巴比妥、哌替啶、吗啡等。另外,长时间高浓度吸氧也可触发肺性脑病的发生。

（3）水和电解质平衡紊乱。

（4）急性或慢性气道阻塞,如痰液、异物等堵塞气管、支气管。

低氧血症、二氧化碳潴留和酸中毒三个因素共同损伤脑血管和脑细胞是最根本的发病机制。

三、病理改变

主要病理改变是由于脑部毛细血管的扩张、充血和通透性增高所引起。肉眼可见软脑膜血管充血、扩张,脑表面渗血和点状出血,蛛网膜下隙也可有血性渗出。脑切面呈弥漫性水肿和点状出血。镜下有弥漫性神经细胞变性、血管周围水肿和软化灶。

四、实验室检查

1.血常规可示红细胞增多,血红蛋白也相应增加。

2.血气分析示 $PaCO_2$ 增高,CO_2 结合力增高,标准碳酸氢盐（SB）或剩余碱（BE）的含量增加,血液 pH 降低。

3.脑脊液（CSF）检查常见压力增高,60%病例压力在 $200mmH_2O$ 以上,可见红细胞增多。

4.脑电图（EEG）,绝大多数患者 EEG 为全脑弥漫性慢波,且可有阵发性变化。

五、临床表现

肺性脑病的临床特征为原有的呼吸衰竭症状加重并出现神经精神症状,如神志恍惚、嗜睡或谵妄、四肢抽搐甚至昏迷等。男女均可见,以男性多见,其病死率达30%以上。临床表现主要为头痛、头晕、记忆力减退、易兴奋、多语或少语、失眠等脑皮层功能减退症状及意识障碍与精神异常,部分患者可有呕吐、视盘水肿。神经系统损害的发生率约为53%。临床分型如下。

1.轻型　神志恍惚、淡漠、嗜睡、精神异常或兴奋、多语而无神经系统异常体征。

2.中型　浅昏迷、谵妄、躁动、肌肉轻度抽动或语无伦次,球结膜充血、水肿、多汗、腹胀,对各种反应迟钝,瞳孔对光反射迟钝而无上消化道出血或弥散性血管内凝血（DIC）等并发症。

3.重型　昏迷或出现癫痫样抽搐,球结膜充血、水肿重度,多汗或眼底视神经盘水肿,对各种刺激无反应;反射消失或出现病理性神经体征,瞳孔扩大或缩小,可合并上消化道出血、DIC 或休克。

六、治疗要点

1.去除诱因　主要是防止肺部感染复发,切勿使用安眠药和镇静药（主要是Ⅱ型呼吸衰竭患者）,不要高浓度吸氧。应对各种慢性呼吸道疾病进行治疗。

2.保持呼吸道通畅、增加通气量、改善 CO_2 潴留　纠正缺氧和 CO_2 潴留是抢救肺性脑病的关键性措施。常规治疗无效时,应果断地行气管插管或气管切开术,给予机械通气,确保 CO_2 的排出和缺氧的纠正。

3.对神经精神障碍进行对症处理　必要时使用约束带护理,保证患者的安全。

4.抗感染,合理应用抗生素　呼吸道感染是呼吸衰竭及肺性脑病最常见的诱因;建立人工气道机械通气和免疫功能低下的患者可反复发生感染,且不易控制。所以此类患者一定要在保持呼吸道痰液引流通畅的条件下,根据痰菌培养和药物敏感试验的结果,选择有效的药物控制呼吸道感染。

5.纠正酸碱平衡失调　呼吸性酸中毒并发代谢性碱中毒在慢性呼吸性酸中毒的治疗过程中,常由于应用机械通气不当, CO_2 排出太快,或由于补充碱性药物过量,可产生代谢性碱中毒,pH 偏高,BE 为正值,治疗时应防止以上发生碱中毒的医源性因素和避免 CO_2 排出过快,给予适量补氯和补钾,以缓解碱中毒。

七、护理措施

1.一般护理

(1)环境与体位:患者安排在安静舒适的病房,呼吸困难者取半坐卧位。病房内每天通风 2 次,每次 30 分钟,温度控制在 20~22℃,湿度 60%~70%;每天用紫外线消毒,消毒液擦拭物品及地面,严格限制探视人员,严密观察患者的各项情况。

(2)饮食:给予低盐、高热量、高蛋白质、易消化饮食,可进食者尽量鼓励患者自己进食,注意饮食习惯及色、香、味方面的调配;不能进食者,可通过留置胃管鼻饲,间歇给予肠内营养液(瑞素或瑞代),500~1000mL;必要时静脉输入高营养液体,以改善患者营养状况,促进康复。

2.基础护理

(1)口腔护理:可进食者进食后指导患者漱口。不可进食者注意口腔卫生,口腔护理 2 次/天。

(2)约束带护理:出现精神症状者,注意加强巡视,密切观察,必要时使用约束带,每班评估约束部位皮肤的完整性和肢端血液循环情况,若出现约束部位皮肤苍白、发绀、冰冷、肿胀、麻木、刺痛,立即解除约束。

3.专科护理

(1)病情观察

1)观察患者的精神神志变化:多数肺心病患者出现肺性脑病前都有睡眠昼夜颠倒、脾气性格改变、情绪反常、行为错乱的表现,如暴躁、烦躁不安、精神萎靡、表情淡漠、抑郁、沉默寡言、兴奋抑郁交替出现,有些患者自诉头痛头晕。当患者出现上述症状时,要考虑早期肺性脑病的可能,护士应早发现、早报告、早治疗,消除肺性脑病的诱因,积极配合医生救治、精心护理。

2)皮肤黏膜的观察:观察患者皮肤的颜色,有无水肿等,发绀是缺氧的典型表现。若患者口唇、指甲等末梢部位出现发绀加重,观察患者眼结膜的变化,球结膜水肿是肺性脑病的临床早期表现,如出现上述情况应立即告知医生。

3)生命体征的观察:体温突降是肺性脑病的早期症状之一,肺性脑病的患者早期因为高碳酸血症引起皮肤血管扩张及儿茶酚胺分泌而导致多汗,可使体温下降,脉搏和血压发生改变,脉搏快而无力是缺氧、心功能衰竭的表现。缺氧早期,脉搏加快,血压上升,中度缺氧时血压下降,脉搏减慢。

(2)气道护理

1)保持呼吸道通畅:及时解除支气管痉挛,改善通气。床旁备有吸引器,对痰量多而无力咳出的患者协助患者咳痰;对卧床患者要定期指导其做深呼吸运动,协助其翻身拍背,使无效咳嗽变为有效咳嗽,但禁止使用强镇咳剂。对卧床患者要定期指导其做深呼吸运动,对部分痰液黏稠不易咳出的患者可以配合超声雾化吸入化痰药物,或者协助医生通过支气管纤维镜、气管插管或气管切开排痰。对清醒且有咳嗽反射的患者应鼓励咳嗽、排痰,协助患者经常更换体位、叩背排痰。叩击背部时宜将指、掌卷曲呈勺形,自胸部边缘向中部,自背下方向上方,有节奏地拍叩,力量要适中。痰液黏稠者,可先行雾化吸入后再予以拍背排痰。对昏迷患者应及时吸痰,特别注意翻身前后吸痰,以防痰液潴留堵塞呼吸道。当痰液堵塞吸痰无效时,应迅速备好气管插管或气管切开用品,已行气管切开者按气管切开常规护理,做好口腔护理,保持口腔清洁。

2)正确氧疗:氧疗不当是肺性脑病的重要诱因之一。吸氧浓度过高,容易造成呼吸抑制,诱发肺性脑病。所以在患者进行氧疗时要控制好氧气浓度,不宜过高。要对家属进行氧疗知识的宣教,不能自行调节氧流量,氧流量为 1~2L/min,氧浓度为 25%~29%。防止高浓度吸氧,否则抑制呼吸,加重二氧化碳潴留。

3)机械通气的护理:包括无创呼吸机的护理和有创呼吸机的护理。

无创呼吸机的护理:严格掌握无创呼吸机适应证和禁忌证。做好心理护理,解释无创呼吸机应用的必要性。正确演示通气面罩佩戴方法,消除患者紧张心理。根据病情和血气分析设置各项参数,吸气压力(IPAP)一般为 6~10cmH$_2$O,呼气压力(EPAP)一般从 4cmH$_2$O 开始,并随时调整。在患者呕吐或痰液较多需要排痰时,及时取下面罩,防止发生窒息。

有创呼吸机的护理:密切观察患者的呼吸频率、节律及意识障碍的程度,出现昏睡、昏迷、惊厥时提示病情加重,积极采取抢救措施,配合医生气管插管或气管切开,进行有创呼吸机辅助呼吸,定时监测血气,根据血气调整各参数。在此期间,要加强人工气道的管理,合理地调整参数,正确及时地处理报警,做好管道的清洁与消毒,预防呼吸机并发症。恢复期要做好呼吸功能的训练,为撤机做准备。

4.心理护理　肺性脑病的患者中老年人居多,患者病程长,易反复住院,久病缠身,造成患者心理负担和经济负担加重,患者普遍有抑郁、消极、厌世、恐惧、暴躁的情况,常因小事而大发脾气,拒绝配合治疗。护理人员应给予安慰和鼓励,开导他们,耐心倾听他们诉说,分担他们的忧虑,打消他们消极悲观的思想,使他们建立正确的情感观和价值观,并积极与患者家属沟通,使家属协助配合。

5.安全护理

（1）对于早期出现肺性脑病症状的患者，需及时和家属联系，说明病情以取得家属的配合，留陪一人，同时派专职护士守护。去除病房内的危险品，如玻璃杯、热水瓶、刀、剪、绳子等防止伤人和自伤，必要时采取保护性的约束，禁用镇静剂，以免加重病情；长期卧床者应加用床挡，给予电动气垫床预防压疮，建立翻身卡，加强巡视，严格交接班。

（2）用药安全护理：遵医嘱用药，并观察药物的疗效及不良反应。根据细菌培养和药敏结果，选择有效的抗菌药物，严格按照给药时间，用药时应现用现配，确保疗效；尼可刹米为常用的呼吸兴奋剂，能刺激呼吸中枢，增加中枢的驱动力，提高呼吸频率及潮气量。微量泵泵入时，要根据患者的病情控制速度，并严密观察药物的不良反应。患者出现精神症状，表现为烦躁不安、焦虑、多语时，可能是药物引起的不良反应。

八、健康教育

1.合理吸氧　告知患者不要随意调节氧流量，流量为1~2L/min。一般每日吸氧持续15小时以上，嘱患者在家中也要低流量、低浓度、持续吸氧，以免不正确的吸氧抑制呼吸而诱发肺性脑病。

2.呼吸道感染是呼吸衰竭患者导致肺性脑病的主要原因之一，因此应告知患者一旦有感染迹象，如咳嗽加剧、咳痰增多，应立即就医，不可忽视。

3.指导患者学会腹式呼吸和缩唇呼吸。

4.重视缓解期营养的摄入，增强体质，改善全身营养状况。在寒冷季节及天气骤变时，注意保暖、避免受凉，冬季晨起外出时注意保暖和使用口罩。

第五节　慢性阻塞性肺疾病

慢性阻塞性肺部疾病（chronic obstructive pulmonary disease，COPD）是一种以气流受限为特征的肺部疾病，这种气流受限通常呈进行性进展，不完全可逆，多与肺部对有害颗粒物或有害气体的异常炎症反应有关。

一、病因与发病机制

1.病因　慢阻肺确切的病因不清楚。

（1）吸烟：吸烟是慢阻肺最常见危险因素。烟草中含尼古丁、焦油和氢氰酸等化学物质，可以损伤气道上皮细胞，使纤毛运动减退和巨噬细胞吞噬功能降低；支气管黏液腺肥大，杯状细胞增生，黏液分泌增多，使气道净化能力下降；支气管黏膜充血水肿，黏液积聚，容易继发感染，慢性炎症及吸烟刺激黏膜下感受器，使副交感神经功能亢进，引起支气管平滑肌收缩，气流受限，烟草、烟雾还可使氧自由基产生增多，诱导中性粒细胞释放蛋白酶，抑制抗蛋白酶系统，破坏肺弹力纤维，诱发肺气肿形成。国外较多流行病学研究结果表明，吸烟人群肺功能异常的发生率与不吸烟人群相比明显升高。吸烟年龄越早，吸烟量越大，则发病率越高。

（2）职业性粉尘和化学物质：当职业性粉尘（二氧化硅、煤尘、棉尘等）及化学物质

（烟雾、过敏源、工业废气和室内空气污染等）的浓度过大或接触时间过久,均可导致慢阻肺的发生。接触某些特殊物质、刺激性物质、有机粉尘及过敏源也可使气道反应性增加。

（3）空气污染:空气中的二氧化硫、二氧化氮、氯及臭氧等,为细菌感染创造条件。氯、氧化氮和二氧化硫等化学气体对气管黏膜有刺激和细胞毒性作用。空气中的烟尘或二氧化硫明显增加时,慢阻肺急性发作显著增多。其他粉尘也刺激支气管黏膜,使气道清除功能遭受损害,为细菌入侵创造了条件。

（4）生物燃料烟雾:生物燃料是指柴草、木头、木炭、庄稼秆和动物粪便等,其烟雾的主要有害成分包括碳氧化物、氮氧化物、硫氧化物和未燃烧完全的碳氢化合物颗粒与多环有机化合物等。使用生物燃料烹饪时产生的大量烟雾可能是不吸烟妇女发生慢阻肺的重要原因。生物燃料所产生的室内空气污染与吸烟具有协同作用。

（5）感染:呼吸道感染是慢阻肺发病和加剧的另一个重要因素,病毒和（或）细菌感染是慢阻肺急性加重的常见原因。儿童期重度下呼吸道感染与成年时肺功能降低、呼吸系统症状的发生有关。

（6）蛋白酶抗蛋白酶失衡:蛋白水解酶对组织有损伤、破坏作用;抗蛋白酶对弹性蛋白酶等多种蛋白酶具有抑制功能,其中 α_1-抗胰蛋白酶（α_1-AT）是活性最强的一种,蛋白酶和抗蛋白酶维持平衡是保证肺组织正常结构免受损伤和破坏的主要因素,蛋白酶增多或抗蛋白酶不足均可导致组织结构破坏产生肺气肿。

（7）氧化应激:慢阻肺患者肺部氧化剂来源分内源性和外源性两种。内源性主要为巨噬细胞和中性粒细胞等炎症细胞释放的氧自由基,外源性主要是烟雾和空气污染。氧化物可持续损害细胞膜,引起抗蛋白酶失活、黏液过度分泌、促进炎症反应等。

（8）社会经济地位:慢阻肺的发病与患者的社会经济地位相关,室内外空气污染程度不同、营养状况等与社会经济地位的差异也许有一定内在联系。低体重指数也与慢阻肺的发病有关,体重指数越低,慢阻肺的患病率越高。吸烟和体重指数对慢阻肺存在交互作用。

（9）其他:如自主神经功能失调、呼吸道防御功能及免疫力降低、气温变化、营养不良等都可能参与慢阻肺的发生、发展。

2.发病机制　尚未完全阐明,可能与多种因素共同作用有关。在病因的作用下,支气管壁可能有各种炎性细胞浸润,炎性物质的释放,导致黏膜下腺体增生、分泌黏液增加及纤毛运动障碍和气道消除能力削弱,出现黏膜充血、水肿、增厚,加剧了气道阻塞,易于感染及发病。慢性炎症使巨噬细胞和中性粒细胞释放弹性蛋白酶,水解肺泡壁内的弹性蛋白,使肺泡壁破坏失去弹性,肺泡腔扩大,同时毛细血管损伤使组织营养障碍而发展成肺气肿。

二、临床表现

1.症状　轻度 COPD 患者很少有或没有症状,晨起咳嗽、反复呼吸系统感染、体力劳动时呼吸困难等应引起重视。

（1）咳嗽:常为首发症状,初起咳嗽呈间歇性,早晨较重,以后早晚或整日均有咳嗽。

（2）咳痰：咳少量黏液性痰，部分患者在清晨较多；合并感染咳脓性痰。

（3）气短或呼吸困难：是 COPD 的标志性症状。早期仅于劳力时出现，后逐渐加重，以致日常活动甚至休息时也感气短。

（4）喘息和胸闷：部分患者特别是重度患者有喘息；胸部紧闷感通常于劳作后发生，与呼吸费力等容性收缩有关。

（5）其他症状：晚期患者常有体重下降、食欲减退、精神抑郁和（或）焦虑等。合并感染时可咳血痰或咯血。

2.体征　早期可无任何异常体征。症状明显者，可多见桶状胸，肋间增宽，呼吸幅度变浅，语颤减弱。叩诊呈过清音，心浊音界缩小或不易叩出，肺下界和肝浊音下降；听诊心音遥远，呼吸音普遍减弱，呼气延长，并发感染时，肺部可有湿啰音。

3.辅助检查

（1）X 线检查：见肺过度充气。肺容积增大，胸腔前后径增长，肋骨走向变平，肺野透亮度增高，横膈位置低平，心脏悬垂狭长，肺门血管纹理呈残根状，肺野外周血管纹理纤细稀少等。

（2）肺功能检查：肺功能检查尤其是第 1 秒用力呼气量（FEV_1）对 COPD 的诊断及估计其严重程度、疾病进展和预后有重要意义。FEV_1<80%预计值及 FEV_1/FVC（用力肺活量）<70%强烈提示 COPD，反之可以排除 COPD 的诊断。

（3）血气分析：如出现明显缺氧及二氧化碳潴留时，则动脉血氧分压降低，二氧化碳分压升高，并可出现失代偿性呼吸性酸中毒，pH 降低。

（4）胸部 CT 检查：CT 检查一般不作为常规检查，但当诊断有疑问时，高分辨率 CT（HRCT）有助于鉴别诊断。

三、诊断

1.诊断　凡有慢性支气管炎等疾病病史，有逐渐加重的气急表现，胸部 X 线片提示肺气肿征象，肺功能检查残气及残气/肺总量增加，第 1 秒用力呼气容积/用力肺活量减低，最大通气量减小，气体分布不均，弥散功能减低，经支气管扩张药治疗无明显改善，诊断即可成立。

2.临床分级、分期

（1）临床分级（表 3-1）。

表 3-1　COPD 临床严重程度分级及其肺功能特征（吸入支气管舒张药后）

COPD 严重程度分级	肺功能特征
Ⅰ级（轻度 COPD）	（FEV_1/FVC）×100%<70%，FEV_1占预计值百分比≥80%
Ⅱ级（中度 COPD）	（FEV_1/FVC）×100%<70%，50%≤FEV_1占预计值百分比<80%
Ⅲ级（重度 COPD）	（FEV_1/FVC）×100%<70%，30%<FEV_1占预计值百分比<50%
Ⅳ级（极重度 COPD）	（FEV_1/FVC）×100%<70%，FEV_1占预计值百分比<30%或 FEV_1占预计值百分比<50%并伴有慢性呼吸衰竭

（2）分期：在 COPD 的发展过程中，根据病情可分为急性加重期和稳定期。①急性加重期：患者在短期内咳嗽、喘息加重，痰呈脓性或黏液脓性，痰量明显增加或可伴发热等炎性表现；②稳定期：患者咳嗽、咳痰、气短等症状稳定或症状减轻。

四、治疗原则

1.急性加重期治疗

（1）控制感染：住院初期给予广谱抗菌药，随后根据呼吸道分泌物培养及药敏试验结果合理调整用药。常用的有青霉素类、头孢菌素类、大环内酯类、喹诺酮类等抗菌药物。

（2）祛痰、镇咳：在抗感染治疗的同时，应用祛痰、镇咳药物，以改善患者的症状。常用药物有盐酸氨溴索、乙酰半胱氨酸等。

（3）解痉平喘：可选用支气管舒张药，主要有 β_2 受体激动药、抗胆碱药及甲基黄嘌呤类，根据药物的作用及患者治疗的反应选用。

（4）纠正缺氧和二氧化碳中毒：在急剧发生的严重缺氧时，给氧具有第一重要性。给氧应从低流量开始，每分钟 1~2L。对严重低氧血症而 CO_2 潴留不严重者，可逐步增大氧浓度。

（5）控制心力衰竭：对于 COPD 合并慢性肺源性心脏病并伴有明显心力衰竭者，在积极治疗呼吸衰竭的同时可给予适当的抗心力衰竭治疗。

（6）注意水、电解质平衡和补充营养。

2.稳定期治疗

（1）稳定期以预防为主，增强体质，提高机体免疫功能，避免各种诱发因素。

（2）对症治疗：某些症状明显或加重时及时处理也是预防 COPD 急性发作的重要措施。呼吸困难时主要应用 β_2 受体激动药和（或）胆碱能阻滞剂、茶碱制剂等。

（3）长期家庭氧疗：COPD 稳定期进行长期家庭氧疗，氧流量为每分钟 1~2L，吸氧持续间每日>15 小时，使患者在海平面水平，静息状态下，达到 $PaO_2 \geqslant 60mmHg$ 和（或）使 SaO_2 升为 90%~100%，维持重要器官的功能，保证周围组织的氧供。

（4）戒烟，也要避免吸二手烟；保持室内空气流通，每天开窗通风至少 2 次，每次15~30 分钟。

（5）康复治疗：可以使进行性气流受限、严重呼吸困难而很少活动的患者改善活动能力、提高生活质量，是 COPD 患者一项重要的治疗措施。

五、护理诊断/问题

1.气体交换受损　与呼吸道阻塞、肺组织弹性降低、通气和换气功能障碍、分泌物过多有关。

2.活动无耐力　与疲劳、呼吸困难、肺功能下降引起慢性缺氧及活动时供氧不足有关。

3.清理呼吸道无效　与呼吸道分泌物增多且黏稠、支气管痉挛、气道湿度降低有关。

4.营养失调：低于机体需要量　与呼吸道感染致消耗增加、摄入减少、食欲降低、痰液增多、呼吸困难有关。

5.焦虑　与疾病呈慢性过程、病情逐渐加重、经济状况有关。

6.潜在并发症　肺部感染、自发性气胸、呼吸衰竭。

六、护理措施

1.病情观察　观察患者咳嗽、咳痰,呼吸困难的程度,密切观察痰液的颜色、性状、量,以及咳痰是否顺畅。监测水、电解质及酸碱平衡状况,进行动脉血气分析。

2.休息与活动　病情缓解期间,根据患者活动能力,进行适当的锻炼,以患者不感到疲劳、不加重症状为宜。可进行床上运动、打太极、慢跑、散步等。保持室内合适的温湿度。

3.氧疗护理　对呼吸困难伴低氧血症者,采用鼻导管低流量持续给氧,1~2L/min,每天氧疗时间不少于 15 小时。氧疗有效的指标:患者呼吸频率减慢、呼吸困难减轻、心率减慢、发绀减轻、活动耐力增加。

4.用药护理　遵医嘱给予抗感染治疗,应用支气管舒张药物和去痰药,观察药物疗效和不良反应。

5.保持呼吸道通畅

(1)体位引流目的:借重力作用使痰液顺着体位引出,保持气道通畅。技巧:患者可取前倾或头低位,以 5~15 分钟为宜,引流时护士协助叩击背部有助于排痰,极度衰弱、严重高血压、心力衰竭及意识不清等禁忌体位引流。

(2)有效咳嗽和排痰目的:避免无效咳嗽,减少体力消耗。技巧:患者取坐位或侧卧位,叩击者手背隆起,手掌中空,手指弯曲,由下向上,由外向内轻轻叩击背部以助排痰。不可在乳房、脊柱、裸露的皮肤等部位叩打。

6.呼吸功能锻炼

(1)腹式或膈式呼吸法:腹式呼吸法指呼吸时让腹部凸起,吐气时腹部凹入的呼吸法。患者可以选择立位、半卧或平卧位。两膝半屈或在膝下垫一个小枕头,使腹肌放松,两手分别放在前胸和上腹部,用鼻子缓慢吸气时,膈肌松弛,腹部的手有向上抬起的感觉,而胸部的手原位不动。呼气时腹肌收缩,腹部的手有下降感。患者可每天进行练习,每次做 8~10 次,每天训练 3~4 次为宜,逐渐养成平稳而缓慢的腹式呼吸习惯。需要注意的是,呼吸要深长而缓慢,尽量用鼻而不用口。训练腹式呼吸有助于增加通气量,降低呼吸频率,还可增加咳嗽、咳痰能力,缓解呼吸困难。

(2)缩唇呼气法:缩唇呼气法就是以鼻吸气,缩唇呼气,即在呼气时,胸部前倾,口唇缩成吹口哨状,使气体通过缩窄的口缓缓呼出。吸气与呼气时间比例为 2∶2 或 1∶3。要尽量做到深吸慢呼,缩唇程度以不感到费力为适度。每分钟 7~8 次,每天锻炼两次,每次 10~20 分钟。目的是避免气道过早关闭,改善肺泡有效通气量。

(3)呼吸体操

1)单举呼吸:单手握拳并举起,举起时深吸气,放下时缓慢呼气(吸气∶呼气=1∶2 或 1∶3)或做缩唇呼吸。

2)托天呼吸:双手握拳,有节奏地缓慢举起并放下,举起时吸气或呼气,放下时呼气或吸气。

3)蹲站呼吸:双手自然放松,做下蹲动作同时吸气,站立时缓慢呼气。

(4)深呼吸训练:深呼吸,就是胸腹式呼吸联合进行,可以排出肺内残气及其他代谢产物。吸入更多的新鲜空气,以供给各脏器所需的氧分,提高或改善脏器功能。深呼吸训练具体方法是,选择空气新鲜的地方,每日进行 2~3 次。胸腹式联合的深呼吸类似瑜伽运动中的呼吸操,深吸气时,先使腹部膨胀,然后使胸部膨胀,达到极限后,屏气几秒,逐渐呼出气体。呼气时,先收缩胸部,再收缩腹部,尽量排出肺内气体。反复进行吸气、呼气,每次 3~5 分钟。

7.饮食护理　指导患者进高热量、高蛋白质、高维生素的软食,避免食用产气食物如豆类、土豆、胡萝卜、汽水等,避免食用易引起便秘的食物,如油煎食物、干果、坚果等,少量多餐;指导患者餐后不要平卧,有利于消化。患者便秘时,嘱其多饮水,多食纤维素多的食物和水果。提供良好的进餐环境,进食时半卧位,餐前、餐后漱口,以促进食欲。必要时静脉输液补充营养。

8.心理护理　护理人员应主动与患者沟通,倾听患者的诉说、抱怨,关注患者心理状况,确认患者的焦虑程度。进行疾病相关知识的讲解,与患者及家属共同制订康复计划,增强患者战胜疾病的信心。指导患者缓解焦虑、分散注意力的方法,如外出散步、听轻音乐、做游戏、按摩,或培养 1~2 种兴趣、爱好等。

七、健康教育

1.疾病知识指导　向患者及家属讲解慢阻肺相关知识,慢阻肺虽是不可逆的病变,但积极预防和治疗可减少急性发作,延缓病情,提高生命质量。指导患者避免各种可使病情加重的因素,劝导患者戒烟,避免粉尘和刺激性气体吸入,避免在通风不良的空间燃烧生物燃料,秋冬季节注射流感疫苗,避免到人群密集的地方,保持居室空气新鲜,发生上呼吸道感染时应积极治疗。

2.饮食指导　向患者及家属宣传饮食治疗的意义和原则,鼓励患者进食,与患者及家属共同制订患者乐意接受的高维生素、高蛋白质、高热量的饮食计划。避免进食产气食物,以免腹部胀气,使膈肌上抬而影响肺部换气功能。做到少量多餐,避免进食引起便秘的食物。

3.家庭氧疗　指导患者及家属家庭氧疗的方法,氧疗装置的清洁、消毒、更换等;注意用氧安全,做到四防“防火、防油、防热、防震”;了解氧疗的目的、必要性和注意事项。

4.加强锻炼　根据自身情况选择适合自己的锻炼方式,如散步、慢跑、游泳、爬楼梯、爬山、打太极拳、跳舞,可通过做呼吸瑜伽、唱歌、吹口哨、吹笛子等进行肺功能锻炼。

5.心理指导　指导患者保持心情舒畅,以积极的心态对待疾病,多进行有益身心愉悦的活动,以分散注意力,缓解焦虑。

6.其他　教会患者自我监测病情的方法,告知患者出现气促、咳嗽、咳痰等症状明显或加重时,应及时就医,以防病情恶化。告知常用药物的正确使用方法,避免滥用药物。

第六节　呼吸衰竭

呼吸衰竭(respiratory failure)简称呼衰,是指各种原因引起的肺通气和(或)换气功能严重障碍,以致在静息状态下亦不能维持足够的气体交换,导致低氧血症伴(或不伴)高碳酸血症,从而引起一系列病理生理改变和相应临床表现的综合征。

一、病因

引起呼吸衰竭的病因很多,参与肺通气和肺换气的任何一个环节的严重病变,都可导致呼吸衰竭,包括:①气道阻塞性病变,如慢性阻塞性肺疾病、重症哮喘等;②肺组织病变,如严重肺结核、肺水肿等;③肺血管疾病,如肺栓塞;④胸廓与胸膜病变,如胸外伤造成的连枷胸、胸廓畸形、广泛胸膜增厚、气胸等;⑤神经肌肉病变,如脑血管疾病、脊髓外颈段或高胸位段损伤、重症肌无力等。

二、分类

1.按动脉血气分析分类

(1)Ⅰ型呼吸衰竭:仅有缺氧,无 CO_2 潴留;血气分析特点为:$PaO_2 < 60mmHg$,$PaCO_2$ 降低或正常,见于换气功能障碍。

(2)Ⅱ型呼吸衰竭:既有缺氧,又有 CO_2 潴留;血气分析特点为:$PaO_2 < 60mmHg$,$PaCO_2 > 50mmHg$,是肺泡通气不足所致。

2.按发病急缓分类

(1)急性呼吸衰竭:由于多种突发致病因素使通气或换气功能迅速出现严重障碍,在短时间内发展为呼吸衰竭。因机体不能很快代偿,如不及时抢救,将危及患者生命。

(2)慢性呼吸衰竭:由于呼吸和神经肌肉系统的慢性疾病,导致呼吸功能损害逐渐加重,经过较长时间发展为呼吸衰竭。由于缺氧和 CO_2 潴留逐渐加重,在早期机体可代偿适应,多能耐受轻工作及日常活动,此时称为代偿性慢性呼吸衰竭。

三、病理生理

缺氧、CO_2 潴留可引起脑细胞功能障碍、毛细血管通透性增加、脑水肿,最终引起脑细胞死亡。可刺激交感神经兴奋,使心率加快和心排血量增加,血压上升。缺氧主要通过颈动脉窦和主动脉体化学感受器的反射作用刺激通气。CO_2 是强有力的呼吸中枢兴奋剂,但当吸入 CO_2 浓度过高时则会抑制呼吸中枢。

四、临床表现

1.症状及体征

(1)呼吸困难:是呼吸衰竭最早出现的症状。急性呼吸衰竭早期表现为呼吸频率增快,病情加重时出现呼吸困难,辅助呼吸肌活动增加,可出现三凹征。慢性呼吸衰竭表现为呼吸费力伴呼气延长,严重时呼吸浅快,并发 CO_2 麻醉时,出现浅慢呼吸或潮式呼吸。

(2)发绀:是缺氧的典型表现。当 SaO_2 低于90%时,可在口唇、指甲出现发绀。

（3）精神神经症状：急性衰竭可出现精神错乱、躁狂、昏迷、抽搐等症状。慢性衰竭随着 $PaCO_2$ 升高，出现先兴奋后抑制状态。

（4）循环系统表现：多数患者有心动过速，严重低氧血症、酸中毒时，可引起心肌损害，也可引起周围循环衰竭、血压下降、心律失常甚至心搏骤停。

（5）消化和泌尿系统表现：严重呼吸衰竭可损害肝、肾功能，并发肺心病时出现尿量减少。部分患者可引起应激性溃疡而发生上消化道出血。

2.辅助检查

（1）动脉血气分析：$PaO_2<60mmHg$，伴或不伴 $PaCO_2>50mmHg$。

（2）肺功能检测：通过肺功能的检测能判断通气功能障碍的性质及是否合并有换气功能障碍，并对通气和换气功能障碍的严重程度进行判断。

（3）胸部影像学检查：包括胸部 X 线片、胸部 CT 和放射性核素肺通气/灌注扫描、肺血管造影等，可协助分析呼吸衰竭的原因。

（4）纤维支气管镜检查：对于明确大气道情况和取得病理学证据具有重要意义。

（5）其他检查：尿中可见红细胞、蛋白及管型，丙氨酸氨基转移酶和尿素氮升高；也可有低血钾、高血钾、低血钠、低血氯等。

五、诊断

有导致呼吸衰竭的病因和诱因；有低氧血症或伴高碳酸血症的临床表现；静息状态呼吸空气时，在海平面大气压下，$PaO_2<60mmHg$，或伴 $PaCO_2>50mmHg$，并排除心内解剖分流和原发性心排血量降低时，呼吸衰竭的诊断即可成立。

六、治疗原则

呼吸衰竭处理原则是：在保持呼吸道通畅条件下，迅速纠正缺氧和 CO_2 潴留、酸碱失衡和代谢紊乱，防治多器官功能损害，积极治疗原发疾病，消除诱因，预防和治疗并发症。

1.保持呼吸道通畅

（1）清除呼吸道内分泌物及异物。

（2）缓解支气管痉挛：用支气管舒张药（氨茶碱），必要时给糖皮质激素以缓解支气管痉挛。

（3）建立人工气道：如上述方法不能有效地保持气道通畅，可采用简易人工气道、气管插管或气管切开建立人工气道，以方便吸痰和作机械通气治疗。

2.氧疗　Ⅱ型呼吸衰竭应给予低浓度（<35%）持续吸氧；Ⅰ型呼吸衰竭则可给予较高浓度（>35%）吸氧。

3.增加通气量、改善 CO_2 潴留

（1）呼吸兴奋药：必须在保持气道通畅的前提下使用，脑缺氧、水肿未纠正而出现频繁抽搐者慎用；主要适用于以中枢抑制为主、通气量不足引起的呼吸衰竭，对以肺换气功能障碍为主所导致的呼吸衰竭患者不宜使用。常用的药物有尼可刹米和洛贝林。

（2）机械通气：呼吸衰竭时应用机械通气能维持必要的肺泡通气量，降低 $PaCO_2$；改善肺的气体交换效能；使呼吸肌得以休息，有利于恢复呼吸肌功能。

4.抗感染　感染是呼吸衰竭的重要病因之一,因此需进行积极的抗感染治疗。

5.病因治疗　消除病因,也是治疗呼吸衰竭的根本所在。

6.纠正酸碱平衡失调　急性呼吸衰竭患者常容易合并代谢性酸中毒,应积极加以纠正。

7.其他重要脏器功能的监测与支持　重症患者需转入 ICU,加强对重要脏器功能的监测与支持,特别要注意防治多器官功能障碍综合征(MODS)。

七、护理

1.环境护理　提供安静、整洁、舒适的环境,维持病室温度 18～22℃,湿度 50%～60%。保证患者休息,限制探视,减少交叉感染。

2.卧床护理　急性呼吸衰竭应绝对卧床休息,并保持舒适体位,取坐位、半坐位有利于呼吸。慢性呼吸衰竭代偿期,可在控制时间的基础上,适当下床活动。

3.饮食护理　进食富含丰富维生素、高蛋白质的易消化、无刺激饮食。原则上少食多餐,病情危重不能自食者,应给予鼻饲,以保证足够热量及水的摄入。必要时选择肠外营养。保持口腔清洁,以增进食欲。

4.密切观察病情变化　定时监测生命体征,准确记录液体出入量,观察有无缺氧症状。并注意以下几项指标。

(1)神志:对Ⅱ型呼吸衰竭的患者,在吸氧过程中,应密切观察神志的变化,注意有无呼吸抑制。

(2)呼吸:注意呼吸的节律、频率、深浅变化。一旦发现异常,应立即通知医师进行处理。

(3)痰液:观察痰量及性状,遵医嘱留取痰液标本送检。

5.氧疗　根据病情及病理、生理特点,选择正确的给氧装置和方式,尽早改善患者缺氧状况,提高氧分压及氧饱和度。

6.胸部物理治疗　胸部物理治疗是采用专业的呼吸治疗手段松动和清除肺内痰液,防治肺不张和肺部感染等并发症,改善呼吸功能的一类治疗方法。它的基本环节是:①松动痰液,降低黏稠度,促进其由外周向中央移动;②将痰液咳出体外。

(1)松动痰液:主要包括体位引流、胸部叩拍与振动、高频胸壁振动、呼气末正压、气道内振动和肺内叩击通气等改良技术。以下对体位引流及胸部叩拍与振动进行介绍。

1)体位引流(PD):根据气管、支气管的解剖特点,将患者摆放于一定的体位。借助重力作用促使各肺叶、肺段支气管内痰液向中央大气道移动。PD 适用于以下情况:气道痰液过多、过于黏稠,咳痰无力;慢性阻塞性肺疾病急性加重、肺不张、肺部感染;支气管扩张、囊性肺纤维化伴大量咳痰;年老体弱、长期卧床。以下情况为禁忌:颅压>20mmHg,头颈部损伤;活动性出血伴血流动力学不稳;误吸;近期脊柱外伤或手术、肋骨骨折、食管手术;支气管胸膜瘘、气胸及胸腔积液;肺水肿、肺栓塞;烦躁、焦虑或年老体弱不能忍受体位改变者。PD 每天宜行 3～4 次,每种体位维持 20～30 分钟,如果痰液较多且患者能耐受,可适当增加时间或增加引流次数。清晨进行效果较好。PD 过程中,注意观察痰液的量和性状、精神状况、心率、血压、口唇及皮肤颜色、SpO_2等。指导患者,如出现胸痛、呼吸困难等情况需立即报告。

2)胸部叩拍与振动:此方法适应证同体位引流。禁忌证包括:近期行肺切除术,肺挫裂伤;心律失常、血流动力学不稳定,安置心脏起搏器;胸壁疼痛、脊柱疾病、骨质疏松、肋骨骨折及胸部开放性损伤;胸部皮肤破溃、感染和皮下气肿;凝血机制异常;肺部血栓、肺出血。避免叩拍心脏、乳腺、肾脏和肝脏等重要脏器,以及肿瘤部位。操作前需评估患者,有无禁忌证、痰液部位、黏稠度、性状及量,以及呼吸肌运动情况等。手工操作时协助患者摆好体位,叩击者将手掌微曲成弓形,五指并拢,以手腕为支点,借助上臂力量有节奏地叩拍患者胸部,叩拍幅度以10cm左右为宜,叩拍频率2~5次/秒,每个治疗部位重复时间3~5分钟,单手或双手交替叩拍,可直接或隔着衣物(不宜过厚)叩拍。重点叩拍需引流部位,沿着支气管走向由外周向中央叩拍。振动时,用双手掌交叉重叠在引流肺区的胸壁上,双肘关节保持伸直,嘱患者深吸气,在呼气的同时借助上肢重力快速振动胸壁,频率12~20次/秒,每个治疗部位振动时间3~5分钟。操作结束后,指导患者咳嗽,咳嗽无力患者可行气管内吸引以清除痰液。还可使用振动排痰机进行操作。操作前评估选择合适接头,调节好振动幅度,一般为20~35次/秒。按照由外向内,下肺由下往上、上肺由上往下的顺序进行治疗。

治疗过程中,随时密切观察患者病情变化,有异常时,立即停止治疗。

(2)促进咳嗽:主要包括指导性咳嗽、用力呼气技术、主动呼吸周期、自然引流和机械性吸、呼气等改良技术。以下对指导性咳嗽、用力呼气技术进行介绍。

1)指导性咳嗽(DC):通过体位引流、胸部叩拍与振动等将痰液移动到大气道后,或当患者大气道内有痰液存在时,应嘱患者主动咳嗽。咳嗽无力者,给予指导性咳嗽。首先,患者取坐位,上身略前倾,双肩放松;然后嘱其缓慢深吸气,若深吸气会诱发咳嗽者,可分次吸气,以使肺泡充气足量;接着屏气1秒,张口连咳3次,咳嗽时收缩腹肌;最后停止咳嗽,缩唇将剩余气体缓慢呼出。每次如此重复2~3个以上动作。医务人员在旁进行指导,咳嗽无力患者可帮助腹肌用力。

2)用力呼气技术(FET):用力呼气技术多用于阻塞性肺气肿、肺囊性纤维化及支气管扩张患者。具体方法是指导患者深慢吸气后,做出1~2次中小潮气量的主动呼气,要求患者发出"哈"声,以开启声门,其目的是清除大气道内痰液,同时减少胸腔压的变化和支气管的塌陷。

以上方法,均针对患者不同情况,在专业人员的指导下,有计划地为患者进行胸部物理治疗。治疗过程中,密切观察患者有无不良反应,以便及时采取干预措施。

7.不良反应处理　遵医嘱给患者用药时,注意观察药物的不良反应。如使用呼吸兴奋剂时,给药过快、过多,可出现呼吸过快、面色潮红、出汗、呕吐、烦躁不安、肌肉颤动、抽搐和呼吸中枢强烈兴奋后转入抑制等现象,应减药或停药;纠正酸中毒使用5%碳酸氢钠时,注意患者有无二氧化碳潴留表现;纠正肺水肿应用脱水剂、利尿剂时,注意观察疗效。

8.皮肤护理　病情危重、长期卧床者,应做好皮肤护理、生活护理。

9.应用呼吸机患者的护理

(1)熟悉呼吸机操作及注意事项,能处理各项报警。

(2)严密观察患者使用呼吸机时的呼吸频率、潮气量、呼吸比等各项指标,监测动脉血气分析结果,根据病情变化遵医嘱进行呼吸机参数的调节。同时,需监测患者生命体征、神志、瞳孔等变化。

(3)保持呼吸道通畅,必要时严格遵循无菌原则,进行气道内吸痰。定时监测气管插管、气囊压,防止气管插管脱落或由于气囊压力过大所引起的气道黏膜受损。

(4)加强基础护理,预防压疮、口腔细菌感染、下肢静脉血栓等。不能配合或躁动的患者,遵医嘱给予身体约束或药物约束。

10.心理护理　给予患者安慰和鼓励,缓解其心理压力。

八、健康指导

1.提高患者对疾病的认识,使其了解慢性呼吸衰竭的病因、病情发展方向、诱发疾病的危险因素,使患者正确认识疾病,积极配合治疗。学会缩唇呼吸、有效咳嗽等呼吸功能锻炼。对于如 COPD 等高危因素的人群,应定期进行肺功能监测,做到早期发现,早期干预。

2.指导戒烟。有吸烟史的慢性呼吸衰竭患者无论处于疾病的哪一阶段,都应该首先戒烟。因为吸烟可刺激分泌物产生、破坏纤毛功能及诱发气道痉挛等,从而加重呼吸道阻塞及破坏呼吸道的防御功能,加速肺功能的恶化。

3.增强体质。慢性呼吸衰竭患者本身抵抗力较低,更应注意休息,规律生活,注意定时开窗通风,少去人多的场所,积极预防上呼吸道感染。可适当进行体育锻炼,避免剧烈运动。劳逸结合。加强营养,进食高蛋白质、高热量、低脂肪的饮食。

4.进行家庭氧疗,可长期进行低流量吸氧,改善生活质量。

5.疾病久治不愈且呈进行性加重,给患者及其家庭造成极大的精神负担。因此,需对慢性呼吸衰竭患者及家属进行心理疏导,帮助他们正确面对疾病,积极配合治疗。

第四章　消化系统急危症护理

第一节　上消化道出血

急性上消化道出血(acute hemorrhage of upper alimentary tract)是指屈氏(Treiz)韧带以上的消化道,包括食管、胃、十二指肠的病变或其邻近脏器(胰腺、胆道等)病变引起的急性出血,胃空肠吻合术后的空肠病变出血也属于此范围。为临床常见的急症,以咯血、黑便为主要症状。病情严重者如果不及时抢救,可危及生命。

一、病因

上消化道出血的病因很多,上消化道各种疾病和某些全身性疾病均可引起上消化道出血。临床上最常见的病因是消化性溃疡、食管-胃底静脉曲张破裂、急性胃黏膜病变和胃癌。食管疾病,如食管炎、食管癌、食管溃疡、食管静脉曲张、食管物理性损伤、器械检查、化学损伤、异物或放射性损伤;胃部疾病,如胃溃疡、糜烂性胃炎、胃底静脉曲张、胃黏膜脱垂、胃癌、急性胃扩张、胃血管异常、胃肠吻合口炎症;十二指肠疾病,如十二指肠炎、憩室炎、胃、十二指肠克罗恩病;肝胆胰疾病,如各种病因引起的肝硬化、门静脉阻塞、门静脉炎、门静脉血栓形成、胆道结石、胆道蛔虫症、胆囊和胆管癌、肝癌、肝脓肿或肝动脉瘤破入胆道、胰腺癌、肝或脾动脉瘤破裂、纵隔肿瘤或脓肿破入食管等;全身性疾病,如白血病、血小板减少性紫癜、血友病、弥散性血管内凝血及其他凝血机制障碍、烧伤或大手术后休克、脑血管意外;或其他颅脑病变、肺气肿、肺源性心脏病、成人型呼吸窘迫综合征、重症心力衰竭引起的应激状态、急性感染性疾病、尿毒症等。

二、发病机制

常见病因所致的消化道出血机制概述如下。

1.溃疡出血　胃酸分泌过多、胃蛋白酶的作用、Hp感染和胃黏膜保护作用减弱引起溃疡,溃疡侵蚀基底血管并导致破裂的结果。此外,促胃液素分泌增加、胃排空延缓、胆汁反流,以及遗传、环境和精神因素等与消化性溃疡的发生有关。

2.食管胃底静脉出血　由于肝门静脉压力增高或由于肝脏病变,合成的凝血因子减少;脾功能亢进,血小板破坏增加,导致凝血机制发生障碍,再者,肝门静脉高压性胃炎,也常出现胃肠黏膜糜烂出血。

3.应激性溃疡出血　在应激状态下交感神经兴奋,血中儿茶酚胺水平升高,引起胃、十二指肠黏膜缺血,导致细胞死亡和解体,最后发生损伤和溃疡;同时当黏膜细胞由于血流灌注减少而受损时,胃酸和胃蛋白酶分泌增高,从而使胃黏膜自身消化。

三、病情评估

1.病史询问　病史、症状与体征可为病因诊断提供重要线索。消化性溃疡出血病例可有典型的慢性、周期性、节律性上腹疼痛史,出血前数日疼痛加剧,出血后疼痛减轻或缓解。食管胃底静脉曲张破裂多有慢性肝病史或长期酗酒史。急性胃黏膜病变出血者在出血前有服用非甾体类抗炎药史,或患者处于严重创伤、感染性休克、脑出血等应激状态。胃癌出血者有近期体重下降明显,原有上腹痛节律改变或腹部包块。

2.排除消化道以外的出血因素　口腔、鼻腔、咽喉等部位的出血及咯血,血液也从口腔吐出,或吞咽后经过胃酸的作用也可出现黑便。食用大量动物血也可使粪便呈黑色。服用铁剂、铋剂及中药也可使粪便呈黑色,注意鉴别。

3.出血部位与方式的评估　是消化道出血的主要表现,幽门以上出血常为咯血,幽门以下出血常表现为黑便,但如果出血量大而迅速,也可出现咯血。有黑便者可无咯血,但有咯血者均有黑便。若出血后立即呕出,血液呈鲜红色;若血液在胃内停留一段时间,经胃酸作用后再呕出,则呈咖啡样颜色。血液从肠道排出时由于血红蛋白经肠内硫化物作用形成黑色的硫化铁,所以排出的血液一般都是柏油样,但如果出血量大,血液在肠道内通过很快时,排出的血液呈暗红色,偶呈鲜红色。

4.出血量的判定　粪便隐血试验阳性反应,提示消化道出血24小时至少在5mL。出现黑便,提示出血量在50~70mL/24h。出现咯血,提示胃内出血至少在250mL。在大量出血、血容量明显下降的情况下,必须首先判断出血量的多少。因为咯血和便血的量与消化道内的消化液及血液潴留的多少密切相关,所以以此为基准对出血量进行判断有时出现偏差。

5.有效循环量的评估　出血量在500mL以内,通常症状轻微或不出现症状。当出血量超过500mL以上,则可出现血容量不足的表现,表现为头晕、心悸、乏力、口渴、肢体冷感。当短时间内出血量大于1000mL或占全身血量的20%时,则出现周围循环衰竭症状,表现为烦躁、晕厥、面色苍白、四肢湿冷、血压下降、心率加快、脉搏细数、口唇发绀、呼吸急促、尿少(<20mL/h)、休克等。

6.实验室检查　血常规、大便或呕吐物的隐血试验、肝功能及血肌酐、尿素氮检查等。可有红细胞计数和血红蛋白下降,大便隐血试验强阳性,尿素氮升高。急诊内镜检查是急性上消化道出血诊断的重要手段。检查应在出血后12~48小时进行,内镜检查发现病变后可以判断是否有活动性出血,并根据病灶情况做相应的止血治疗。胃肠道出血速度在0.5mL/min以上可经血管造影发现出血部位,阳性率50%~70%。若出血速度大于2mL/min,则发现病变的可能性在80%左右。

四、急救护理

救护原则:迅速建立静脉通道,补充血容量,抗休克。

1.现场处理　采取措施使患者安静、保暖,在患者大量咯血时,为预防血液误吸,应首先使患者保持侧卧位,不能侧卧时则应使其头部侧向,以保持呼吸道通畅。条件允许下应尽快用大号静脉输液针建立静脉输液通路或经锁骨下静脉插管,快速补充血容量。

2.院内急救护理

(1)一般处理:卧床休息,避免下床活动。做好心理护理,以减轻患者恐惧感。采血进行血型、交叉配血、血常规和其他血液生化学检查,采血同时建立静脉通道进行输液。给予吸氧。消化性溃疡者出血量不大时可以进食温流质食物,频繁呕吐或怀疑食管胃底静脉曲张破裂出血者应禁食。密切监测患者的一般情况及生命体征的变化。

(2)积极补充血容量:及时补充血容量是抢救消化道大出血的首要措施。迅速建立2~3条有效静脉通道,配合医生积极补充血容量是护理关键。一般输入生理盐水、林格液、右旋糖酐或血浆代用品。当收缩压在50mmHg以下,血红蛋白浓度低于70g/L时,应紧急输血,且输液、输血速度要加快,甚至需要加压输血,以尽快把收缩压升高至80~90mmHg水平,血压平稳后可减慢输液速度;输入库存血较多时,每600mL血应静脉补充葡萄糖酸钙10mL;对于肝硬化或急性胃黏膜损害的患者,尽可能采用新鲜血;对于有心、肺、肾疾患及老年患者,要防治因输液、输血量过多、过快引起的急性肺水肿。尿量是反映内脏血液灌注状态的一个重要指标,尿量>30mL/h,说明内脏血流量已经恢复。

(3)止血措施的护理:应针对不同的病因,遵医嘱采取相应的止血措施。静脉曲张出血侧重于使用血管升压素、生长抑素,非静脉曲张出血侧重于使用抑酸药物。

(4)血管升压素使用的护理:血管升压素为常用药物,作用机制是通过对内脏血管的收缩作用,减少肝门脉血流量,降低肝门静脉及其侧支循环的压力,从而控制食管胃底静脉曲张出血。目前国内所用垂体后叶素含等量加压素和缩宫素。不良反应有腹痛、血压升高、心律失常、心绞痛,严重者可发生心肌梗死。目前多同时使用硝酸甘油以减少血管升压素引起的不良反应,同时硝酸甘油有协同降低肝门静脉压的作用。有冠状动脉粥样硬化性心脏病者禁用血管升压素。血管升压素的推荐用量是0.2~0.4U/min,静脉持续滴注,因此要严格控制药液滴速,同时防止药液外渗,因大剂量的加压素外渗易导致局部皮肤的坏死。

(5)生长抑素及其类似物:生长抑素的主要作用机制为选择性收缩内脏血管,减少肝门静脉血流量;增加食管下括约肌压力,减少曲张静脉的血流;抑制胃酸、胃蛋白酶原的分泌,保护胃黏膜细胞;抑制胃酸分泌,防止反流胃酸对血凝块的溶解作用,促进创面的愈合。目前临床常用的生长抑素有天然型14肽(施他宁)和合成的生长抑素衍生物(八肽,奥曲肽)。由于生长抑素的血浆半衰期很短,护理时要注意补液的连续性,如果中断补液3分钟以上要重新静脉给予一次追加量。

(6)抑酸药物使用的护理:血小板聚集及血浆凝血功能所诱导的止血作用需在pH>6.0时才能有效发挥,而且新形成的血凝块在pH<5.0的胃液中会迅速被消化。因此,抑制胃酸分泌常规予H_2受体拮抗药或质子泵抑制药。H_2受体拮抗药有西咪替丁、雷尼替丁、法莫替丁等,质子泵抑制药有奥美拉唑、泮托拉唑等,急性出血期予静脉途径给药;出血停止患者可进食后可改口服巩固疗效。

(7)局部药物止血:常用药有去甲肾上腺素和凝血酶。去甲肾上腺素8mg,加入冷生理盐水100~200mL,经胃管灌注或口服,间隔30~60分钟一次,重复3~4次无效则停用。此药可导致内脏血流量减少,故老年人应慎用。凝血酶200~400U加37℃温开水30mL口服,作用于凝血的第3阶段,使凝血因子变为纤维蛋白而起到局部止血的作用。

(8)气囊压迫止血的护理:适用于明确的食管胃底静脉曲张破裂出血者。一般多采用三腔二囊管,主要利用气囊机械压迫胃底及食管中、下段止血,是静脉曲张大量出血的紧急治疗有效措施。气囊压迫止血效果肯定,但缺点是患者痛苦大,并发症多(如吸入性肺炎、窒息、食管炎、食管黏膜坏死、心律失常等),由于不能长期压迫,停用后早期再出血率高。鉴于近年药物治疗和内镜治疗的进步,目前已不推荐气囊压迫作为首选止血措施。其应用局限于药物不能控制止血时作为暂时止血用,以赢得时间去准备其他更有效的治疗措施。置三腔二囊管的操作与护理如下:检查三腔二囊管胃囊与食管囊是否漏气,用注射器将囊内气体抽尽,醒目标记每个管腔的管口;将三腔二囊管的胃端与气囊充分润滑液状石蜡,由鼻腔插入三腔二囊管,插入长度超过65cm时检查管腔是否在胃内;向胃囊注入气体200~300mL,压力30~40mmHg,用止血钳夹闭管口以防漏气;将三腔二囊管外端结一绷带,以0.5kg重物作滑轮式牵引;仍有出血时再向食管囊注气100~200mL,压力为30~40mmHg;初压12小时后首次放气,以后4~6小时放气1次,每次放气5~30分钟。每2~3小时测压1次,压力不足时要及时注气补压;出血停止24小时后,放下牵引,放出气囊气体,继续观察24小时未出血者可拔管。拔管前口服30mL液状石蜡,润滑胃与管道,避免气囊与胃黏膜粘连引发再出血。

(9)内镜下止血:是目前治疗消化道出血的重要手段。

1)药物喷洒法:内镜下直接喷洒止血药,主要用于局部渗血的治疗。对动脉性出血效果差。常用药有去甲肾上腺素、孟氏液和凝血酶。

2)局部注射法:可在内镜直视下注硬化剂至距出血点1~2mm,引起组织收缩和组织坏死,促进血栓形成。或局部注射盐水对出血点压迫达到止血作用。

3)机械止血法:主要有皮圈结扎术和金属止血夹。可在内镜直视下用钛夹或皮圈套扎曲张静脉,不但能达到止血目的,而且可有效防止再出血,是目前治疗食管胃底静脉曲张破裂出血的重要手段。

4)高频电凝法:该法以高频热效应使组织蛋白变性,血液凝固而止血。主要用于消化性溃疡小动脉出血者。

5)微波凝固法:原理是将一定频率的电磁波在组织内转变成热能,使组织凝固、坏死。

6)激光照射:激光照射于出血灶,光能转化为热能,局部高温使组织蛋白凝固、血管闭塞而止血。

7)热凝探头法:利用热探头的高温接触出血灶,使组织蛋白凝固而止血。

(10)手术探查:上述任何检查即使是综合利用,阳性率也可能不是100%,如果出血不断,危及生命,就不应消极等待而应在充分准备后及时手术探查,以免错失挽救生命的良机。

3.观察要点

(1)生命体征:严密监测患者的心率、血压、呼吸和神志变化,必要时进行心电监护。准确记录出入量。大部分患者在24小时内出现低热,一般不超过38.5℃,持续3~5天,引起的原因不明确,考虑与循环血量减少、周围循环衰竭,导致体温调节中枢功能障碍及肠道血液吸收有关。

(2)症状体征的观察:如患者烦躁不安、面色苍白、皮肤湿冷,提示微循环血液灌注不足;而皮肤逐渐转暖、出汗停止,提示血液灌注好转。

(3)呕吐物及粪便观察:观察并记录呕吐物及粪便的次数、性质、颜色及量,如色泽有变化,应保留呕吐物和(或)粪便送检。

(4)出血是否停止的判断:由于肠道内积血需经数日(一般约3天)才能排尽,所以不能以黑便作为继续出血的指标。

(5)临床上出现下列情况应考虑继续出血或再出血:反复咯血,或黑便次数增多、粪质稀薄,伴有肠鸣音亢进;周围循环衰竭的表现经充分补液输血后而未见明显改善,或虽暂时好转而又恶化;血红蛋白浓度、红细胞计数与血细胞比容继续下降,网织红细胞计数持续升高;补液与尿量足够的情况下,血尿素氮持续或再次升高。

五、预防

注意饮食卫生和饮食的规律,进食营养丰富、易消化的食物,避免过饥或暴饮暴食,避免粗糙、刺激性食物,或过冷、过热、产气多的食物、饮料等。食管胃底静脉曲张者还要注意不能进食坚硬的食物如花生米等。合理饮食是避免诱发上消化道出血的重要环节。生活起居要规律,劳逸结合,保持乐观情绪,保证身心休息。应戒烟、戒酒,在医生指导下用药,避免长期精神紧张,过度劳累。食管胃底静脉曲张者要避免用力咳嗽或增加腹部压力的运动如提重物。患者及家属应学会早期识别出血前驱症状,出血前患者多有腹痛表现,其程度因人、因病而异。原有消化性溃疡病史者,疼痛节律消失,且服用抗酸药物疼痛不缓解,应及时就诊。当出现头晕、心悸等不适,或咯血、黑便时,应立即卧床休息,保持安静,减少身体活动,呕吐时应取侧卧位以免误吸,立即送医院治疗。慢性病者应定期门诊随访。

第二节　急性胃肠炎

急性胃肠炎是由各种有害因素引起的胃黏膜或胃腔并伴随肠道的炎症者。是夏秋季的常见病、多发病。由于进食含有病原菌及其毒素的食物,或饮食不当,如进食过量的有刺激性的不易消化的食物而引起的胃肠道黏膜的急性炎症性改变。主要表现为上消化道病状及程度不等的腹泻和腹部不适,随后出现电解质和体液的丢失。沙门菌属是引起急性胃肠炎的主要病原菌。

一、病因

1.感染因素　有很多细菌均能引起急性胃肠炎。常见的病原菌有:沙门菌属、副溶血性弧菌、金黄色葡萄球菌、大肠埃希菌、蜡样芽孢杆菌等。主要是被上述致病菌感染的动物和人,通过进食被细菌污染或其毒素污染的食物而传播,人普遍易感,病后无明显的免疫力,可重复感染。多发生于夏秋季,发病比较集中,多以暴发和集体发作的形式出现。

2.药物因素　如非甾体抗炎药阿司匹林,过量饮酒也可引起。

3.应激因素　机体处于应激状态,如大面积烧伤、严重创伤、脑血管意外、大手术后,心、肺、肾、肝功能衰竭等。

二、发病机制

细菌随着受污染的食物进入人体,是否发病和病情轻重与食物受污染的程度、进食量(即进食的活菌数和毒素量)、机体抵抗力等因素有关。因此,发生食物中毒的基本致病因素是细菌在被污染的食物中大量繁殖,并产生毒素。肠毒素可激活肠上皮细胞膜上的腺苷酸环化酶,从而引起一系列酶反应,抑制肠上皮细胞对钠和水的吸收,促进肠液和氯离子的分泌,导致腹泻。细菌内毒素可引起发热并使消化道蠕动增快,产生呕吐、腹泻等症状。主要病理改变为胃、小肠黏膜充血、水肿。重症病例可有胃肠黏膜糜烂、出血,肺、肝、肾等器官中毒性病变。

三、病情评估

1.病史　重点询问有无进食可疑被污染食物史,如已变质的食品、海产品、腌制品,未加热处理的卤菜和病畜等。共食者在短期内集体发病有重要的诊断参考价值。

2.临床表现

(1)发病潜伏期短:金葡菌为1~5小时,副溶血性弧菌为6~12小时,大肠杆菌为2~20小时,沙门菌为4~24小时,也可长达2~3天。

(2)腹痛:一般起病急,先有腹部不适,继而出现上腹部、脐周疼痛,呈持续性或阵发性绞痛,伴恶心、呕吐。

(3)腹泻:每日腹泻3~5次甚至数十次不等,大便多呈黄色稀水便或黏液便。腹泻量大、伴泔水样便而腹痛不明显者,见于霍乱与副霍乱;腹泻腥臭血样便伴有剧烈腹痛,应注意急性坏死性肠炎。

(4)呕吐:呕吐物多为进食的食物,也可呕出胆汁和胃酸,部分含血液、黏液。呕吐剧烈可造成食管撕裂。以金葡菌性食物中毒呕吐最剧烈。

(5)发热:少数患者出现畏寒、发热、乏力、头痛等全身中毒症状,病程短,多在1~3天恢复。

(6)电解质紊乱:病情严重者可致脱水、电解质紊乱、休克等。

3.实验室检查　血常规、粪便常规检查可提示感染性病因,对可疑食物、患者呕吐物及粪便做细菌培养,可获得相同病原菌。胃镜检查可见胃黏膜充血水肿、糜烂,有出血点或脓性分泌物。

四、急救护理

救护原则:立即终止进食可疑食物,对症处理,维持水电解质平衡。

1.对症护理　呕吐后应帮助患者及时清除呕吐物、清水漱口,保持口腔清洁和床单位整洁,呕吐严重者应暂时禁食,待呕吐停止后予易消化、清淡流质和半流质食物。年老体弱或婴幼儿呕吐者应注意保证呼吸道通畅。一般呕吐者不予止吐处理,因呕吐有助于清除胃肠道内残留的毒素。呕吐严重时可按医嘱予止吐药,避免剧烈呕吐引起食管、贲门撕裂。腹痛者应注意观察腹部情况,有无压痛与反跳痛或腹痛突然加剧等肠穿孔的情况。腹部保暖,禁用冷饮。剧烈腹痛者遵医嘱使用解痉药。腹泻者记录粪便颜色、量、性质,注意及时清洁肛周,可用温水清洗。腹泻有助于清除胃肠道内毒素,故早期不用止泻药。鼓励患者多饮水或淡盐水,以补充丢失的水分、电解质,维持水电解质平衡。脱水者应及时使用口服补液盐(ORS),或遵医嘱静脉滴注生理盐水和葡萄糖盐水,休克者迅速协助抗休克处理。

2.一般护理　卧床休息,监测血压、呼吸、脉搏、体温,根据不同病原菌选用敏感抗生素,观察药物疗效和不良反应。

3.观察要点　严密观察呕吐和腹泻性质、量、次数,及时协助将呕吐物和大便送检。注意观察伴随症状,如畏寒、发热、恶心、呕吐,以及腹痛的部位及性质。重症患者定时监测生命体征,尤其注意观察患者的血压、神志、面色、皮肤弹性及温湿度。严格记录出入量和监测血液生化检查结果,及时发现脱水、酸中毒、周围循环衰竭等征象,并配合处理。

五、预防

普及卫生知识,结合不同人群、不同季节做好饮食卫生,尤其在夏秋季节,应注意不要暴饮暴食,不吃不洁和腐败变质食物。加强食品卫生的管理。

第三节　消化性溃疡

消化性溃疡(peptic ulcer,PU)是一种消化道的常见病,多发病。由于溃疡的发生与胃酸及胃蛋白酶的消化作用有关,故而定名为 PU。PU 可发生在胃肠道与胃酸、胃蛋白酶能接触的任何一个部位,如食管下端、胃、十二指肠、胃空肠吻合术后的空肠和具有异位胃黏膜的 Meckel 憩室等,但以胃、十二指肠最为多见,约占98%。具体分为胃溃疡(gastric ulcer。GU)与十二指肠溃疡(duo-denal ulcer,DU),以后者多见。

一、病因及发病机制

消化性溃疡存在多种病因,它们通过不同的发病机制增强对黏膜的攻击因子,或减弱黏膜的防御因子,当胃肠道黏膜的攻击因子超过防御因子时,就会发生消化性溃疡。

1.攻击因子

(1)幽门螺杆菌(Helicobacter pylori,Hp):1983 年 Marshall 和 Warren 在微需氧条件下从人体胃黏膜活检标本中找到 Hp,从而使人们对消化性溃疡认识发生了重大改变,现已明确 Hp 是消化性溃疡,尤其是十二指肠溃疡的重要致病因子。

(2)非甾体类抗炎药(NSAIDs):随着 NSAIDs 应用的日益普遍,NSAIDs 已成为消化性溃疡的第二大病因。常用药物有保泰松、吲哚美辛、阿司匹林等。

(3)胃酸分泌过多:胃酸是由胃壁细胞分泌的,正常人的胃黏膜内大约有 10 亿个壁细胞,平均每小时分泌盐酸 22mmol。DU 患者的壁细胞总数增多,每小时分泌盐酸约42mmol,达正常人的 2 倍左右。

(4)促溃疡形成介质:促溃疡形成介质具有促进溃疡发生、参与溃疡形成和抑制溃疡修复等方面的作用。主要有:氧自由基、血小板活化因子,白细胞三烯、血栓素、内皮素等。

2.防御因子　广义说来,黏膜防御不仅包含黏膜及其相关的解剖结构对损伤的天然抵抗机制,也包括一旦损伤发生,黏膜能迅速修复损伤,从而维护黏膜的完整性,而且还包括调节黏膜防御能力的神经、体液、血管机制。主要的防御因子有:黏膜屏障、黏液/重碳酸盐屏障、胃黏膜血流量、细胞更新、损伤的急性愈合、前列腺素和表皮生长因子等。

3.其他因素　遗传因素、身心因素、饮食因素、吸烟、环境、季节、不良生活习惯等。

二、临床表现

1.症状

(1)上腹部疼痛:典型的无并发症的胃、十二指肠溃疡的疼痛具有以下特点。

1)慢性,多缓慢起病,并有反复发作的过程,病史可达数年或数十年。

2)节律性疼痛的发生与进食有一定的关系。胃溃疡疼痛常在饭后 0.5~2 小时发作,称"餐后痛",其规律为进食→疼痛→舒适。幽门前区的胃溃疡及十二指肠溃疡多在空腹时疼痛,一般在饭后 3~4 小时发生,称"饥饿痛",不少患者夜间痛醒,其规律为进食→舒适→疼痛。

3)周期性,消化性溃疡的发作多与季节因素有关,秋末冬初是发病最多的季节,其次为春季,夏季最少。

(2)其他症状:有嗳气、反酸、恶心、呕吐等,可伴随疼痛出现。

2.体征　缓解期几乎无明显体征,发作期可仅有上腹部压痛,压痛部位与溃疡的位置基本相符。

三、诊断

1.X 线钡剂检查　多采用钡剂和空气双重对比造影。溃疡的 X 线片征象有直接和间接两种,龛影是溃疡的直接征象;局部痉挛、激惹现象、球部畸形和局部压痛等是溃疡的间接征象。

2.内镜检查　是诊断消化性溃疡的首选方法。不仅可以直接观察胃、十二指肠黏膜,还可以进行病理组织学检查。

3.实验室检查

(1)Hp 检测:Hp 感染的诊断方法分为侵入性和非侵入性两大类,前者需要做胃镜检查和胃黏膜活检,优点是可以同时确定有无胃十二指肠疾病;后者仅提供有无 Hp 感染的信息,为开展 Hp 治疗提供依据。

(2)血清胃泌素测定:消化性溃疡患者的血清胃泌素较正常人稍高,但诊断意义不大,故不列为常规。如怀疑有胃泌素瘤,应做此项测定。

四、治疗原则

1.药物治疗　消化性溃疡的药物治疗方法按其作用机制可分为三大类:抑制胃酸分泌、根除 Hp 和保护胃黏膜治疗。

(1)抑制胃酸分泌治疗

1)质子泵抑制药(PPI):其抑制胃酸分泌作用比 H_2 受体拮抗药更强,而且作用持久,不良反应小,是治疗消化性溃疡的首选药物。常用药物有奥美拉唑、兰索拉唑、泮托拉唑、雷贝拉唑等。

2)H_2受体拮抗药:有法莫替丁、雷尼替丁、西咪替丁、尼扎替丁等。

3)制酸剂:为弱碱药物,口服后能与胃酸反应,形成水和盐,使胃液 pH 升高,有效缓解疼痛,现已少用。有碳酸氢钠、碳酸钙、氧化镁、氢氧化铝、氢氧化镁等。

(2)根除 Hp 治疗:因为大多数抗生素在胃的 pH 环境中活性降低和不能穿透黏膜层作用到细菌。迄今为止,尚无单一抗生素能够有效地根除 Hp。因而发展了将抗内分泌、抗生素和起协同作用的铋剂联合应用的多种药物治疗方案。其治疗方案为在质子泵抑制药(PPI)或铋剂的基础上加上克拉霉素、阿莫西林、甲硝唑(或替硝唑或呋喃唑酮)3 种抗生素中的 2 种组成三联疗法。

(3)保护胃黏膜治疗:目前常用的胃黏膜保护剂主要有 3 种,硫糖铝、铋剂和前列腺素类药物米索前列醇。

2.手术治疗　大多数 PU 经过内科积极治疗后,症状缓解,溃疡愈合。对下列患者应手术治疗:①急性溃疡穿孔;②穿透性溃疡;③大量或反复出血,内科治疗无效;④器质性幽门梗阻;⑤GU 癌变或癌变不能除外;⑥顽固性或难治性溃疡,如幽门管溃疡、球后溃疡等。

五、护理

1.疼痛的护理

(1)疼痛发生时,患者应卧床休息。

(2)向患者讲解疼痛的原因,消除患者的紧张心理,可采用交谈、听音乐等方法分散患者的注意力。

(3)遵医嘱给予药物治疗。

(4)帮助患者减少或去除诱因:①对服用非甾体类抗炎药者,应更换其他类药物或停药;②避免食用刺激性食物,以免加重对黏膜的刺激;③对嗜烟酒者,劝其戒除。

(5)注意观察及详细了解患者疼痛的性质、部位及持续的时间。认真做好疼痛评估,根据疼痛的规律和特点,进行干预。①指导十二指肠溃疡患者准备能中和胃酸的食物,如苏打饼干等在疼痛时进食;②嘱患者定时进餐,每餐不宜过饱,以免胃窦部过度扩张而刺激胃酸分泌。

2.用药护理

(1)质子泵抑制药:服用时间为早餐前 1 小时或晚睡前,服用时应整粒吞服,不宜咀嚼。

(2)H_2受体拮抗药:服用时间为餐前。

(3)抗 Hp 药物:抗生素均于餐后服用。有青霉素过敏史者禁用阿莫西林,无青霉素过敏史的患者用药前应做青霉素皮试。甲硝唑的代谢产物可使尿液呈深红色。

(4)保护胃黏膜药物

1)硫糖铝:有硫糖铝片和硫糖铝混悬液,如为片剂应嚼服,在餐前 1 小时服用。与制酸药物同服,可降低硫糖铝的药效。本药含糖量较高,糖尿病患者应慎用。

2)铋剂:餐前服用,不得与强制酸药物同时服用,服药期间粪便可呈黑色,还应注意不得与牛奶同服。

3)米索前列醇:本品不常用,也要求空腹服用,孕妇忌服。

3.并发症的观察与护理

(1)上消化道出血:根据患者的血压、脉搏、咯血、黑便等临床表现综合判断患者的出血量,尽早内镜下查找出血原因及进行止血治疗。

(2)穿孔:禁食,胃肠减压。在积极抗休克充分扩充血容量的基础上,做好术前的准备工作,如备皮、青霉素皮试、普鲁卡因皮试、血型交叉、备血等。

(3)幽门梗阻:①给予禁食,持续胃肠减压及抗酸治疗,以减少胃内潴留、抑制胃液分泌,使溃疡迅速消肿、愈合,观察胃液引流的颜色、性质、量;②维持水、电解质平衡,定期监测血生化;③准确记录出入量;④禁用抗胆碱能药物,如阿托品、山莨菪碱等,因为此类药物会延迟胃排空,加重胃潴留。

六、健康教育

1.心理指导　消化性溃疡属于典型的心身疾病范畴,心理-社会因素对发病起重要作用,因此乐观的情绪、避免过度紧张,无论在本病的发作期或缓解期均很重要。

2.饮食指导

(1)急性发作期饮食指导:易消化、低脂饮食,宜少量多餐。可选择少渣半流饮食。

(2)缓解期饮食指导:少渣软食,同时要注意蛋白质的补充。

(3)恢复期饮食指导:此期饮食应营养均衡,大多数患者可进行正常饮食,不必过多限制,但应避免辛辣、刺激、过咸、过甜食物。

3.作息指导　不能剧烈或过度的运动,以免引起疲劳。疼痛时可卧床休息,减少活动。

4.家庭防护指导　Hp可通过粪-口和(或)口-口途径在人与人之间传播,病员应与家人分餐,餐具进行消毒。

5.出院指导

(1)秋末冬初、冬春之交,一般容易复发,尤其应注意休养,以免复发或加重。

(2)按时服药、坚持服药。H_2受体拮抗药或质子泵抑制药溃疡的疗程,一般为十二指肠溃疡4~6周,胃溃疡6~8周。

(3)避免使用致溃疡药物,必须使用时应尽量采用肠溶剂型或小剂量间断应用或选用不良反应小者,同时必须进行充分的抗酸治疗和加强黏膜保护治疗。

(4)纠正不良的饮食习惯,如避免两餐间吃零食、睡前进食、暴饮暴食;戒烟、酒。

(5)门诊随访,出院后3个月需复查胃镜,当出现腹痛节律变化并加重及有黑便等症状时应及时就诊。

第五章　血液系统急危症护理

第一节　急性白血病

急性白血病(acute leukemia,AL)是造血干细胞的克隆性恶性疾病,在我国属于常见十大恶性肿瘤之一。若不经过特殊治疗,平均生存期仅 3 个月左右,甚至在诊断后数天即死亡。

一、病因

白血病的确切病因至今不明,但致病因素可能与病毒感染、放射线、化学物质及毒物(包括某些药物)接触和遗传因素等有关。

二、病情判断

1.AL 可有四大特点　贫血、出血、发热和浸润。其发病可隐匿、缓慢,也可急骤。

(1)贫血:70%的患者以贫血为首发表现。由于骨髓大量原始细胞的增生而造成正常红(系)细胞受抑,红细胞破坏过多。根据贫血程度、发生的速度导致各脏器的缺氧而出现不同的症状,如面色苍白、乏力、心悸、气急、食欲缺乏,严重者可合并心功能不全。

(2)出血:40%的 AL 患者以出血为早期表现。如皮肤瘀点、瘀斑、牙龈出血、鼻出血、月经过多为常见,严重者可合并颅内出血,后者是白血病致死原因之一。造成出血的原因是骨髓巨核细胞增生受抑而致血小板减少,血小板功能异常,其次是白血病细胞的血管壁浸润等。

(3)发热:发热为一种常见的症状,50%的患者以发热起病。常常是感染所致,而造成感染的原因是机体免疫功能低下,包括正常粒细胞和淋巴细胞减少及细胞免疫功能低下等。常见上呼吸道感染、肺炎、肠炎、肛周脓肿等。感染也是导致 AL 最常见的死亡原因。

(4)浸润:白血病细胞可有多脏器浸润而出现不同的浸润症状,如骨髓浸润出现胸骨压痛,约半数患者有肝脾淋巴结的浸润而表现不同程度的增大。皮肤浸润可出现皮肤结节、肿块及皮疹,也可表现齿龈浸润、肿胀而呈灰白色。

中枢神经系统白血病包括脑脊髓膜白血病、脑实质白血病及脊髓白血病,是由于白血病细胞直接播散或血行转移进入中枢神经系统引起脑膜及脑实质白血病细胞局限性或广泛性浸润,可表现头痛、恶心、呕吐、视盘水肿等颅内高压表现,也可出现抽搐、偏瘫等脑实质浸润的表现。白血病细胞脊髓浸润可表现偏瘫及大小便失禁。少数病例外周血呈现白细胞计数升高,易出现白细胞淤滞现象,如肺毛细血管床白细胞淤滞可表现气急、两肺湿啰音、胸部 X 线片示肺间质浸润,重者出现呼吸窘迫综合征,预后极差,病死率高。中枢神经系统白血病细胞淤滞常伴随颅内出血,也是常见死因。白血病细胞还可浸润心、消化道、泌尿生殖系统等。

2.实验室常用检查

（1）血常规：急性白血病患者初诊时存在轻至中等贫血，严重者血红蛋白<30g/L、血小板减少<50×10⁹/L，多数白细胞增高，甚至>100×10⁹/L，少数<1×10⁹/L。白细胞分类中，多能见到大量的幼稚细胞，外周血中出现幼稚型白细胞为诊断白血病的重要依据之一。

（2）骨髓象：典型病例呈现为骨髓增生极度活跃或明显活跃，相关系列的原始和幼稚细胞占多数，正常细胞明显受抑制。白血病原始细胞形态有明显异常改变，可见切迹、凹陷等。白血病细胞极度增生，占有核细胞的50%左右。在同一涂片上白血病原始细胞大小差异悬殊；核/质值增大；胞核形态不规则；核分裂象多见；细胞质与细胞核发育不平衡，细胞核发育落后于细胞质。少数不典型病例出现骨髓改变较晚，需多次多部位反复穿刺，必要时要行骨髓活检。此外，白血病细胞分型还需采用细胞表面标记和组织化学染色等方法。

3.急性白血病的分类

（1）急性非淋巴细胞白血病（AML）

1）急性粒细胞白血病未分化型（M1）：骨髓中原粒细胞≥90%（非红系细胞），早幼粒细胞很少，中幼粒细胞以下阶段不见或罕见。

2）急性粒细胞白血病部分分化型（M2）：分2个亚型，M2a和M2b，其中M2a型骨髓中原粒细胞30%~90%，单核细胞<20%，早幼粒细胞以下阶段>10%；而M2b则表现为骨髓中原始及早幼粒细胞明显增多，以异常的中幼粒细胞增生为主，其胞核常有核仁，有明显的细胞核、细胞质发育不平衡，此类细胞>30%。这类白血病也称为亚急性粒细胞白血病。

3）急性早幼粒细胞白血病（M3）：骨髓中以颗粒增多的早幼粒细胞增生为主，>30%，根据细胞质中颗粒形态又分为粗颗粒型（M3a）及细颗粒型（M3b）两种。M3a中细胞质颗粒粗大，密集甚至融合。M3b中颗粒细小密集。

4）急性粒单核细胞白血病（M4）：按粒细胞和单核细胞形态不同可分为4种。M4a中原始和早幼粒细胞增生为主，原幼粒和单核细胞≥20%（非红系细胞）；M4b中原单核细胞增生为主，原始粒和早幼粒细胞≥20%（非红系细胞）；M4c中原始细胞既具粒系又具单核系细胞特征，其数>30%；M4d中除上述特点外，嗜酸颗粒粗大的嗜酸粒细胞常≥5%（非红系细胞）。

5）急性单核细胞白血病（M5）：骨髓中单核细胞（包括原单、幼单及单核细胞）≥80%（红系细胞）。又可分为M5a和M5b。M5a中骨髓非红系细胞中原始单核细胞占单核细胞总数的≥80%以上，M5b中原始和幼稚单核细胞>30%，原单核细胞<80%。

6）急性红白血病（M6），骨髓中红系细胞>50%，且常有形态学异常，骨髓中非红系细胞中原粒细胞（或原单+幼单核细胞）>30%；或外周血中原粒细胞（原单核细胞）>50%，骨髓中非红系细胞中原粒或原单细胞>20%。

7）急性巨核细胞白血病（M7）：外周血片中有巨核（小巨核）细胞，骨髓中巨核细胞≥30%。原巨核由电镜或单克隆抗体证实,细胞数少,往往干抽,骨髓活检有原始和巨核细胞增多,网状纤维增加。

8)急性中幼粒细胞白血病微分化型(M0):骨髓原始细胞>30%,髓过氧化物酶及苏丹黑 B 阳性细胞<3%,CD33 等髓系标志可阳性,电镜髓过氧化物酶阳性。

(2)急性淋巴细胞白血病(ALL)

1)L1:原始和幼稚淋巴细胞以小细胞(直径≤12μm)为主,染色质较粗,结构较一致,核型规则,偶有凹陷或折叠,核仁小而不清楚。细胞质少,轻度或中度嗜碱性,细胞质空泡不明显。

2)L2:原始和幼稚淋巴细胞以大细胞(直径>12μm)为主。染色质较疏松,结构较不一致。核型不规则,常见凹陷和折叠。核仁清楚,有 6 个或多个。细胞质量常较多,有些细胞深染。细胞质空泡不明显。

3)L3:原始和幼稚淋巴细胞以大细胞为主,大小较一致。染色质呈细点状且均匀。核型较规则。核仁明显,6 个或多个呈小泡状,细胞质量较多。细胞深蓝。细胞质空泡明显,呈蜂窝状。

三、急救及护理

1.紧急处理高白细胞血症　血液中白细胞>200×10⁹/L 时,患者可产生白细胞淤滞症,表现为头痛、视力下降、呼吸困难,甚至呼吸窘迫、低氧血症、反应迟钝、颅内出血等。当血中白细胞>100×10⁹/L 时,就应紧急处理:绝对卧床休息,给予中低流量吸氧;使用血细胞分离机进行单采清除过高的白细胞。做好必要的解释工作,准备分离机、专用导管、低分子右旋糖酐、50%葡萄糖、葡萄糖酸钙等,配备血制品,血小板<50×10⁹/L,则配备好同型血小板 15~30U,清除后输注预防出血,备急救物品及药品。使用 16 号穿刺针头建立两条静脉连接分离机。清除过程中专人看护,密切注意生命体征变化、患者有无不适、机器的正常运转等情况;清除术后紧急给予化疗和水化治疗。密切观察病情变化:生命体征、神志、尿量,有无脑出血、DIC 的先兆。

2.化疗及其护理　化疗尤其是联合化疗是目前治疗急性白血病的主要方法。目的是尽快达到完全缓解(CR),此阶段治疗称为诱导治疗。CR 后体内仍可残留有 10⁸~10⁹的白血病细胞,或在髓外某些隐蔽之处仍有白血病细胞浸润,必须继续化疗(称为缓解后继续治疗),目的是最大限度地杀灭残存的白血病细胞,防止复发,延长缓解和无病生存期。

急性非淋巴细胞白血病(AML)诱导缓解治疗:①目前国内外常用标准方案为 DA 方案,即柔红霉素(DNR),45mg/m²静脉推注,第 1~第 3 天;阿糖胞苷(Ara-C) 100~200mg/m²,静脉滴注,第 1~第 7 天;②IA 方案:即去甲氧柔红霉素(IDA)12mg/m²代替柔红霉素,目前认为是 IA 为诱导缓解治疗 AML 最佳方案之一;③HA 方案:高三尖杉酯碱(HHT)加阿糖胞苷(Ara-C);④缓解后继续治疗:多数采取联合化疗作为巩固治疗。

急性淋巴细胞白血病(ALL)诱导缓解治疗:①基本方案是 VP 方案,即长春新碱(VCR)加泼尼松(prednisone);②目前治疗成人 AL 标准方案是 VPDL 方案,即 VP 方案联合柔红霉素(DNR)及天冬酰胺酶(L-ASP);③缓解后继续治疗:CR 后第 2 周开始巩固治疗,进行 6 个疗程;④维持治疗:无统一的方案,多数倾向于在强化巩固治疗后用较低剂量的化疗药物维持治疗,通常为 3~5 年。

3.护理

(1)保护静脉:化疗疗程长且各种化疗药均有强烈的刺激性,易引发静脉炎、静脉阻塞,故化疗过程中特别应保护静脉。合理选择静脉,静脉注射应首选肢体远端静脉,逐次由远端至近端静脉穿刺,避免在同一处反复穿刺而损伤静脉,有条件者最好在化疗前动员患者做锁骨下静脉穿刺或 PICC(经外周插管的中心静脉导管)、安装静脉输液管。腐蚀性强的化疗药应先用生理盐水排输液管进行静脉穿刺,待确保穿刺成功无外渗液后接上化疗药或进行皮管内注入。在静脉推注过程中要间断回抽,见回血后再缓慢注入;而静脉点滴过程中要每 15 分钟巡视 1 次,观察化疗的不良反应、药液有无渗漏等。滴完化疗药后,同样要用生理盐水冲管,冲干净后才拔针或封管。

(2)药物外渗的处理:化疗药物的强烈刺激性、血管通透性、药物渗透或毒性、针头退出或穿破血管等使药液渗漏至血管外。轻者表现为局部红斑、剧烈疼痛、起泡;重者为组织坏死、皮肤溃烂、深部结构如肌腱和关节损伤,甚至造成肢体断残。主要致毒药物有长春新碱(VCR)、依托泊苷(VP-16)、替尼泊苷(VM-26)、柔红霉素(DNR)、多柔比星(阿霉素)、表柔比星、米西宁等。处理上,当患者主诉穿刺部位疼痛、红肿,疑有外渗时立即停止输注并拔针,用 33%硫酸镁外敷 6 小时,紫金锭加食醋调成糊状外敷 12~24 小时后外敷皮维碘(聚维酮碘乳膏)包扎,每天清洗换药至无痛感,无局部皮肤苍白等症状。

(3)继发性静脉炎的处理:化疗药物对血管内皮的损坏、血管通透性差、药物渗透、药物与血管内壁细胞 DNA 结合引起溃疡等。表现为血管变硬、呈条索状、有疼痛感、血流受阻;局部硬结、红斑、水疱、中心性坏死等。处理上按要求将药物稀释或皮管内注入,选择稍粗血管,经常变换给药的血管;化疗药物滴完后继续用生理盐水 100mL 冲洗血管以减轻血管刺激性;出现静脉炎应积极处理,更换血管、热敷、50%乙醇或 33%硫酸镁湿敷、喜疗妥膏外涂等。

(4)观察化疗药物不良反应

1)血液系统毒性:骨髓抑制,是大多数化疗药引起的常见的不良反应。表现为白细胞、血小板、红细胞及血红蛋白减少,但不会引起严重的贫血。严重骨髓抑制时,最易继发感染和出血。护理上,观察感染征象(生命体征、血常规、尿常规)和出血征象;保持病室清洁、定时通风换气和消毒、有条件时应让患者住隔离病房或层流床、严格限制探视人数;做好皮肤、口腔、肛周、会阴护理;做好治疗的护理;健康教育。

2)消化道毒性:恶心和呕吐,常见药物有顺铂、氮芥、Ara-C、环磷酰胺(CTX)、(DNR)、米西宁、氟尿嘧啶(5-FU)、VCR、白消安等。护理上,化疗前做好心理护理,减轻顾虑;化疗前给止吐药;保持病房干净、整洁、无异味,减少不良刺激;患者发生呕吐时给予扶助;发生严重呕吐时严格记录出入水量,以评估脱水情况,化疗期间给予清淡易消化饮食,鼓励进食,以少食多餐为主;若营养严重失调,应给予静脉营养。

3)黏膜炎:表现为唇、颊、舌、舌底、牙龈出现充血、红斑、疼痛、糜烂、溃疡,导致食欲缺乏、腹胀、出血性腹泻、便秘等。主要致毒药物有甲氨蝶呤(MTX)、Ara-C、氟尿嘧啶、巯嘌呤(6-MP)等。护理要点上,注意口腔卫生,保持清洁和湿润,饭前饭后用漱口液漱口,睡前及晨起用软毛刷刷牙;化疗后7~10天,用温开水200~300mL加庆大霉素8万U含漱后服下,一天3次可预防及减少口腔溃疡和腹泻的发病率,若有真菌感染则应给予抗生素治疗,同时给予5%碳酸氢钠或1%过氧化氢漱口;已发生溃疡可用碘甘油、西瓜霜等涂于患处;如疼痛严重时还可用2%利多卡因15mL含漱30秒,每3小时含漱1次;涂口唇膏减轻干裂及疼痛。

4)超敏反应:表现为寒战、发热、皮疹、荨麻疹、血管水肿、低血压、喉痉挛、呼吸急促、面部水肿、心脏停搏等。主要致敏药物有门冬酰胺酶。处理上,在使用门冬酰胺酶前做皮试;控制输液速度;常规准备抢救物品;发生严重反应时按青霉素过敏处理;如化疗方案中有泼尼松、地塞米松者先用泼尼松及地塞米松。

5)脱发:用药2~3周出现。主要致毒药物有多柔比星、平阳霉素、DNR、CTX、MTX、米西宁等。护理上,化疗前应告诉患者可能出现脱发,使患者心理上有所准备,消除顾虑心理;脱发发生后每天晨、晚间护理应将床上脱发扫干净,减少患者的不良刺激;帮助患者挑选合适的假发套,尽可能纠正形象改变所致的不良情绪;告诉患者化疗间歇期头发将会重新生长,发质可能比以前更好;让患者之间互相交流,寻找新的心理平衡。

6)泌尿系统毒性:主要是肾毒性、出血性膀胱炎、尿酸性肾病。临床表现为尿中出现红细胞、白细胞、管型颗粒,血BUN、Cr升高,肌酐清除率下降;尿频、尿急、尿痛、血尿;少尿或无尿等尿毒症表现。防治及护理上,化疗前及化疗中必须进行有关肾功能的检查;化疗期间嘱患者多饮水,勤排尿;水化治疗和碱化尿液;化疗期间口服别嘌醇、立加利仙预防尿酸性肾病及排泄尿酸;应教会患者观察尿的性状、颜色,准确记录尿量。

7)皮肤毒性:皮炎、色素沉着。主要致毒药物:氟尿嘧啶、Adr、DNR、CTX、白消安等。临床表现:大小不等、疏密不一的斑丘疹、丘疹或荨麻疹;部分或全身皮肤色素沉着,甲床色素沉着,皮肤角化、增厚,指甲变形。护理上,做好心理护理,减轻心理焦虑;按医嘱用抗过敏药物和激素;用温水轻擦洗皮肤,外涂氟轻松软膏;但不可用过热的水洗或用手大力挠抓皮肤,以免加重或破溃造成感染。

8)神经系统毒性:末梢神经炎,以VCR多见,在用药后6~10周出现,停药后恢复。表现为四肢或躯干感觉麻木、无力、腱反射低下或消失。中枢神经功能障碍,多为一过性,表现为嗜睡、人格改变、智力减退、意识障碍等。护理上,对症防护;安全防护,做好日常护理;VP16能引起直立性低血压,用药时或用药后应卧床休息,不要骤然起床,以防摔倒。

(5)支持治疗及护理

1)休息活动:急性期,有严重进行性贫血(血红蛋白低于50g/L)、急性出血或严重感染的患者应绝对卧床休息,以减少机体耗氧量,避免晕厥,给予生活护理。病情轻或缓解期患者可做适当的室内活动,避免过度疲劳。保持环境安静,避免噪声刺激,要保证充足睡眠。

2)饮食方面:给予高蛋白、高热量、富含维生素、易消化的食物,禁食坚硬及带刺的食物。如有消化道出血应暂禁食,从静脉补充营养。如果患者高热、口腔溃疡严重,应给予半流或流食。化疗期胃肠反应影响食欲,给予清淡饮食,注意调节饮食的色、香、味,并酌情避开化疗时间进食,化疗期间多饮水,防治尿酸性肾炎。

3)防治感染:急性白血病患者常伴粒细胞减少,尤其是化疗后粒细胞缺少极为常见感染成为急性白血病最常见的并发症和主要的死亡原因。预防感染的措施为创造相对的无菌环境,如安排患者住单间隔离病室或无菌空气层流病室,也可在普通病房使用层流床,常规定时应用紫外线空气消毒,患者应戴口罩,控制进入病房人员。保持全身皮肤清洁,加强口腔清洁护理,大便后用 1:5000 高锰酸钾溶液坐浴或肛周擦洗以防肛周感染,卧床患者给予外阴及肛周冲洗。持续发热应注意寻找感染灶的同时,做细菌培养及药敏试验,并迅速使用经验性的抗生素,注意有无真菌的感染。使用抗生素原则为早期、联合和足量,严密观察体温变化。体温超过 39℃ 时应给予物理降温,可在前额或头顶部放置冰袋,也可用温水擦浴。慎用乙醇擦浴降温,特别是对于有出血倾向者易引起皮肤表层血管扩张而诱发出血。必须用退热药时,按医嘱慎用,避免因退热药引发不良反应,特别是已有出血倾向者。患者降体温的过程中出汗多,应给予补充足量的水分,鼓励多饮水并及时擦身更衣、换被单等。

4)出血的防治:根据患者出血发生的原因或机制选用适当的全身性止血药或局部止血药。当外周血血小板<20×10⁹/L,有出血倾向时,宜输注浓缩血小板,若出血为 DIC 所引起,应及时给予适当的抗凝治疗;局部的出血如鼻腔或牙龈出血,可用填塞或吸收性明胶海绵止血。注意观察内出血的征象,如咯血、便血、咯血、血尿或头痛、恶心、呕吐、视物不清、颈项强直、意识障碍、喷射性呕吐等情况,立即通知医师做好抢救准备,谨防颅内出血。嘱患者不要用力擤鼻涕和挖鼻。宜用软毛牙刷,口腔如已有出血改用漱口液漱口,防止因刷牙加重出血;活动时避免损伤,进行各种穿刺检查后要局部施压 10 分钟;内衣应柔软、宽大、舒适,避免粗糙、紧束的衣着。勤修剪指(趾)甲,防止自挠时抓伤。

5)纠正贫血:严重贫血时(血红蛋白<60g/L),可输注浓缩红细胞纠正贫血状态,吸氧,卧床休息,防晕厥。做好病情观察、健康教育和心理护理。

6)髓外白血病的防治:髓外主要是中枢神经系统和睾丸及卵巢等部位。大多数化疗药物不能在这些部位达到足够的杀伤浓度,成为白血病的"庇护所",防治中枢神经系统白血病通常在缓解后早期进行鞘内注射 MTX 或 Ara-C 等化疗药物。白血病细胞浸润所致睾丸肿大宜用局部放射治疗。腰椎穿刺鞘内注射后针眼处有效压迫,保持清洁干燥,防止出血和感染,腰椎穿刺鞘内注射后患者去枕平卧 6 小时,以防头痛、眩晕、呕吐等症状发生。

7)造血干细胞移植:包括骨髓造血干细胞、外周血干细胞及脐血干细胞移植。

四、预防

为巩固疗效,防止复发,达到长期存活,定期回院进行化疗,千万不能半途而废,否则病情很容易复发。定期到医院复查血常规、骨髓象及心、肝、肾功能等。注意休息,避免过度劳累,防止受凉感冒,若出现流感症状及时就医。定期检查易感染的部位,保持良好的个人卫生习惯,少去公共场所,防止交叉感染。避免损伤皮肤或黏膜,遇到出血倾向应回院处理。

第二节　溶血性贫血

溶血性贫血(hemolytic anemia,HA)是由于各种致病因素引起红细胞破坏过速而骨髓造血功能代偿不足时发生的贫血。

一、病因

1.遗传性因素　红细胞膜异常,如遗传性球形红细胞增多症等。红细胞酶异常,如G-6-PD缺乏。血红蛋白异常,如血红蛋白病,地中海贫血。

2.获得性因素　免疫性,如新生儿同种免疫病,自身免疫性溶血性贫血等。阵发性睡眠性血红蛋白尿。物理因素所致,如大面积烧伤。机械因素所致,如微血管病性贫血。化学毒物及药物所致,如苯、磺胺。生物因素所致,如细菌、病毒、蛇毒。脾功能亢进。

二、病情判断

1.急性溶血　起病急剧,大量溶血可有明显的寒战,随后高热、腰背及四肢酸痛、气促、烦躁,伴有头痛、呕吐、浓茶样或酱油色尿,面色苍白,明显黄疸。更严重可出现周围循环衰竭和急性肾衰竭。常见诱因有感染、药物、手术、妊娠等。

2.慢性溶血　以血管外溶血多见,起病缓慢,症状轻微,有贫血、黄疸、肝、脾大三大特征。可并发胆石症和肝功能损害。

3.实验室检查　根据不同原因引起的溶血选择试验进行排除或证实。血红蛋白下降,可低于 30g/L,间接胆红素增高,网织红细胞计数增高。红细胞形态学改变。尿中出现血红蛋白或高铁血红蛋白、铁血黄素等。Coombs 试验阳性,提示免疫性溶血性贫血。热溶血试验阳性可诊断阵发性睡眠性血红蛋白尿。

三、急救护理

1.急性溶血发作的处理　积极去除或避免诱因。绝对卧床,给予高流量吸氧。迅速建立静脉通道,采集血标本及配血,及时补充血容量。紧急输血是抢救严重贫血的主要方法,可暂时改善贫血情况,但可能加重自身免疫性溶血性贫血或诱发阵发性睡眠性血红蛋白尿发作,要严格掌握输血的指征。以应用洗涤后的红细胞输注为宜。严格按输血要求执行。争取早期、大量、短程使用肾上糖皮质激素。按时准确使用,突然停药或减量过快也引起溶血、贫血的加重。及时纠正水、电解质酸碱平衡,碱化尿液增加血红蛋白在尿液中的溶解度,减少沉淀,避免肾小管阻塞,溶血期常有酸中毒及高钾血症。保护肾功能,要输足够的液体量,鼓励患者多饮水,增加尿量有利于游离血红蛋白排出。热敷双肾区,解除肾血管痉挛。密切观察病情变化,包括生命体征及神志、皮肤黏膜、尿量、尿色,记录出入量,警惕肾功能不全、休克或心功能不全出现。

2.其他相关护理　严重贫血、急性溶血、慢性溶血合并危象的患者,应绝对卧床休息,保证充足的睡眠。如贫血发展急剧,则有可能发生晕厥和全身出现衰竭状态,故患者需安静卧床,不要突然坐起或起立,预防摔伤的意外事件。给予高蛋白、高维生素、高热量、易消化的食物,以有助于纠正贫血,应避免饮食中一切可能诱发溶血的食物,如蚕豆。预防感染,特别是免疫抑制药治疗期间,更加注意皮肤黏膜的清洁护理。早晚刷牙,饭后漱口,保持口腔清洁。保持大便通畅,大便后清洗外阴及肛周,应用高锰酸钾液坐浴,预防肛周感染。

3.病情观察　观察尿色、尿量,并记录,如果尿色逐渐加深,甚至呈酱油样,说明溶血严重,及时报告医师。尿量少时按医嘱给予利尿,警惕肾脏损害。体温、脉搏、呼吸、血压变化及用药、输血的治疗效果及不良反应。观察巩膜、皮肤黄染的变化及脾大情况,以及有无伴有高热、寒战、腹痛、烦躁不安或嗜睡,甚至惊厥等溶血危象先兆。黄疸的轻重与溶血的程度有关,黄疸的加重标志着溶血严重,结合尿色及性质的观察及时与医师联系。治疗期间必须密切观察血常规变化,至少每周检查 1 次,特别注意骨髓抑制致严重感染的预防。

4.心理指导　急性溶血发作而产生系列症状,患者或病儿家长多有恐惧焦虑心理,应给予安慰和鼓励,使对治疗增强信心及安定情绪。不少患者因同时存在难治性疾病,如恶性肿瘤、红斑狼疮等,易产生消极心理。护理工作中注意观察,了解患者心态,给予心理支持,提供生活上的帮助,疏导不良情绪,有利于配合治疗。

四、预防

向患者交代坚持服药治疗。按医嘱定期复诊。指导患者注意观察巩膜有无黄染情况,尿色变化,如出现异常及时留尿来院检查。注意预防感冒。避免诱发溶血的因素,不食蚕豆,不使用可疑药物。

第三节　血小板减少性紫癜

血小板减少性紫癜(thrombocytopenic purpura)是一组由于外周血血小板减少而引起的皮肤、黏膜或内脏出血的疾病。以原发性血小板减少性紫癜(idiopathic thrombocytopenic purpura,ITP)为最多见。ITP 也称特发性血小板性紫癜,是一种由于血小板破坏增多而致外周血小板减少的常见的出血性疾病。

一、病因

特发性血小板减少性紫癜的病因尚未明,其发病的相关因素有感染、免疫、遗传、雌激素等。分急性型和慢性型。

二、病情判断

1.急性型　多数患者发病急骤。儿童多见,发病前常有呼吸道等感染。出血症状表现为皮肤出现瘀点、紫癜、瘀斑,严重可有血泡、血肿的形成。黏膜出血多为鼻出血、牙龈出血或口腔黏膜、舌边缘可有血泡。可伴有消化道、泌尿道、结膜下出血。血小板严重减少时可致颅内出血而出现颅内压增高的症状,如头痛、恶心、呕吐、视物模糊甚至意识障碍、昏迷等,危及生命。部分患者可有轻度脾大。

2.慢性型　一般起病隐袭,常见于成年人,女性多于男性,症状轻但容易反复发作。病死率1%,多数因颅内出血而致死。皮肤出现散在的瘀点、瘀斑,以四肢多见,且常发生在抓过的皮肤。可有鼻出血、牙龈出血、月经过多等。口腔黏膜及舌表面也可发生血泡,受伤后皮肤深处可发生瘀斑。少数患者可有脾大。

3.实验室检查

(1)血常规:血小板减少最为突出,急性型血小板计数多<$20×10^9$/L,慢性型血小板常在$50×10^9$/L左右。

(2)骨髓象:巨核细胞增多或正常,发育成熟障碍及血小板生成减少。

(3)其他:出血时间延长,毛细血管脆性试验阳性。血小板相关抗体 PAIgG、PAIgM、PAIgA 补体 PAC3 可明显升高。90%以上的患者血小板生存时间明显缩短。

三、急救及护理

1.急性型或慢性型急性发作期应卧床休息,减少活动,保证充足的睡眠。血小板明显减少、出血倾向严重者,或已有内脏出血及合并高热的患者,应绝对卧床休息,避免外伤及任何非紧急手术。

2.口腔黏膜、舌、齿龈出血的患者要加强口腔护理,预防口腔感染。齿龈及舌体易出现血泡小血泡,一般无须处理。大血泡可用无菌空针抽吸积血后,局部以纱布加压至出血停止。

3.少量鼻出血用简易止血法,即用干棉球、凝血酶浸润棉球、0.1%肾上腺素棉球填塞出血侧鼻腔,并可冷敷。大量鼻出血填塞止血,并急请五官科医师用明胶止血,注意观察止血效果及有无再次发生出血及患者的生命体征变化。

4.消化道出血　量小、无严重呕吐者,可给予凉流质饮食,出血量大的应禁食。呕吐时注意把头侧向一边,防止呕吐物呛入气管引起窒息或吸入性肺炎。发生消化道大出血,应按大出血的抢救进行,马上通知医师并配合抢救处置,做好输液、输血准备工作,间隔15分钟测量血压、脉搏、心率1次,注意观察患者尿量、皮肤色泽及肢端温度变化等失血性休克的早期征象。

5.颅内出血观察　突然剧烈头痛、呕吐或大小便失禁、烦躁不安、偏瘫和意识障碍,应及时报告医师并注意测量和记录血压、脉搏、呼吸、体温及瞳孔的异常变化,配合医师进行腰椎穿刺,行脑脊液压力的监测及脑脊液检验,积极实施降颅内压措施。

6.为防止血小板输注无效或使其效果更好,应先输免疫球蛋白后再输血小板,血小板输入速度要快,血浆置换术前要做好血浆、血小板、急救药物的配备。

7.脾切除手术治疗的患者,常对手术有恐惧心理,家属也顾虑重重,护士应做好必要的解释,指导和协助患者做术前准备。脾切除术后协助患者回病房后取半卧位,并指导维持半卧位的方法,有助于腹腔引流,有利于伤口愈合,预防腹腔内继发感染等。根据患者情况指导鼓励其早期床上活动,有利于胃肠功能恢复而及早进食,有利于身体恢复。脾切除术后的患者有潜在血栓形成和感染的倾向,应特别注意观察。

8.观察病情　定时测量记录血压、脉搏、呼吸、瞳孔及神志等生命体征,随时做好救治处置的配合。治疗中注意观察皮质激素可能引起的高血压、糖尿病、消化性溃疡、感染、水电解质紊乱等不良反应,定期测量体重并记录。严密观察颅内出血引起颅内压增高的征象。特别对急性或慢性型发作期的患者随时注意观察皮肤、黏膜、消化道、泌尿生殖道及颅脑等部位的出血倾向,一旦发生大出血的征象应立即通知医师并给予及时的对症处理,做好抢救物品的准备。

9.预防出血　指导患者穿衣应柔软,宽松,避免穿着过紧的衣裤加重皮肤紫癜,学会自我防护,避免外伤引起出血,动作要慢,防止碰伤、摔伤,纠正挖鼻、耳及剔牙的习惯,防引发出血。拔针时,局部应有效加压 10 分钟,以免形成局部血肿。注意禁用抑制血小板功能或引起血小板减少的药物,如双嘧达莫、阿司匹林、磺胺类、解热止痛药等。

10.给予高蛋白、高维生素、低盐、易消化的饮食,若伴有贫血应选用含铁丰富的食物,多选用蔬菜水果中性味偏凉者,对止血有利。注意忌油腻、生硬食物及刺激性食品,如辣椒、酒等。消化道出血者酌情改进流食或禁食,以静脉补充营养。

11.心理护理　慢性型患者因病程长,反复发作可达数十年,使用激素、免疫抑制药等而顾虑重重,精神负担较重,影响对治疗的信心,通过与患者多沟通,了解其心态,适时安慰疏导患者,鼓励树立战胜疾病的信心。急性型和慢性型急性发作而出血严重者恐惧心理严重,给予安慰并酌情留人陪护,医务人员神情镇定,操作有序,使患者增加安全感,提高对治疗的信心而安心配合医护接受治疗。出血症状常使患者恐惧不安,应给予安慰使之避免情绪过度紧张而激发或加重出血。

四、预防

注意观察皮肤黏膜有无出血,大小便的颜色,月经量等,有异常要及时医院就诊。注意防感冒,减少外出,禁止剧烈活动或有外伤危险的活动。注意防暴晒、碰撞头部,预防脑出血。遵医嘱用药,不可随意停药。服用药物,应在医师指导下治疗,特别注意避免可能引起血小板减少的药物。定期医院复查。

第四节　血友病 A

血友病(hemophilia)是一组因遗传性凝血活酶生成障碍引起的出血性疾病。包括血友病 A(甲)、血友病 B(乙)及遗传性 FⅪ缺乏症。以血友病 A 最为常见。

一、病因

血友病 A 和血友病 B 为性染色体隐性遗传,患者多有家族史,前者是先天性因Ⅷ缺乏,后者是先天性因子Ⅸ缺乏;血友病丙是先天性因子Ⅺ缺乏。发病机制为基因突变、基因缺失、基因插入等。根据 X 染色体的缺陷规律,血友病 A 的遗传模式有四种:男性患者与正常女性所生的儿子均为正常,所生的女儿均为携带者;女性携带者与正常男性所生的儿子有 50%机会为血友病 A 患者,所生的女儿有 50%机会成为致病基因携带者;女性携带者与男性患者所生的儿子有 50%机会是血友病 A 患者,所生的女儿要么是致病基因携带者,要么就是血友病 A 患者;男性患者与女性患者所生的儿子和女儿都是血友病 A

患者;因此,临床上患者多为男性,而女性多为携带者。大多血友病 A 患者有家族史,但有近1/3 为散发病例,其母亲家系中无他人患血友病 A,但可检测家系的基因情况,可发现携带者。

二、病情判断

1.出血

(1)皮肤、黏膜出血:多为轻度创伤后出现持久缓慢的渗血,不容易制止,如拔牙后出血可延长 7 天以上。

(2)肌肉出血:创伤或活动过度后出血形成血肿,局部肿痛、活动受限,血肿压迫神经时,可引进周围神经的损伤,使相应部位疼痛及感觉障碍,肌肉萎缩。

(3)关节腔出血。负重关节最易受累,最为多见,其中膝关节出血最常见,其次踝、髋关节等。常发生在行走过久、运动、扭伤或创伤后。表现为肿胀、疼痛和活动受限,由于关节腔内积血吸收不完全,残留血液刺激滑膜增生,血管增生且脆性增加,易导致再发出血而形成恶性循环,久之引起变形性关节炎、关节强直、畸形,功能障碍可致肢体活动障碍,甚至致残。

(4)消化道、呼吸道出血:表现为咯血、黑便或咯血,与原发病灶有关,如溃疡、支气管扩张。

(5)舌下、口咽部出血:血肿向颈部发展可致呼吸困难,因其压迫气管引起窒息而后果严重。

(6)颅内出血。常发生在轻度颅脑外伤后,是血友病致死的最常见的重要原因之一。

2.实验室检查　血小板计数、出血时间、血块收缩、凝血酶原时间正常。凝血时间重者延长,中轻型可正常。血友病 A、遗传性因子Ⅺ缺乏症的活化部分凝血活酶时间(APTT)重者明显延长,能被正常新鲜及吸附血浆纠正。血友病 B 的 APTT 延长,能被正常血清纠正,但不能被吸附血浆纠正。

三、急救护理

1.内脏出血、颅内出血的处理　绝对卧床休息,减少不必要的搬动,保持环境安静。迅速给予替代治疗,是防治血友病出血最重要的治疗措施,应尽早进行。输注用含 FⅧ的血液制品做替代治疗,如新鲜血浆、冷沉淀、抗血友病球蛋白、凝血酶原复合物、凝血因子 1 等,并及时补充血容量。积极查找诱因。对有头外伤的患者及早确诊有无颅内血肿,CT 确诊后做好术前准备,严密观察生命体征、瞳孔、意识的变化,发现再出血情况及时报告医生,采取紧急抢救措施;深部组织及内脏出血密切观察脉搏、呼吸、血压及神志变化;咽、颈部出血可导致呼吸或吞咽困难;中枢神经系统出血可出现头痛、呕吐、颅内压增高的表现及精神障碍征象;泌尿道出血可发生肉眼血尿,消化道出血可有咯血或便血等,随时警惕大出血,及时报告,并做好抢救准备。

2.局部出血的处理　急性出血期应立即停止活动,绝对卧床休息。局部创面出血可应用肾上腺素,凝血酶、纤维蛋白海绵止血,加压包扎,冷敷。皮肤、肌肉、静脉穿刺点出血可用压迫止血方法,较深部位的鼻腔可用凝血酶、巴曲酶、止血海绵等加压止血,关节出血初期可固定患肢制动,出血部位防止受压,将患肢垫高,有利于降低血管的压力,减慢出血,以减轻肿胀和不适,并对局部适当包扎或使用弹性绷带,给予局部冷敷。肿胀消失后逐渐恢复关节正常活动,适当功能锻炼以促进关节功能的恢复,维持关节功能,防止关节畸形和肌肉萎缩。如果关节已发生畸形而活动受限,可给予理疗并防止肌肉萎缩。局部出血不止应及时给予替代治疗,补充缺失的凝血因子。一般血肿不宜穿刺,除非存在剧痛和高张力,否则很可能出现压力性坏死,穿刺只有在替代治疗后才能进行,并注意预防感染。

3.预防出血指导　轻型患者可适当活动,但避免过度劳累,保证睡眠充足;重型患者发生严重出血者应卧床休息。饮食合理搭配,保持营养平衡。避免有骨刺的食物,忌食粗硬食品,以防损伤口腔黏膜。患者如果发生严重的消化道出血应暂禁食,从静脉补充营养。血友病尚不能根治,终生带病,如果预防措施得当,则可以减少出血或避免大出血发生。患者必须清楚自己的诊断,随身带血友病卡片,一旦发生出血应尽早到医院处理。消除诱发因素就可能减少和避免出血的发生。如过度劳累或跌、摔、挫、碰、扭伤等外力引起身体局部或内脏出血,谨慎手术、拔牙、注射、针刺等治疗。最好保持室内适宜的温湿度,过于干燥时鼻黏膜易干裂出血。患者衣着宽松,被盖适中,防止因过冷过热而感冒,防暴晒头部。养成和保持良好的卫生习惯,保持皮肤清洁,勤洗头、洗澡、更衣,每日定时泡脚,洗外阴;常修剪指(趾)甲,但要注意勿损伤。患者特别要注意口腔清洁,预防龋齿和牙周病,养成三餐后刷牙的习惯。对于血友病儿童的活动应有约束,不宜爬高、蹦跳、踢球、长跑、摔打等剧烈运动。使用刀、剪等锐器时要戴防护手套。在生活工作中,不要隐瞒病情,尤其就医时要说明自己存在血友病,以免因疏忽造成拔甲、手术、针刺、注射等引发出血,甚至危及生命。

四、预防

保持良好的个人卫生习惯,生活起居规律,按时作息,保证充足的睡眠,以免过度疲劳而诱发出血,减少和避免并发各种疾病。积极消除各种出血诱发因素。保存并随身携带"血友病卡片"。一旦发生出血征象,及时到医院就诊治疗。记住自己的血型。

第六章　妇产科实用技术护理

第一节　概述

医学科学不断进展,日新月异,随着基础学科的不断发展,妇产科学近年也取得许多新进展。新理论、新方法及新技术的出现,极大地促进了妇产科护理学的不断发展,突出表现在以下几方面。

一、妇产科新诊断技术

1.诊断技术　妇产科诊断技术不断创新,目前已经能够通过一些特殊检查,在妇女妊娠期或疾病发病期明确诊断,为家庭及社会减少极大负担。这些诊断技术主要包括 X 线诊断技术、超声图像诊断技术和胎儿宫内监护技术等。

2.助孕技术　这种技术包括体外受精——胚泡移植技术、卵母细胞单精子显微注射、种植前遗传学诊断(PCD)、配子输卵管内移植、宫腔内配子移植(GIUT)、供胚移植等。在这些助孕技术中,均需运用生殖生理新知识并开发各种新技术,如药物诱导定时排卵、刺激超排卵、监测并保证胚胎良好发育、未成熟卵子试管内培育、卵子及精子冷冻,以及胚胎储存、选择优秀胚胎、试管胚胎染色体核型研究等。由于助孕技术的大力开展,也促进生殖生理学的迅速发展。

3.内镜技术　腹腔镜技术、宫腔镜技术、胎儿镜技术、阴道镜技术。

4.产科镇痛技术。

二、妇产科新治疗方法

随着医学科学的发展,已有不少新的治疗方法应用于妇产科临床。

妇女月经失调和生殖功能失调的临床诊治效果进入崭新阶段,绝经期后的性激素替代治疗大面积推广应用,使女性内分泌学已发展成为妇产科学中的一门专科学科。在妇科肿瘤方面,绒毛膜癌的化学药物治疗取得了近乎根治效果,而手术方面由于腹腔镜、子宫镜的应用,发展极快,取得不少优异成绩。阴道成形术、宫颈癌根治术、卵巢癌细胞减灭术、介入治疗、生物治疗等新治疗方法的应用,直接丰富了妇产科护理学的内容。

三、妇产科新的理论及护理模式的出现

1.产科学理论体系的转变　以往的产科学是以母亲为中心的理论体系,着重研究孕妇在妊娠期的生理变化、正常分娩的机制、妊娠并发症的防治、异常分娩的处理、产褥期母体变化等,近年产科学理论体系有着显著转变,代之以母子统一管理的理论体系,甚至有学者提出产科学应改为母子医学。这一新理论体系的出现,导致围生医学、新生儿学等分支学科诞生。目前国内已广泛开展围生期监护技术和使用电子仪器,产科医生与新

生儿科医生合作,从而大大地降低了围生期母婴病死率。

2.妇产科护理模式的变革　为适应医学模式转变和发展过程人们对生育、健康及医疗保健需求的变化,妇产科护理模式势必然随着现代护理学发展趋势做出相应调整。同其他科护理一样,妇产科护理概念也从单纯的"护理疾病"发展为"保障人类健康"的护理;护士的工作场所逐渐由医院扩大到家庭、地区和社会;工作内容也从传统地、机械地、被动地执行医嘱,完成分工的常规技术操作和对患者的躯体护理,扩大到提供整体化护理。可以说,开展"以家庭为中心的产科护理"是当代护理学中最具典型意义的整体化护理,代表了妇产科护理的发展趋势。

第二节　围生期监护

一、围生期定义

围生期(perinatal):指产前、产时和产后的一个特定时期,包括妊娠后期、分娩过程和新生儿早期 3 个阶段。围生期国际上标准不一,WHO 提出以下几种。

围生期Ⅰ:妊娠满 28 周至产后 7 天(或胎儿体重≥1000g,身长≥35cm),我国采用此定义。

围生期Ⅱ:妊娠满 20 周至产后 28 天(或胎儿体重≥500g,身长≥25cm),发达国家多用妊娠满 20 周至出生后 7 天为围生期。

围生期Ⅲ:妊娠 28 周至产后 28 天(或胎儿体重≥1000g,身长≥35cm)。

围生期Ⅳ:胚胎形成至产后 7 天。此定义符合围生期保健从受孕开始保健的需要,但此定义未表示出生命从何时作为起点,尚未得到普遍应用。

根据我国国情,目前临床上应用的围生期定义为 WHO 围生期定义的第 1 种,即从妊娠 28 周开始至出生后 7 天为围生期。

二、围生期监测

(一)胎儿发育的监测

1.监测途径　对胎儿发育的研究一般有 3 种途径。

(1)因治疗需要而把胎儿从子宫中取出,放在特制的"育儿箱"里进行手术,记录其自然行为和其对某些电、机械刺激的反应。

(2)对早产儿(妊娠后 6~8 个月出生)进行研究,考察在子宫内的发育情况和行为能力。

(3)采用某些仪器设备对子宫内的正常胎儿进行测量研究。

2.监测内容

(1)胎动。

(2)胎儿神经系统超声检查:①特异的肢体运动;②眼球运动、姿势、心率;③定量定性分析胎儿呼吸。

(3)胎心率检查。

（4）羊水检查。

（5）胎儿宫内评分

1）胎儿生物物理项评分（Manning 评分）：包括无激惹试验（NST）、收缩激惹试验（CST）、胎儿呼吸运动、躯体运动、胎儿张力、羊水量及胎盘状态。对每一项都进行分级，每级是 0~2 分，满分 10 分，6 分以上胎儿结局良好。

2）宫内 Apgar 评分：对于小于胎龄儿及过期产儿可以很好预测围生期结局。包括：①胎儿心血管系统检查；②胎儿呼吸系统检查；③神经运动系统检查。这种方法以胎盘灌注情况代替胸廓运动，以胎儿血流代替皮肤颜色，每一项满分均为 2 分。

（6）超声多普勒监测：①胎儿生长状况；②监测胎儿血流速度。

（7）胎儿心电图。①内监测：必须在宫口开大 2cm 以上，胎膜已破时方可进行；②经母体体表测定。对母儿无害，可于妊娠 22 周以后进行。

（8）实验室检查：目前主要包括母体体液及胎儿体液两个方面的检查。

（二）胎儿成熟度的监测

胎儿成熟度的测定方法有多种，常用的方法如下。

1.临床评估

（1）孕周核实：对每一孕妇尤其高危妊娠，在计划分娩前仔细核实孕周，可减少新生儿呼吸窘迫综合征的发生。通过详细询问月经史、早孕反应、胎动时间，早期内诊检查子宫大小，或 20 周前 B 型超声了解胎儿大小则更有助于肯定孕周。

（2）胎儿发育指数粗略估计胎儿成熟度：伍十岚等提出计算胎儿发育指数的方程式：胎儿发育指数=宫底高度（cm）-3×（月份+1）。指数<-3 表示胎儿未成熟；如在+3~-3，表示已成熟；如>3，则胎儿过大或双胎或羊水过多。此公式的应用也在核实孕周的基础上，同时受腹壁厚薄、测量点正确与否等影响，因此公式仅作参考，尤其不适于糖尿病妊娠。

2.超声检查

（1）胎盘成熟度：根据胎盘基底板、绒毛板及胎盘实质的图像变化分为 0~Ⅲ级，以此间接判断胎儿成熟度。

胎盘 0 级：为早、中孕期胎盘，未成熟。

胎盘Ⅰ级：为胎盘成熟的早期表现，出现在妊娠 30 周左右，表示胎盘尚未成熟，但有少数病例维持至分娩。

胎盘Ⅱ级：可疑成熟。高危妊娠计划分娩前如达Ⅱ级，则胎儿存活机会很大。

胎盘Ⅲ级：成熟胎盘，卵磷脂/鞘磷脂值（L/S ratio）全部>2.0。根据研究报道：Ⅲ级胎盘出现的平均孕周为 38.6 周。

胎盘分级和胎盘功能并非同义，在正常情况下，孕周、胎儿生长发育和胎盘成熟度三者以平行的速度进展，而在某些病理妊娠，如妊娠高血压综合征、胎儿宫内生长受限、妊娠合并糖尿病等三者不相平行，胎盘Ⅲ级可提前出现或延缓出现。过期妊娠者也非全部为Ⅲ级胎盘，Ⅲ级约占一半。

（2）胎儿双顶径（BPD）测量：对照孕周、双顶径、体重曲线判断胎儿成熟度。BPD≥

8.5cm、孕周在 36 周以上、体重 2 500g 左右,可作为胎儿成熟的指标。也有国家和地区以 BPD＝8.7cm 为指标。

(三)羊水成熟度分析法

羊水分析是常用的也是正确判断胎儿成熟度的方法。

晚期妊娠羊膜腔穿刺取羊水必须注意:①B 超胎盘定位,避免穿刺进入胎盘引起出血;②选择合适的穿刺部位,通常对先露未入盆者,先露下方前羊水囊较易穿刺。先露已入盆者可选择胎前三角区或后方穿刺。缓慢抽出羊水 10mL 送检。同时注意羊水外观性状,也可判断胎儿成熟度,羊水清亮、透明为未成熟;如乳白色,内有絮状物或胎脂则为成熟。

1.特异性羊水成熟度分析

(1)卵磷脂/鞘磷脂值(L/S ratio):L/S 值随孕周而上升,孕 35 周前<2,35 周后≥2,本法由于正确率较高,广泛用于高危妊娠计划分娩前判断胎儿成熟度。

(2)磷脂酰甘油(PG):PG 代表羊水中总磷脂的 1/10,35 周后出现于羊水中,只要从羊水中检测出 PG 即代表胎肺成熟。PG 测定较 L/S 值具有优越性:①PG 测定标本即使有血液或胎便污染,结果不受影响;②PG 判断胎肺成熟度正确率高于 L/S 值,尤其用于糖尿病病例更有意义,如 L/S≥2,但 PG 阴性,胎肺仍不成熟。阴道收集的标本也可用于 PG 测定,对胎膜早破合并早产病例提供了方便。

(3)泡沫试验或震荡试验:利用肺表面活性物质既亲水也亲脂的特点,在羊水的试管中加入 95%乙醇振荡后,接触空气的液体界面上形成环状泡沫,泡沫的多少与肺表面活性物质的量呈正比。此法简单快速,需立即出结果或无实验室条件时,本法是理想的选择,其正确率和 L/S 值相似。

2.非特异羊水成熟度分析法

(1)脂肪细胞计数:脂肪细胞来自胎儿唾液腺的上皮细胞,它的出现与胎肺成熟度有一定关系。出现率为 10%～20%为成熟标准,通常在 34 周以前出现率为 1%,36 周后可达 30%以上,40 周左右可达 50%。

(2)淀粉酶测定:淀粉酶来自胎儿胰腺和唾液腺,前者在孕期变化不大,后者随孕周增加而增加,通常以 301～449U/L 为可疑成熟,450U/L 为成熟,36 周以前大部分<300U/L。糖尿病、无脑儿、妊娠高血压综合征、消化道畸形时呈低值。

(3)肌酐测定:羊水中肌酐是肌酸的代谢产物,经肾脏排泄于羊水中,因此肌酐值代表胎儿肾脏的成熟度。根据原白求恩医科大学及上海新华医院报道,以肌酐≥176.8μmol/L为成熟指标,相当于 36 周时羊水中肌酐值。

(4)胆红素:胆红素测定了解胎儿肝脏成熟度,随孕周进展,胆红素因肝酶系统功能日趋完善而逐渐减少以至消失。正常妊娠时,胆红素高峰在孕 20～24 周,孕 36 周时消失,因此如测不到胆红素表明孕周≥36 周,胎儿肝脏已成熟。

3.敲击试验(tap test)　Scocol ML 在 1990 年提出这种快速、简便的胎肺成熟度测定方法。

(1)方法:取羊膜镜穿刺或阴道流出的羊水 1mL 放入试管内,羊水如有血或胎便污染须离心 5 分钟,加 6mol/L 盐酸 1 滴,再加乙醚 1.5mL,然后轻敲试管 3~4 次,即可见乙醚层产生 200~300 个气泡。

(2)结果判定和临床意义:于敲击试验后的 2 分钟、5 分钟、10 分钟观察。如乙醚层中气泡破灭,剩下不到 5 个为胎肺成熟。本法预测胎肺成熟正确率 2 分钟、5 分钟、10 分钟分别高达 98.5%、97.5%、97.6%,与同时进行的 L/S 值测定相当。本法缺点是预测胎肺不成熟正确率较低(40.7%),但仍不失为一种快速、简便、价廉的检测方法。

(四)胎盘成熟度监测

临床上胎盘成熟度监测常用的有直接测定和间接测定两种,前者是检查胎盘的产物,后者是监测胎儿是否缺氧(如胎儿监护、B 超测量羊水量、胎动子宫胎盘血流及胎儿血流测定等),间接了解胎盘功能状态。本部分重点介绍直接测定方法,胎盘产物有激素、酶、特异蛋白等。

1.胎盘产生的激素

(1)甾体激素:如雌三醇(E_3)、雌二醇(E_2)、雌四醇(E_4)、孕二醇(P_2)、黄体酮(P)等,但临床上最常用的是 E_3 的测定。

1)尿 E_3 的测定:E_3 是胎儿和胎盘共同产生的,故又称胎儿-胎盘单位功能。目前多数学者认为,E_3 测定仍是胎儿-胎盘功能判定较为可靠的方法。E_3 随妊娠的进展逐渐增加,至妊娠晚期较非孕时增加 1000 倍,足月妊娠时每日尿排出量 10~30mg。

测定方法:根据 24 小时尿中肌酐排出量比较稳定,大体上为 1g 左右,取随意尿测定雌激素/肌酐(E/C)值。

2)血 E_3 测定:血中游离 E_3 伴随妊娠的进展而逐渐上升,可反映胎盘的功能状态。因尿中 E_3 受多种因素影响,故认为血 E_3 测定较尿更可靠。放射免疫法测定值在 $15\mu g/L$ 以上胎儿预后良好,<$10\mu g/L$,特别是<$5\mu g/L$ 胎儿预后不良,有时可发生胎死宫内。

(2)蛋白类激素测定:胎盘产生的特异性蛋白激素有胎盘生乳素(hPL)和人绒毛膜促性腺素(HCG),它们都是合体细胞产生的。

1)hPL:其结构与 HCG 相似,妊娠晚期所产生的量是早期的 500~1000 倍,半衰期短,为 20~30 分钟,可迅速反映胎盘的功能状态。其测定方法很多,有放射免疫法、红细胞凝集法、乳胶凝集法、单向免疫扩散法等。hPL 随妊娠的进展而增加,38 周达峰值,并维持至分娩。

临床意义:正常妊娠值为 4~11mg/L。低值多见于重度妊娠高血压综合征、过期妊娠胎盘老化、慢性胎儿窘迫、IUGR、前置胎盘伴有阴道出血者;高值多见于多胎、巨大儿、母儿血型不合、胎盘水肿等。

2)HCG:近年来,HCG 在妊娠晚期的变化已引起重视。单克隆抗体免疫酶标法测定结果表明:正常妊娠从孕 16 周以后进行性下降,至 32~36 周达最低值,36~40 周轻度回升,40 周以后再度下降。以各妊娠组加 2 个标准差为正常上限值,重度妊高征及其合并 IUGR 和慢性高血压时,76% 孕妇血清值高于正常。其机制尚不清楚,可能与胎盘绒毛朗格汉斯细胞增生有关。

2.胎盘产生的酶　胎盘产生的酶约有 100 种,实际应用的不过 20 种,其中妊娠时产生的特异性酶有耐热性碱性磷酸酶(HSAP)、胱氨酸氨基肽酶(CAP);非特性酶有亮氨酸氨基肽酶(LAP)、B-葡糖苷酶(B-GL)、B-N-乙酰葡糖胺酶(B-NAG)、二胺氧化酶(DAO)等。这些酶都可反映胎盘的功能状态,而且在 IUGR 的诊断上有一定意义。

(1)HSAP:HSAP 是碱性磷酸酶同工酶之一,妊娠 10 周以后在胎盘的合体细胞产生,随妊娠的进展而增加,孕 40 周达高峰,以后有所下降。因半衰期 5~7 日,测定值分布广,个体差异大,单次测定临床意义不大。多主张连续测定分型观察。一般分为上升型、下降型、停滞型和不稳定型。正常妊娠多为上升型,重度妊高征、过期妊娠、IUGR 等多为不稳定型、下降型和停滞型。

(2)CAP 和 LAP:两者可离断催产素分子胱氨酸与酪氨酸的结合,故可考虑 CAP 和 LAP 为催产素酶。CAP 和 LAP 为细胞内酶,可能来自溶酶体。组织化学证明是合体细胞产生。不能通过胎盘向胎儿移行。半衰期 2~3 日。从妊娠中期开始上升,孕 40 周达高峰,以后稍有下降趋势。由于个体差异大、测定值分布广,与 HSAP 一样,单次测定意义不大,多主张连续测定分型观察。正常妊娠多为上升型,下降型和不稳定型多见于胎盘功能不全、胎儿窘迫和 IUGR 等。

3.妊娠特异蛋白　非孕时血中没有或含量很少,妊娠时显著增加的蛋白称妊娠蛋白或妊娠特异蛋白。近年来,由于实验方法的进步,从母血和胎盘提取分离出许多命名不同的妊娠特异性蛋白,其中妊娠特异性 B1 糖蛋白(SP1)是胎盘功能检查的良好指标。

第三节　药物抗早孕技术及护理

所谓药物抗早孕,是一类在妊娠确定后,以使用药物为主、非手术性的终止早期妊娠的计划生育补救措施。所以药物抗早孕也俗称"药物流产"。

一、药物抗早孕技术

曾用于抗早孕临床试验的药物很多,目前米非司酮配伍前列腺素抗早孕效果最好,较为常用。

1.适应证

(1)确诊为正常宫内妊娠,停经在 49 天以内(包括 49 天),本人自愿要求药物终止妊娠的健康育龄妇女。

(2)手术流产的高危对象,剖宫产半年以内,多次人流或多次刮宫史,哺乳期妊娠,宫颈发育不良或坚韧者,宫体上有瘢痕者。

(3)对手术流产有恐惧心理者。

2.禁忌证

(1)米非司酮禁忌证:肾上腺疾病、糖尿病及其他内分泌疾病,肝、肾功能异常,妊娠期皮肤瘙痒史,血液病和血栓性疾病,与甾体激素有关的肿瘤。

(2)前列腺素禁忌证:心血管系统疾病、青光眼、胃肠功能紊乱、高血压、低血压、哮喘、癫痫等。

（3）过敏体质。

（4）带器妊娠。

（5）宫外孕或可疑宫外孕。

（6）妊娠剧吐。

（7）贫血，血红蛋白低于95g/L。

（8）长期服用下列药物：利福平、异烟肼、抗癫痫药、抗抑郁药、西咪替丁、前列腺素抑制药（阿司匹林、吲哚美辛等）、巴比妥类药物。

（9）吸烟每日超过10支或嗜酒者。

（10）距离医疗单位较远，不能及时就诊者。

3.药物用法与用量　目前国内自制并广泛应用于临床的抗早孕药物是抗黄体酮药物米非司酮（mifepristone RU486）及前列腺素类似物米索前列醇（或卡孕栓）。

（1）分次小剂量用药法：空腹或进食2小时后口服米非司酮25mg，每日2次（可于上午9时，晚上9时服药），连用3天；第4天上午到门诊服米索前列醇0.6mg或阴道放置卡孕栓1mg，观察6小时，检查胚囊是否排出。或于第1天、第2天上午服米非司酮50mg，下午服25mg，第3天到门诊如上述方法用米索前列醇或卡孕栓。

（2）一次大剂量用药法：米非司酮200mg顿服，第4天早晨如上述方法用米索前列醇或卡孕栓。使用卡孕栓者必须卧床2小时，以免药物脱出。口服米索前列醇后3小时若未发生流产，可酌情加服0.2～0.6mg，注意服药用水的温度不得超过30℃。

4.不良反应及处理

（1）一般不良反应：①米非司酮的不良反应虽比较少，但对早孕反应明显。对有慢性胃炎的妇女来说，服用米非司酮可加重胃肠反应，出现恶心不适。一般情况下，米非司酮引起的不良反应较轻，持续时间也较短，一般可以耐受。对反应剧烈者可给予甲氧氯普胺等对症治疗；②前列腺素主要的不良反应为胃肠道反应，表现为恶心、呕吐和腹泻，卡孕栓胃肠道不良反应较多见；③其他如子宫收缩痛、颜面潮红、头晕、胸闷、暂时性白细胞增多等多为一过性不良反应，一般不需特殊处理。但个别过敏体质者，在服用米非司酮配伍前列腺素后有发生过敏性休克的个案报道，应引起重视。选择药物流产者必须按规定时间在医院严密观察，以防意外发生。

（2）出血：米非司酮配伍前列腺素抗早孕不全流产率为4%左右，即使完全流产，阴道出血时间也较长。但个体差异较大，平均出血天数14～15天。孕妇的血量多数与月经量相似，也有出血量较多需做紧急刮宫处理者，甚至有的药物流产者由于大出血而发生失血性休克。对于这类患者应积极给予输血、补液等抗休克治疗，同时应尽快行刮宫术或吸刮术清除宫腔内容物和应用子宫收缩药等。

（3）感染：米非司酮配伍前列腺素抗早孕，由于流产后出血时间较长，患者不注意外阴卫生及流产后过早性交等原因，可引起生殖器炎症。表现为腹痛、发热、阴道出血、阴道分泌物有异味等症状，同时出现白细胞增高、子宫复旧不全、子宫及附件有压痛等。对于感染但阴道出血不多者，可积极抗感染治疗，必要行刮宫术。对阴道大量出血者，在抗感染的同时尽快行清宫术,术后继续抗感染和应用子宫收缩药等。

二、护理

1.用药前详细评估病史及身心状况,核实适应证、排除禁忌证。

2.向孕妇说明用药方法、注意事项及可能的不良反应。如服药期间忌用拮抗前列腺素的药物(吲哚美辛等),最好用凉开水服药。并告知孕妇服药后,一般会较早出现阴道出血,部分妇女出血时间较长,少数早孕妇女服用米非司酮后即发生自然流产;80%的妇女在使用米索前列醇(或卡孕栓)后6小时内排出胚囊;约10%的孕妇在服药后2周内排出妊娠物。

3.在将栓剂放置于阴道后穹后,患者直取平卧位1~2小时,以防药物脱出或药物溶化后流出。

4.应用前列腺素后每隔1小时详细记录出现的反应及血压、脉搏、体温,并详细记录子宫收缩及阴道出血开始的时间等。

5.使用药物流产失败者,或因不全流产发生阴道多量出血者,必须做人工流产术或清宫术。

6.服药过程中少数孕妇出现早孕反应加重情况,或用前列腺素后腹泻、腹痛,或出现心动过缓、出冷汗等迷走神经兴奋现象,轻者无须特殊处理,严重者应到医院处理。

7.要求服药者于流产后8天、15天、43天到门诊复查。随访时需做妇科检查,同时做尿HCG和血HCG测定,并记录阴道出血情况,以确定药物流产效果。必要时以B超监测来协助判定。

第七章　妇科急诊护理

第一节　外阴、阴道裂伤

由于位置关系,外阴很少受到外伤。外阴、阴道裂伤可分为非性行为及性行为创伤,非性行为的外阴裂伤发生于未成年少女多为骑跨伤,成人的外伤多见于汽车、摩托车、自行车事故后,阴道裂伤非产科性的原因多为暴力性交引起,少数为药物性损伤;产科性的损伤以难产、手术助产多见。

一、病因

女孩骑车、跨越栏杆或座椅,沿楼梯扶手滑行,或由高处跌下,以致外阴部直接触及硬物时,均可引起外阴部软组织不同形式和不同程度的骑跨伤。性交可致处女膜、阴道和穹窿部的撕裂伤。因中期引产、分娩可致外阴、阴道和穹窿部的撕裂伤、会阴Ⅲ度裂伤、子宫颈撕裂、子宫破裂、尿瘘和粪瘘等。手术所致的损伤,如人工流产可造成子宫颈撕裂伤。药物治疗引起的局部过敏或腐蚀性损伤,如阴道冲洗时采用浓度过高的药物或误用腐蚀性药物。

二、病情判断

1.外阴裂伤　受伤后患者当即感到外阴部疼痛,伴有外阴出血。检查可见外阴皮肤和皮下组织有明显裂口及活动出血。

2.非产科性阴道裂伤　①性交引起的裂伤:一般位于阴道后穹窿或右侧穹窿,呈"一"字形或"新月形"裂口。阴道组织血管丰富,撕裂后即出现阴道流血,严重者可致休克;②创伤性阴道裂伤:受伤后即有剧烈的疼痛及阴道流血,若裂伤累及尿道、膀胱或直肠则可出现尿瘘、粪瘘症状;③药物性阴道裂伤:常表现为白带增多,呈血性或脓性,阴道溃疡、疼痛、出血,性交时疼痛或性交后出血。

3.产科性阴道裂伤　发生于分娩后,尤其是急产、阴道助产后,检查阴道壁或宫颈有裂伤,裂口可见活动性出血。

三、护理措施

救治原则:病变范围不大,病情不重,可采用局部压迫、止血、消炎、休息等保守治疗,等待自然康复;病变范围大,裂伤重或疑有合并其他脏器损伤,应立即手术探查、止血和修补等;凡陈旧性创伤或伴有炎症,应于炎症消退后3个月再行手术修补。

1.外阴裂伤　根据裂伤程度、出血情况决定是否缝合,对裂口不大又无活动性出血者只需行局部清创包扎;对裂口较大伴活动性出血者在清创的同时寻找出血点,结扎止血后给予缝合。

2.阴道裂伤　应仔细检查外阴、阴道,确定裂伤的程度、部位,尽快行手术缝合、止血、修补。对阴道大出血者需同时密切观察血压、脉搏、呼吸的变化,积极输液、输血、抗休克。外伤导致的阴道裂伤者注意观察有无合并其他脏器的损伤。

3.控制感染　无论何种创伤,均应选择足量、敏感的抗生素治疗1周,预防感染。保持外阴清洁、干燥,每天用消毒液清洗外阴及伤口2次。行直肠肛门修补术者术后需留置导尿管和控制大便3天。注意休息,增加营养,加强锻炼。

4.心理护理　幼女阴部外伤往往突然发生,伤后疼痛剧烈、流血,使患儿惊恐、哭闹不安,不配合医护人员,因此要求护理人员关爱患儿,并取得家长信任和理解,减轻患儿恐惧心理。更年期妇女应消除精神顾虑和性心理障碍,避免粗暴的性行为。

性强暴受害者除了身体的创伤外,还常伴有严重的精神创伤和心理创伤,可能出现"强奸创伤综合征",分为:①急性期(数小时或数日):个体性封闭麻痹,表现为愤怒、悲痛、烦躁、忧虑或抑郁、沉默等;②机体期(数月至数年):发生恐惧症、闪回现象,表现为睡眠障碍、噩梦、恐惧、头痛、外阴疼痛等不适。已婚者被强暴后多数表现为难为情、怕被人知道、怕怀孕、怕性病、怕丈夫离弃,未婚者则害怕今后找不到对象或因不是处女会影响夫妻感情。针对受害者这些顾虑,医护人员应态度和蔼、亲切,对其不幸遭遇表示同情并予保密,解释性病、妊娠是可以预防和治疗的,一般不会影响今后的健康。鼓励受害者振作精神,消除心理负担,积极配合治疗。

四、预防

未成年人应进行安全教育,避免骑跨动作。避免粗暴的性行为。怀孕后应进行产前检查,分娩时若会阴过紧可行会阴切开术。

第二节　急性盆腔感染

盆腔感染是指感染累及女性内生殖器及周围结缔组织、盆腔腹膜的一种临床综合征,即习惯所称的盆腔炎。炎症可局限一个部位,也可同时累及多个部位。最常见的是急性输卵管炎、输卵管卵巢脓肿、急性子宫内膜炎等。急性盆腔炎发展可引起弥漫性腹膜炎、败血症、感染性休克,严重者可危及生命。

一、病因

产后、流产后或刮宫术后感染、经期卫生不良、感染性传播疾病、阴道及子宫内膜微生物上行感染等。主要的致病菌有链球菌、葡萄球菌、大肠杆菌、厌氧菌、淋球菌、衣原体、支原体。感染途径:经淋巴系统蔓延、经血液循环传播、沿生殖器黏膜上行蔓延、直接蔓延。

二、病情判断

1.症状　体温>38℃、寒战,下腹疼痛伴压痛、反跳痛、腹肌紧张,急性病容,恶心、呕吐、腹胀、腹泻,如有脓肿形成则可出现相应部位的压迫症状。

2.妇科检查　阴道分泌物呈脓性,宫颈充血、举痛明显,子宫活动受限、宫底触痛,两侧附件区局部或弥漫性增厚及压痛。

3.辅助检查　血常规检查示白细胞计数及中性粒细胞比例升高。宫颈分泌物培养或涂片示淋球菌或沙眼衣原体阳性。后穹窿穿刺抽出炎性渗出液或脓液,B超检查提示盆腔有游离液体,输卵管增粗、积液或附件肿物等。腹腔镜检查肉眼见输卵管表面明显充血、水肿等。

三、护理措施

救治原则:重症者应积极抗感染、纠正水电解质紊乱及酸碱失衡,必要时行手术治疗等综合性方案。

1.一般护理　急性期要卧床休息,取半坐卧位,以利于脓液聚积于子宫直肠窝而使炎症局限。给予高蛋白、高维生素、易消化的饮食,以提高机体的抗病能力。高热期注意补充足够的液体,以纠正电解质紊乱及酸碱失衡,及时采用物理降温,尽量避免不必要的妇科检查以免引起炎症扩散。注意外阴部的清洁卫生,勤清洗,勤换内裤。

2.控制感染　根据药物的敏感性选择抗生素,注意足量、足时,一般症状消失后继续用药2周。对经药物治疗48~72小时体温持续不降、中毒症状加重者,输卵管积脓或脓肿破裂者则需及时行剖腹探查和切开引流术。

3.病情观察　定时测量体温;观察有无腹膜炎的症状,如下腹痛、腰骶部酸痛、肛门坠胀等现象,观察阴道分泌物情况,监测血白细胞计数及分类的变化,必要时做血培养及药敏试验。

4.心理护理　盆腔炎大多发生在性活跃期、有月经的妇女,若在急性期未能彻底治愈,则转为慢性盆腔炎,往往经久不愈,并可反复发作,常影响患者的健康、日常生活和工作,造成家庭与社会的负担,因而使患者异常痛苦。护士要安慰患者,告知该病的治疗过程,只要坚持系统的治疗及注意加强自我保健,是可以痊愈的。此外,还需取得家属的理解和支持。

四、预防

保持良好的卫生习惯,在经期、产褥期不性交,不盆浴,不使用公用的毛巾、浴巾等。行妇科手术,做好充分的术前准备,注意保持外阴清洁,术前三天避免性交;术后注意外阴、阴道清洁,用温热水勤洗外阴,及时更换会阴垫及内裤,2~3周禁止性交。彻底治疗急性盆腔炎,盆腔炎未完全痊愈应避免性生活。注意性生活卫生,减少性传播疾病。参加体育锻炼,增强体质。注意休息,避免过劳。

第三节　前庭大腺脓肿

前庭大腺也称巴氏腺,位于大阴唇后部,黄豆大小,左右各一。其腺管开口于小阴唇内侧与处女膜之间的沟内,正常情况下不能触及此腺。腺管发炎时,导致管口堵塞,腺管因分泌物不能排出而阻塞,引起腺体肿胀、疼痛等,形成的脓液不能外流并进一步积聚形成前庭大腺脓肿。该病多发生在生育年龄的妇女,炎症多发生一侧,偶见双侧同时受累。

一、病因

因前庭大腺临近肛门和阴道,因此在性交、分娩、月经血或其他情况污染外阴时,病原体可侵入腺体而引起炎症。常见病原体有葡萄球菌、大肠杆菌、链球菌、衣原体、淋球菌等。

二、病情判断

1.症状　炎症多发生于一侧,急性发作时外阴小阴唇内侧的前庭大腺发红、肿胀,患者自觉疼痛、灼热感,行走不便,可导致大小便困难,活动时疼痛加重;当脓肿形成时,可于大阴唇下 1/3 处触到蚕豆或鸡蛋大小的肿块,有波动感,并可伴有全身发热,腹股沟淋巴结肿大;若脓肿破溃,脓液可自行流出。如炎症持续不消退,可反复急性发作。

2.辅助检查　血常规检查示白细胞计数及中性粒细胞比例升高。前庭大腺开口处分泌物培养确定病原体。

三、护理措施

救治原则:及时应用抗生素,必要时切开排脓。

1.一般护理　炎症急性发作脓肿尚未形成时需卧床休息,减少摩擦。保持外阴清洁干燥,每次大小便后用消毒液清洗外阴。

2.控制感染　根据病原体及药物敏感情况,选用合适的抗生素静脉点滴及口服,如青霉素、庆大霉素、头孢曲松等抗生素,或磺胺类药物。此外,还可选用清热解毒的中药口服、局部热敷或坐浴。若脓肿形成后可行脓肿抽洗注药治疗法(用 0.2% 甲硝唑液反复抽洗囊腔,至抽出液变清为止,然后将 2mL 2% 碘酊溶液注入囊腔内)或切开引流行造口术。

3.病情观察　定时测量体温,观察病变部位的变化,脓肿自行破溃或行脓肿切口引流者需保持引流通畅。

4.心理护理　由于急性炎症导致疼痛难忍、行动不便,影响了生活、工作、学习,患者常常表露出烦躁不安、焦虑等情绪。护理人员应向其解释疾病的原因、治疗及配合方法,告知加强自我保健意识对防范该病的重要性,使患者能积极配合治疗、护理。

四、预防

注意外阴卫生,包括经期卫生、产褥期卫生及性生活卫生。积极治疗外阴、前庭大腺的急性炎症。

第四节　子宫穿孔

子宫穿孔是指宫腔手术所造成的子宫壁全层损伤,致使宫腔与腹腔或其他脏器相通。根据子宫穿孔的情况可分为两类:自发穿孔和被动穿孔。自发穿孔是指带锐端的宫内节育器受子宫收缩逐渐嵌入至子宫峡部、角部或宫颈所致穿孔,如 7 型、T 型宫内节育器。被动穿孔是进行子宫操作时,如人工流产、放环、取环、诊断性刮宫或宫腔镜检查时,由于手术器械如探针、扩张器、吸宫、刮匙、卵圆钳或宫腔镜头等操作不当所造成的穿孔，多发生在峡部和宫角处。其中以被动穿孔较为多见。

一、原因

1.未查清子宫大小、位置　术前未作盆腔检查或判断错误，未查清子宫位置及大小即盲目操作，特别是当子宫前屈或后屈，而探针、吸引头或刮匙放入的方向与实际方向相反时，最易发生穿孔。

2.术者操作不当　手术者操作不熟练或较粗暴造成子宫颈或子宫损伤，如强行扩宫，特别是跳号扩张宫颈时可能引起子宫穿孔。

3.子宫本身的原因　如哺乳期子宫壁软而薄；子宫壁上有瘢痕者；子宫畸形、子宫肿瘤或有多次人工流产史者，刮宫时均易发生穿孔。

4.宫内节育器的形状和质量　带有锐端的宫内节育器可引起自发穿孔；强行取出嵌入肌壁的宫内节育器时，有引起子宫穿孔的可能。

二、病情判断

1.症状　随穿孔的大小、部位、性质和有否引起内出血、感染或损伤脏器而异，如诊断或处理不及时，严重者可危及生命。穿孔小，如探针穿孔或节育器造成自发穿孔时，未伤及血管和脏器，患者可完全无症状或仅有轻度下腹痛。穿孔大或伤及血管时，患者突然感到患侧下腹剧烈疼痛，并出现内出血症状，如腹壁紧张，有压痛、反跳痛和移动性浊音等，严重者可出现休克。如穿孔在侧壁伤及子宫血管时，可能有严重的出血或形成阔韧带内血肿。损伤脏器时，临床症状和后果较严重。多发生在中期流产钳刮术时，当吸管或卵圆钳造成穿孔后未及时发现，继续吸引或钳挟，可伤及大网膜、血管、肠壁或输尿管，或将脏器吸入宫腔内造成脏器损伤和嵌顿的急腹症。

2.辅助检查　出血多时血红蛋白下降，继发感染时白细胞、中性粒细胞升高。内出血时可见子宫直肠陷凹有游离液体。腹腔镜可确定穿孔的大小、位置、有无活动性出血和内脏损伤。

三、护理措施

救治原则：一旦发现穿孔立即停止手术，根据穿孔的性质和临床表现、有无感染、内容物是否已清除进行适当和必要的处理和护理。

1.人工流产术后穿孔　穿孔小，临床症状轻者，如已完成人工流产术，可采取保守治疗，卧床休息，给予宫缩药和抗生素，严密观察血压、脉搏、体温、出血和腹痛情况。如尚未进行吸宫操作，或清宫术未结束，出血不多，可严密观察 1 周，待病情稳定后再行吸宫术。由操作熟练者，在注射宫缩药后小心谨慎地清理宫腔，术中避开穿孔部位，术后再密切观察病情。如阴道出血较多不能等待者，可在腹腔镜监视下进行清宫术，并了解穿孔的危险程度。穿孔较大且为吸管或卵圆钳穿孔时，并伴发有急腹症和内出血症状或怀疑有脏器损伤者，应密切观察血压、脉搏、呼吸的变化，积极输液、输血、抗休克，同时做好立即行剖腹探查术的准备。术后予抗生素预防感染。

2.放取宫内节育器穿孔　穿孔较小者可以观察;节育器进入腹腔者需经腹腔镜或剖腹取出;如有内出血应剖腹探查。

四、预防

切实落实避孕措施,尽可能减少不必要的人工流产,特别是中期妊娠钳刮术。详细询问病史和进行盆腔检查,以了解患者子宫的特点,特别是子宫大小、位置和柔软度。手术时严格遵守操作常规,宫颈口较紧或宫颈发育不良者,应顺序扩张宫颈,或术前先用药物或导尿管等扩张宫颈,必要时应给予麻醉药。

第八章　产科急诊护理

第一节　流产

妊娠不足 28 周、胎儿体重不足 1000g 而终止者称为流产。流产发生于妊娠 12 周前者称为早期流产,发生在妊娠 12 周至不足 28 周者称为晚期流产。临床上多见为早期流产。

一、病因

1.遗传基因缺陷　早期自然,流产时,染色体异常的胚胎占 50% ~ 60%,多为染色体数目异常,其次为染色体结构异常。这种情况并不主张特别积极的保胎,流产只不过是自然淘汰的表现形式。

2.环境因素　如过多接触某些有害的化学物质(砷、铅、苯、甲醛等)和物理因素(放射线、噪音、高温等),均可引起流产。

3.母体因素　患全身性疾病如肝炎、肺结核、心脏病、高血压、肾炎;内分泌疾病如甲状腺功能亢进、糖尿病;生殖器官疾病如子宫畸形、子宫颈松弛、子宫肌瘤、卵巢瘤;妊娠期手术如急性阑尾炎等。

4.免疫功能异常　如父方的组织相容性抗原、胎儿抗原、血型抗原、孕期母体封闭抗体不足、孕妇抗磷脂抗体产生过多、抗精子抗体的存在等。

二、病情判断

1.症状停经、腹痛及阴道出血是流产的主要临床症状。

(1)先兆流产:主要症状是阴道少量流血,或伴有下腹的隐痛、腰痛或下坠感。妇科检查宫颈口未开,胎膜未破,妊娠物未排出,子宫大小与妊娠月份相符。

(2)难免流产:症状是阴道流血达到或超过月经量,伴有下腹阵痛。妇科检查宫颈口已扩张,可有羊水流出或见胚胎组织堵于宫口。

(3)不全流产:一部分妊娠产物已排出,尚有一些残留。

(4)完全流产:妊娠产物全部排出,子宫收缩良好,出血少,腹痛消失。妇科检查宫颈口已扩张,可见胎盘组织堵塞于宫颈口或部分妊娠产物已排出于阴道内,一般子宫小于停经周数。

(5)稽留流产:指胚胎或胎儿已死亡,滞留在宫腔内尚未自然排出者。早孕反应消失,子宫不再增大反而缩小。

(6)习惯性流产:指连续发生自然流产 3 次或 3 次以上者。

(7)流产感染:流产过程中,若阴道流血时间长,有组织残留于宫腔内或非法堕胎等,有可能引起宫腔感染,严重时可并发盆腔炎、腹膜炎、败血症及感染性休克等,称为流产感染。

2.辅助检查

（1）妊娠实验:多采用放射免疫方法进行 HCG 定量测定,如 HCG 低于正常值或<6251U/L时,提示将要流产。

（2）B 型超声检查:可根据妊娠囊的形态、有无胎心放射及胎动,确定胚胎或胎儿是否存活。

（3）激素测定:主要有胎盘生乳素(HPL)、雌二醇(E_2)和孕二醇等,如测定的结果低于正常值,提示将要流产。

（4）妇科检查:在消毒条件下进行妇科检查,进一步了解宫颈口是否扩张,羊膜囊是否膨出,有无妊娠产物堵塞于宫颈口内;子宫大小与停经周数是否相符,有无压痛等。并检查双侧附件有无肿块、增厚及压痛等。

三、护理措施

救治原则,①先兆流产:卧床休息,禁止性生活。按医嘱使用安胎药,及时行超声检查,了解胚胎发育情况;②难免流产:此阶段虽然胚胎还未排出,但流产已是不可逆转,正确的处理方法是让胚胎尽快排出;③不全流产:应马上到医院行清宫术,以免因残留物影响子宫收缩导致大出血,甚至休克;④完全流产:无须特殊处理,休息一段时间即可;⑤稽留流产:确诊后应尽早促使胚胎或胎儿排出子宫;⑥习惯性流产:先查明原因,对因治疗;⑦流产感染:积极控制感染,尽快清除宫内残留物。若阴道流血不多可待感染控制后再行刮宫;若阴道流血量多,则需在应用抗生素的同时钳出残留物。

1.一般护理

（1）休息与活动:根据流产的类型而定,先兆流产及阴道流血超过月经量者需卧床休息。

（2）饮食:以高蛋白、高热量、易消化、富含铁和维生素的食物为主。

（3）保持外阴清洁干净,勤更换卫生垫和内衣裤。

2.病情观察　密切观察患者的自觉症状、血常规、体温、生命体征,阴道分泌物的性质、颜色、气味。

3.治疗配合与护理

（1）先兆流产孕妇的护理:孕妇需卧床休息,禁止性生活,遵医嘱给予对胎儿危害小的镇静药。协助生活护理,随时评估孕妇病情的变化,如是否腹痛加重、阴道流血量是否增多等。

（2）妊娠不能再继续者的护理:做好终止妊娠的准备。根据孕妇具体情况,做好配血、输血、输液的准备。严密监测体温、脉搏、呼吸、血压,观察阴道流血、腹痛及与休克有关的征象。

（3）预防感染:监测患者血常规、体温,注意分泌物的性质、颜色、气味。严格执行无菌操作规程,加强外阴护理,保持良好卫生习惯。按医嘱及时使用抗生素。

4.心理护理　孕妇面对阴道流血往往会不知所措,同时由于担心胎儿的健康而产生焦虑、恐惧、伤心、郁闷、烦躁不安等情绪。医护人员应向孕妇及家属介绍流产有关的知识,根据孕妇具体情况,讲解继续妊娠或终止妊娠的原因、配合方法,以取得他们的理解和配合。对失去胎儿的孕妇应给予同情和理解,协助患者顺利渡过悲伤期。探讨此次流产的原因,为再次妊娠做好准备。

5.健康教育

(1)流产后1个月内不能坐浴和性生活,不宜做激烈运动。

(2)流产后应到医院检查,明确病因,对症治疗。

(3)流产后需4~5个月后才考虑再次怀孕,因子宫内膜需经过3个月经周期才修复完善。

(4)如果先兆流产、阴道流血超过1周,则不宜强行保胎,因胎儿的健康已不能保证,加上长时间阴道流血会引起生殖道炎症,反而影响下次的受孕。

四、预防

孕妇应保证充分的睡眠和休息,避免乘坐震动剧烈的交通工具。不要做使腹部紧张或受压迫的动作,如经常弯腰、搬重物,伸手到高处取物等。孕早期禁止性生活。

第二节　早产

妊娠满28周而不满37周终止妊娠者称为早产。此时娩出的新生儿称为早产儿,出生体重多<2500g,各器官发育尚不够成熟。早产占分娩总数的5%~15%,早产儿中约有15%于新生儿期死亡,75%以上围生儿死亡与早产有关。

一、病因

最常见原因是下生殖道及泌尿道感染。30%~40%早产与胎膜早破、绒毛膜羊膜炎有关。其次有子宫过度膨胀及胎盘因素,如羊水过多、多胎妊娠、前置胎盘、胎盘早剥等;妊娠并发症与并发症,如妊娠合并心脏病、病毒性肝炎、肾炎、严重贫血,妊娠高血压疾病、肝内胆汁淤积症等;其他如子宫畸形、宫颈内口松弛、吸烟≥10支/天,酗酒等。

二、病情判断

1.症状　主要是子宫收缩,开始为不规则子宫收缩,并常伴有少许阴道流血或血性分泌物,以后发展为规律性子宫收缩,宫颈管逐渐消失,后扩张。

2.辅助检查(早产的预测)

(1)物理指标:主要指宫颈评价。早产发生前2~3周即可出现宫颈的缩短和扩张,宫颈改变是即将分娩的标志。宫颈超声检查常以宫颈指数(漏斗长度+1/宫颈长度)及宫颈长度作为宫颈评价的指标。

(2)生化指标

1)胎儿纤连蛋白(fetal fibronectin,fFN):fFN是由胎盘滋养层细胞合成的一种糖蛋白,存在于绒毛膜-蜕膜界面,辅助胎盘黏附于子宫壁。正常妊娠中、晚期羊水和宫颈阴道分泌物中仅含有少量的 fFN。当早产有宫缩时,绒毛膜-蜕膜界面连接断裂,fFN 渗入羊水和宫颈中,妊娠晚期,宫颈阴道分泌物中出现过量 fFN 是早产的标志。

2)促肾上腺素释放激素(corticotropin-releasing hormone,CRH):CRH 是调节下丘脑-垂体-肾上腺轴的重要激素。妊娠期 CRH 主要由胎盘合成,孕 38 周后胎盘组织分泌大量 CRH 进入母体和胎儿血循环,母体血浆 CRH 水平直线上升,于临产时达高峰,产后 24 小时又迅速下降到正常水平。因此血浆 CRH 水平的升高是预测早产的一个可靠指标。

3)雌三醇(estriol,E_3):雌激素主要由胎儿和母体共同合成,是监测胎儿成熟度的直接标志。一般认为唾液中 E_3 水平>2.1ng/mL 是预测早产的合适指标。

(3)免疫指标:炎性因子与早产的启动密切相关。大量实验证明妊娠组织如绒毛膜、胎膜在细菌和脂多糖刺激下产生大量促炎因子如 IL-1、IL-6、IL-8 等,促炎因子作用于妊娠组织可促进前列腺素的分泌,后者使子宫收缩加强。IL-6 在炎症反应中有免疫调节作用,因此可以作为预测早产尤其是感染相关早产的一个指标。

三、护理措施

救治原则:设法抑制宫缩,尽可能使妊娠维持接近足月,如早产已不可避免时,应尽可能预防新生儿并发症,以提高围生儿的存活率。

1.卧床休息 安胎期间每天行胎心监护,教会孕妇自数胎动,观察有无规律的子宫收缩、阴道血性分泌物、阴道流水等,发现异常及时告诉医护人员,及时采取应对措施。

2.药物治疗的护理

(1)β-肾上腺素能受体兴奋药:作用为降低子宫肌肉对刺激物的应激性,使子宫肌肉松弛,抑制子宫收缩。药物有利托君、异克舒令、硫酸沙丁胺醇等。不良反应主要有心跳加快、血压下降、血糖增高、恶心、出汗、头痛等。

(2)硫酸镁:镁离子能直接作用于子宫肌细胞,使平滑肌松弛。不良反应为硫酸镁毒性反应,即硫酸镁过量可抑制呼吸和心跳。故使用硫酸镁要密切观察有无毒性反应,当呼吸<16 次/分、尿量<25mL/h、膝反射消失时应及时按医嘱予静脉推注 10% 葡萄糖酸钙 10mL。

(3)前列腺素抑制药:因前列腺素能刺激子宫收缩和软化宫颈,其抑制药则有减少前列腺素合成的作用,从而抑制宫缩。常用药物有吲哚美辛、阿司匹林等。不良反应为导致胎儿血循环障碍。

(4)分娩前给予糖皮质激素促进胎儿肺成熟。

3.决定分娩方法 如早产已不可避免,应尽早决定分娩方式,正确处理产程,充分做好早产儿保暖和复苏的准备。

4.加强监护 早产儿器官发育欠成熟,各系统功能不健全,抵抗力低,易发生发绀、溢乳、低血糖、生理性黄疸较重、体温较低等现象。因此,应注意保暖和清洁卫生,观察面色、呼吸、进食情况,有异常及时处理。

5.心理护理 早产的孕产妇及家属大多会顾虑胎儿的安危,担心能否安全分娩,而且孕妇还常会自责,产生焦虑、不安、恐惧、猜疑等情绪。医护人员应指导孕产妇及家属采取客观的态度,提供有关分娩准备的指导,增强其自信心。

6.健康教育　未分娩的孕妇出院后要做好孕期保健工作,加强营养,卧床休息,保持平静的心态。有早产症状及时就诊。对已出生的早产儿应按早产儿的特点认真、细致地护理婴儿。坚持母乳喂养,因早产儿消化系统对脂肪的吸收能力较差,只有母乳最适合,若新生儿不健康或死亡,则指导产妇及家属认真接受治疗,在医生的指导下,结合身体情况,考虑再孕。

四、预防

定期产前检查,对可能引起早产的因素应充分重视。积极治疗妊娠并发症。避免诱发宫缩的活动,如抬举重物、性生活等。保持良好的身心状况,因突然的精神创伤也可诱发早产。对有高危因素如双胎、有早产史的孕妇,于妊娠晚期应加强保健,注意卧床休息,以左侧卧为宜,以减少自发性宫缩,提高子宫血流量,改善胎盘功能,增加胎儿氧供与营养。宫颈内口松弛者于孕 14~16 周做子宫内口缝合术,防止早产的发生。

第三节　前置胎盘

妊娠 28 周后,胎盘附着于子宫下段,甚至胎盘下缘达到或覆盖宫颈内口,其位置低于胎先露部,称前置胎盘。一般分为,①完全性:指子宫颈内口全部被胎盘组织所覆盖;②部分性:子宫颈内口部分为胎盘组织所覆盖;③边缘性:胎盘附着于子宫下段,边缘不超越子宫颈内口。前置胎盘是妊娠晚期的严重并发症,也是妊娠晚期出血最常见的原因。其发病率国外报道为 0.5%,国内报道为 0.24%~1.57%。

一、病因

1.子宫内膜病变或受损　如多次刮宫、分娩、子宫手术史等。

2.胎盘面积过大　如多胎、巨大胎儿的胎盘有时需延伸至子宫下段的内膜。

3.胎盘异常　如副胎盘、膜状胎盘。

4.受精卵滋养层发育迟缓。

二、病情判断

1.症状　前置胎盘典型的症状是妊娠晚期或临产时发生无诱因、无痛性反复阴道流血。

2.体征　与出血量有关,大量出血呈休克体征。腹部检查,子宫软,无压痛,大小与妊娠周数相符。胎儿先露部高浮。

3.对母婴影响

(1)产后出血:分娩后由于子宫下段肌组织菲薄收缩力较差,附着于此处的胎盘剥离后血窦一时不易缩紧闭合,故常发生产后出血。

(2)植入性胎盘:因子宫内膜发育不良等原因,胎盘绒毛可植入子宫肌层,使胎盘剥离不全而发生大出血。

（3）产褥感染：前置胎盘的胎盘剥离面接近宫颈外口，细菌易从阴道侵入胎盘剥离面，且多数产妇因产前出血导致贫血、体质虚弱，故易发生感染。

（4）羊水栓塞：前置胎盘是羊水栓塞的诱因之一。

（5）早产及围生儿病死率高：前置胎盘出血多发生于妊娠晚期，被迫早产，同时由于产前出血乃至手术、产妇休克而致胎儿窘迫，胎儿严重缺氧可死于宫内，也可因早产而生活力差而死亡。

4.辅助检查

（1）产科检查：四部触诊，了解腹部情况，耻骨联合上方是否听到胎盘血管杂音。阴道流血情况。

（2）超声检查：B型超声断层像可清楚看到子宫壁、胎头、宫颈和胎盘的位置，胎盘定位准确率达95%以上，可反复检查，目前基本上已取代了其他检查方法。

（3）阴道检查：主要用于终止妊娠前为明确诊断决定分娩方式的个案。阴道检查有扩大前置胎盘剥离面致大出血、危及生命的危险，必须在输血、输液和做好手术准备的情况下进行。怀疑前置胎盘的患者禁止肛查。

（4）产后检查胎盘及胎膜：胎盘的前置部分可见陈旧血块附着呈黑紫色或暗红色，如这些改变位于胎盘的边缘，而且胎膜破口处距胎盘边缘少于7cm，则为部分性前置胎盘。如行剖宫产术，术时可直接了解胎盘附着的部位并确立诊断。

（5）实验室检查。血常规持续评估血红蛋白变化，出、凝血时间测定，血小板等检查。

三、护理措施

救治原则：一经诊断为前置胎盘需住院治疗，处理原则是抑制宫缩，制止出血，纠正贫血，预防感染。根据阴道流血量、有无休克、妊娠周数、产次、胎位、胎儿是否存活、是否临产等做出决定。

期待疗法适用于妊娠<34周、胎儿体重<2000g、胎儿存活、阴道流血量不多、一般情况良好的孕妇。终止妊娠的指征为孕妇反复发生多量出血甚至休克者、胎龄达36周以上、胎儿成熟度检查提示胎儿肺成熟者、胎龄未达36周但出现胎儿窘迫征象或监测发现胎心异常者。分娩方式以剖宫产为主。

1.一般护理

（1）饮食护理：多进食富含蛋白质、纤维、铁质的食物，因蛋白质能增强机体抵抗力，纤维可有效防止便秘，铁可提高血红蛋白的水平。

（2）休息与活动：出血期间绝对卧床休息，取左侧卧位。出血完全停止后可酌情下床轻微活动。

2.病情观察　观察阴道出血情况，监测生命体征、体温，及时发现休克或感染的征象。注意胎心音、胎动的情况，及时发现头晕、腹痛、宫缩、胎动异常等征象。

3.治疗配合与护理

（1）监测生命体征，及时发现病情变化：严密观察并记录孕妇生命体征，阴道流血的量、色、流血时间及一般状况，监测胎儿宫内状态。并按医嘱及时完成实验室检查项目，查血型,交叉配血备用。

(2)观察阴道出血情况:保留卫生垫,以准确测量出血量。监测生命体征、体温。

(3)注意胎心音、胎动的情况,遵医嘱促胎儿宫内发育治疗与护理。

(4)反复阴道出血者需用抗生素预防感染,观察体温与血常规,及时发现感染的征象。

(5)严禁肛查和灌肠,慎做阴道检查,以免引起胎盘剥离面扩大或凝血栓脱落而致大出血。

(6)每天清洗外阴,以保持外阴清洁,预防上行性感染。

(7)当阴道大量出血或反复出血或开始临产者,必须终止妊娠,方法以剖宫产为主,因可迅速减少或制止出血。

(8)对出生后的新生儿应检查血细胞比容,了解其是否存在贫血、水肿及低蛋白血症。

4.心理护理 了解患者及家属对前置胎盘的认识程度,使之清楚胎盘前置的原因、表现、危害、治疗处理原则及合理作息的重要性,掌握阴道流血、胎动等观察方法及预防感染等自我护理措施。针对胎盘附着的位置,向患者及家属说明治疗的方法和效果,让患者及家属有充分的心理准备,配合各种治疗和护理。了解孕妇及家属的心理状态,有否因突然阴道流血而感到紧张、手足无措、恐慌或担忧,家庭经济状况如何。

5.健康教育

(1)产后要观察恶露的量和气味,及时发现感染的征象。

(2)注意个人的卫生,保持外阴清洁。

(3)落实避孕措施。

四、预防

做好计划生育工作,推广避孕,避免多次刮宫、引产,防止多产,达到减少子宫内膜损伤或子宫内膜炎的目的。加强孕妇管理,定时产前检查,发现妊娠期出血需马上就医,做到及时诊断,正确处理。

第四节 胎盘早剥

妊娠20周后或分娩期正常位置的胎盘在胎儿娩出前,部分或全部从子宫壁剥离称为胎盘早剥。胎盘早剥是妊娠晚期严重并发症,具有起病急、发展快特点,若处理不及时可危及母儿生命。胎盘早剥的发生率国外为1%~2%,国内为0.46%~2.1%。

一、病因

确切病因不清,可能与以下因素有关。

1.孕妇血管病变 孕妇患慢性高血压、妊娠高血压疾病、肾病变,使血管脆性大,容易破裂出血。

2.机械因素 腹部直接受到撞击或挤压;脐带过短等导致胎盘剥离。

3.子宫静脉压突然升高 多胎妊娠、孕期长期取仰卧位导致子宫和胎盘静脉瘀血或破裂有关。

4.宫腔内压力突然骤减　双胎分娩时第一胎娩出过速、羊水过多时人工破膜后羊水流出过快,均可使宫腔内压力骤减,子宫骤然收缩,胎盘与子宫壁发生错位剥离。

二、病情判断

1.症状　根据病情严重程度,将胎盘早剥分为3度。

(1)Ⅰ度:多见于分娩期,胎盘剥离面积小,患者常无腹痛或腹痛轻微,贫血体征不明显。腹部检查见子宫软,大小与妊娠周数相符,胎位清楚,胎心率正常,产后检查见胎盘母体面有凝血块及压迹即可诊断。

(2)Ⅱ度:胎盘剥离面1/3左右,主要症状为突然发生的持续性腹痛、腰酸或腰背痛,疼痛的程度与胎盘后积血多少呈正比。无阴道流血或流血量不多,贫血程度与阴道流血量不相符。腹部检查见子宫大于妊娠周数,宫底随胎盘后血肿增大而升高。胎盘附着处压痛明显(胎盘位于后壁则不明显),宫缩有间歇,胎位可扪及,胎儿存活。

(3)Ⅲ度:胎盘剥离面超过胎盘面积1/2,临床表现较Ⅱ度加重。患者可出现恶心、呕吐、面色苍白、四肢湿冷、脉搏细数、血压下降等休克症状。腹部检查见子宫硬如板状,于宫缩间歇时不能松弛,胎位扪不清,胎心消失。若患者无凝血功能障碍属于Ⅲa,有凝血功能障碍者属于Ⅲb。

2.辅助检查

(1)产科检查:通过四步触诊判定胎方位、胎心情况、宫高变化、腹部压痛范围和程度等。

(2)B超:正常胎盘B超图像应紧贴子宫体部后壁、前壁或侧壁,若胎盘与子宫壁之间有血肿,在胎盘后出现液性暗区。若血液渗入羊水中,见羊水回声增强、增多,是羊水浑浊所致。重型胎盘早剥时常伴胎心、胎动消失。

(3)实验室检查:主要了解患者贫血程度及凝血功能。重型胎盘早剥患者应检查肾功能与二氧化碳结合力。若并发DIC时进行筛选试验(血小板计数、凝血酶原时间、凝血因子Ⅰ测定)与纤溶确诊试验(凝血酶时间、血浆鱼精蛋白副凝试验)。

三、护理措施

救治原则:一旦确诊,应及时终止妊娠,依具体情况(孕妇的一般状态、胎盘剥离面积、出血量和是否能迅速分娩)决定阴道产或剖宫产,如发生子宫卒中(血液渗入子宫肌层,引起肌纤维分离、断裂、变性),出血无法控制时则需行全宫切除。

1.一般护理

(1)监测生命体征、阴道流血情况,观察宫底高度及胎心音情况,分娩前注意有无腹痛、腰酸痛加剧或出冷汗、头晕、心悸等症状。

(2)饮食护理:①一经确诊,应禁食,配合做好手术准备;②术后肛门未排气前,进流质,戒糖、奶,肛门排气后进半流质饮食,并逐渐过渡到普食;③产后饮食以清淡、易消化、富于营养为原则。

(3)休息与活动:①确诊后,分娩前应绝对卧床休息;②阴道分娩者于产后8小时可下床活动,但要注意有无头晕,因产妇失血多,较虚弱;③剖宫产术后的活动视产妇具体情况而定,如出血量及体质等,一般术后48小时可下床活动,活动量逐日增加,以产妇不感疲劳为宜;④行子宫全切者的作息同妇科子宫切除。

2.病情观察　监测生命体征、阴道流血情况,观察宫底高度及胎心音等。观察有无并发症的出现。

3.治疗配合与护理

(1)并发症的观察:①弥散性血管内凝血(简称DIC)与凝血功能障碍:观察有无皮下、黏膜或注射部位出血,子宫出血是否不凝;②产后出血:产后子宫收缩乏力或凝血功能障碍均可发生产后出血,故胎盘早剥者产后要密切观察子宫收缩的情况和配合抽血查凝血功能;③急性肾衰竭:失血过多、休克时间长及DIC均可影响肾的血液供应,出现少尿或无尿。因此,应配合记录24小时出入量,监测肾功能。

(2)静脉输液、输血补充血容量,纠正休克,应用抗生素预防感染。

(3)按医嘱抽血查血常规及凝血功能状态,以了解出血量和凝血功能。

(4)产后观察阴道出血中有无凝血块,有无皮肤、黏膜出血倾向,尿量有无减少。

4.心理护理　因该病起病急、病情变化快,需快速处理,导致孕妇和家属有措手不及和无法接受事实的困扰。病情严重者可威胁母胎性命,故孕妇及家属易产生紧张、恐惧、无助的情绪。医护人员应根据胎盘剥离程度,说明治疗的方式和效果,他们有充分的心理准备,以取得其理解和配合各种治疗和护理。对出血无法控制行子宫全切者应强调手术的必要性,并加强护患沟通,帮助患者树立生活的信心。

5.健康教育　由于产前及产时出血,产妇体质较虚弱,出院后注意休息和保证足够的营养。增强体质,防止受凉感冒。根据产妇身体情况给予母乳喂养指导。

四、预防

加强产前检查。积极预防和治疗妊娠高血压疾病;对有合并高血压病、慢性肾炎等高危因素的孕妇一定加强管理,并给予适当的药物治疗,尤其到了孕晚期,各级医疗机构或医务人员应特别注意这类患者。怀孕中晚期的孕妇尽量避免仰卧位及腹部外伤。胎位不正的孕妇行外倒转术纠正胎位时,操作者必须轻柔,有条件者应在监护之下行施,根据患者的情况适可而止。对于双胎或多胎妊娠的孕妇,在分娩时,采取适当措施,避免宫腔内压骤然降低,以防诱发这种病。

第五节　羊水栓塞

羊水栓塞是指在分娩过程中羊水进入母体血循环引起肺栓塞、休克和发生弥散性血管凝血(DIC)等一系列严重症状的综合征,产妇病死率高达70%左右。

一、病因

羊水经子宫、宫颈静脉或胎盘附着部位的静脉窦进入母体血液循环。宫颈裂伤、子宫破裂、剖宫产术、前置胎盘、胎盘早剥、羊膜囊穿刺引产等,是羊水栓塞的诱因,高龄产妇、多产妇、过强子宫收缩、急产是羊水栓塞的好发因素。

死胎在2~3周时胎膜强度减弱而渗透性增强;羊水浑浊,刺激性强;均与本征发生有一定关系。

二、病理生理

羊水进入肺循环,栓塞肺小血管及变态反应使小支气管痉挛,造成肺动脉高压,羊水内的抗原引起变态反应,致过敏性休克;羊水中的促凝物质激活外源性凝血系统,致弥散性血管内凝血(DIC);休克和DIC致急性肾衰竭。

三、病情判断

1.症状 多发生在分娩期,起病急,不典型病例可仅有大量阴道流血和休克,典型病例按以下三个阶段顺序出现。

(1)休克:心力衰竭、急性呼吸循环衰竭或过敏性休克。产妇出现烦躁不安、寒战、气急、恶心、呕吐等先兆症状,继之呛咳、呼吸困难、发绀、肺底出现湿啰音、心率加快、面色苍白、四肢厥冷、血压下降。严重者发病急骤,可仅惊叫一声,血压迅速下降,数分钟内死亡。

(2)出血(DIC引起):若渡过休克期,可发生难以控制的全身广泛性出血。产妇可因失血性休克死亡。

(3)急性肾衰竭:患者出现少尿或无尿和尿毒症的表现。

2.辅助检查 下腔静脉血镜检见有羊水成分。胸部X线摄片,双肺有弥漫性点片状浸润影。心电图见右心扩大,ST段下降。凝血及纤容功能检查,血小板降低、出凝血时间延长、凝血酶原时间延长、血浆凝血因子I降低。

四、护理措施

救治原则:抗过敏、抗休克;解除肺动脉高压,改善心肺功能;纠正凝血障碍,防治肾衰竭及感染;正确处理产科问题。

1.一般护理 患者未清醒前去枕平卧头偏一侧,保持呼吸道的通畅,并用面罩正压给氧,必要时气管内插管正压给氧,以减轻肺水肿。病情未稳定期间绝对卧床休息;恢复期可逐渐增加活动量,但必须防止过劳。

2.病情观察

(1)监测生命体征,观察阴道出血情况,血液是否不凝;观察全身皮肤有无出血点。

(2)配合锁骨下静脉穿刺留置导管测定中心静脉压,以调整输液的种类、量和速度。注意观察穿刺点有无渗血及渗液,保持敷料的清洁、干燥,妥善固定导管,防止脱落。

(3)尿管的观察:保持尿管通畅,准确记录尿量,若每小时尿量少于17mL或24小时少于400mL则为急性肾功能不全。

3.治疗配合与护理

(1)抗过敏抗休克:①气管插管,加压给氧;②腔静脉插管监测中心静脉压,指导输血输液量及速度;③给予大剂量肾上腺激素抗过敏;④补充血容量,以低分子右旋糖酐、葡萄糖及生理盐水为宜。尤以前者,及早应用对防止和阻断 DIC 的发展有效;⑤升压及扩血管药物的应用,常用药物有多巴胺、间羟胺、酚妥拉明、右旋糖酐等;⑥用碱性药物如5%碳酸氢钠静脉滴注以纠正酸中毒。

(2)解除肺动脉高压,改善心肺功能:常用药物有罂粟碱、阿托品、氨茶碱、毒毛花苷或毛花苷 C 等。

(3)纠正凝血功能障碍:①抗凝药肝素可防止微血栓的形式。在 DIC 高凝阶段应用效果好,在纤溶亢进期应用应与抗纤溶药及补充凝血因子的同时应用。分娩后应慎用。用量:1mg/kg(1mg=125U),24 小时总量为 150~200mg。首剂量 50mg 加入 100mL 生理盐水中,60 分钟滴完。为预防 DIC,可用小量 0.25~0.5mg/kg(12.5~25mg)每 12 小时1 次,皮下注射。一旦 DIC 得到控制,促凝血因素解除,肝素用量应迅速减少,以防过量而致出血。如疑有肝素过量,可用 1%鱼精蛋白对抗,1mg 可中和 1mg 肝素,效果迅速;②抗血小板黏附和聚集药物如低分子右旋糖酐、双嘧达莫;③抗纤溶药物,在纤溶活性过强而出血不止时可加用对羧基苄胺、6-氨基己酸等;④新鲜血及凝血因子Ⅰ输入。

(4)防治肾衰竭及感染:当休克纠正,循环血量补足时出现少尿,用利尿药后尿量仍不增加者为肾衰竭,必须限水、限盐,进食高糖、高脂肪、高维生素及低蛋白饮食。多尿期应注意有无电解质紊乱。选用对肾脏无损害的大剂量广谱抗生素防治感染。

(5)产科处理:第一产程发病应立即剖宫产;第二产程发病应在抢救产妇的同时及时阴道助产结束分娩。

4.心理护理 针对羊水栓塞发病突然,病情凶险、进展快的特点,向家属说明抢救的方法和效果,让家属有充分心理准备,避免产生愤怒、责怪、不理解的情绪。同时,向家属讲清产妇的实际情况,适当时候允许家属陪伴产妇,以取得其谅解,要好地配合抢救。

5.健康教育,出院后注意饮食调理和保证足够的营养。合理休息、适当活动,以利于身体恢复。根据产妇身体情况给予母乳喂养指导。

五、预防

严格掌握剖宫产、破膜、扩张宫颈等手术的指征。合理使用宫缩药,防止宫缩过强,对死胎及胎膜早破者更应谨慎。对死胎、胎盘早期剥离等情况,应严密观察。避免创伤性阴道手术,如高中位产钳术、困难的毁胎术。

第六节　子宫破裂

子宫破裂是指子宫体部或子宫下段于妊娠晚期或分娩期发生的破裂。

一、原因

子宫破裂与下列因素有关:胎先露部下降受阻,如骨盆狭窄、头盆不称、软产道阻塞、胎位异常、胎儿异常(脑积水)等,均可使胎先露部下降受阻,为克服阻力引起强烈宫缩导致子宫破裂;子宫瘢痕;子宫收缩药使用不当;手术创伤。

二、病情判断

1.先兆子宫破裂 产妇表现烦躁和下腹疼痛,排尿困难或出现血尿及少量阴道流血。检查患者心率及呼吸加快,烦躁不安,宫缩频密,呈强直性或阵挛性收缩,在宫体与下段之间可见病理缩复环;下腹部有压痛,胎心率异常、胎动频繁;血尿。

2.子宫破裂 ①不完全性子宫破裂(子宫肌层部分破裂而浆膜层完好),在不全破裂处有明显压痛,且在子宫一侧扪及包块,压痛并伴胎心异常;②完全性子宫破裂(子宫肌壁全层破裂),产妇感觉腹部如撕裂样剧痛,随之宫缩消失,疼痛缓解,又出现全腹持续性腹痛、压痛、反跳痛。腹壁下可清楚扪及胎体,子宫位于其侧方。胎心音消失。阴道检查有鲜血流出,胎先露部上升,宫口缩小。

三、护理措施

救治原则:对先兆子宫破裂者,立即采取措施抑制子宫收缩,同时行剖宫产术。子宫破裂者在抢救休克同时尽快行手术治疗。

1.病情观察 对存在子宫破裂诱因的产妇,若发现有①病理缩复环、下腹部压痛、胎心率异常及血尿的四大先兆子宫破裂征象;②扪及子宫一侧有压痛包块,且伴胎心异常的子宫不完全破裂表现;③下腹撕裂样痛后宫缩消失,又继之全腹持续性疼痛,呈休克征象,腹部有压痛及反跳痛,腹壁清楚扪及胎体及胎心消失的完全性子宫破裂表现。均应立即报告医师。在遵医嘱做手术前准备过程中,密切监测患者生命体征。

2.心理护理 在应急的处理中使用保护性语言,抢救工作应有条不紊,稳定患者及家属情绪。对于胎儿死亡的产妇,倾听其诉说内心感受,表示同情。劝解产妇尽快调整情绪接受现实。

3.治疗配合 先兆子宫破裂者,遵医嘱给予患者注射哌替啶或配合麻醉师行静脉全身麻醉以缓解子宫收缩,同时做好剖宫产术前及抢救新生儿准备。子宫破裂者,遵医嘱配合抗休克处理,如输液、输血、使用纠正酸中毒药物及抗生素,同时做好剖腹探查术前准备。

四、预防

加强计划生育,减少多产妇。做好产前检查,及时诊断胎位异常、胎儿异常和产道异常。密切观察瘢痕子宫孕妇的情况,放宽剖宫产指征。严格掌握宫缩素引产的指征,应用缩宫素前先行阴道检查,了解骨产道、软产道有无异常。严密观察产程,尤其对先露高、有胎位异常的产妇。避免损伤性大的阴道助产及操作。

第七节 产褥感染

一、概述

产褥感染是指分娩、产褥期时生殖道受病原体侵袭,于产褥期引起局部或全身的炎症变化。这是导致孕产妇死亡的四大原因之一。产褥病是指分娩24小时后至产后10日内,用口表每日测量体温 4 次,有 2 次≥38℃。产褥病的主要原因是产褥感染,但也包括生殖道以外其他部位的感染,如上呼吸道感染、急性乳腺炎、泌尿系统感染等。

二、临床表现

发热、疼痛、异常恶露为产褥感染的三大症状。产褥早期发热的主要原岗是脱水,但 2~3 日低热后突然出现高热,应考虑感染可能。

1.外阴感染 分娩时外阴裂伤或会阴切开后感染,表现为局部红肿、疼痛,可见缝线孔流出脓液,有时自行裂开,引流通畅者,体温一般不超过 38℃。

2.阴道感染 滞产、多次阴道检查及手术创伤等,给正常存在于阴道内的细菌造成致病环境和条件。接产时不慎将纱布留在阴道内,亦为感染源之一,症状多较外阴炎严重,阴道穹窿撕裂感染后,炎症可向周围扩散,引起盆腔蜂窝组织炎。

3.子宫内膜炎、肌炎 由于细菌侵入胎盘剥离面,引起炎症,进而扩散至全部子宫内膜及肌层。一般在产后 3~5 天发病,表现为下腹疼痛,子宫复旧缓慢,有压痛,恶露增多,可有臭味或呈脓性,体温>38℃,严重者可达 40℃,并伴有寒战等全身症状。

4.盆腔结缔组织炎 多由子宫内膜炎扩散而来。细菌通过淋巴管侵入盆腔蜂窝组织,少数可来自阴道穹窿或宫颈裂伤,多在产后 3~5 天发病,先有内膜炎症状及体征,然后出现寒战、高热、脉数及下腹剧痛,子宫复旧不佳,子宫及两侧面有压痛,附件组织增厚或形成肿块,治疗后大都能吸收好转,治疗不彻底者将转成慢性盆腔炎。如治疗不及时,炎症可进一步发展,形成盆腔脓肿,发热呈弛张型,肿块出现波动,可向下突入阴道穹窿或向上出现于腹股沟上方,需切开引流。有时脓肿自行破溃,脓液经直肠膀胱排出,症状很快减轻,但如破入腹腔则腹痛加重,伴休克,并渐渐出现弥漫性腹膜炎症状与体征,抢救不及时者,后果严重。

5.腹膜炎 由以上炎症扩散而来,首先累及盆腔腹膜,充血肿胀,有渗出物,大网膜肠管与盆腔器官之间发生粘连,可形成局限性肿块,渗出物可积聚于子宫直肠陷窝,形成脓肿。症状多较重,除寒战、高热外,尚有腹胀、下腹剧痛,触诊有肌紧张、压痛或反跳痛等腹膜刺激症状,炎症可扩散成弥漫性腹膜炎。

6.血栓性静脉炎 多为厌氧菌感染所致,多见于子宫内膜炎之后,由宫壁胎盘附着面的血栓感染向上蔓延引起盆腔血栓性静脉炎。它常累及子宫、卵巢及腹下静脉丛,引起寒战、高热、心率加快、呼吸急促及下腹剧痛。盆腔检查可无异常,有时可扪及有触痛的及有血栓形成的静脉丛。须与急性阑尾炎、卵巢囊肿蒂扭转或盆腔脓肿相鉴别。有的患者可能体征不明显,仅持续发热,虽用大量抗生素亦不见下降,有时用抗凝药如肝素等,体温可于 48~72 小时下降,但宜慎用。如栓子脱落可引起肺梗死、肺脓肿、肺炎或胸膜炎,栓子也可进入全身循环,引起脓毒败血症及多发性脓肿。

下肢血栓性静脉炎累及股静脉、腘窝静脉及隐静脉,可导致下肢血液回流受阻,出现患者下肢肿胀、发白,伴有疼痛,俗称"股白肿"。

7.败血症 炎症进一步扩散,细菌或毒素可进入血循环造成败血症。全身症状更为严重,出现高热、恶寒,体温达 40℃以上,并可有神志不清、谵语及昏迷等,严重的革兰阴性杆菌(主要为大肠杆菌)感染常并发中毒性休克,抢救不及时将危及生命。

三、病因

1.病原体　引起产褥感染的细菌种类繁多,以混合感染多见,但仍以厌氧菌和杆菌为最常见的病原菌。常见的病原体有链球菌、大肠杆菌、葡萄球菌等,此外,梭状芽孢杆菌、淋病奈氏菌均可导致产褥感染,但不多见。支原体和衣原体引起的产褥感染近年明显增多。许多非致病菌在特定环境下也可致病。

2.诱因　女性生殖系统防御功能在妊娠期及分娩期降低或破坏,增加了病原体入侵感染的机会;孕产妇有贫血、营养不良、慢性疾病、妊娠晚期性生活、胎膜早破、产前产后出血、产道损伤、胎盘残留、产程延长、产科手术等情况,使其抵抗力下降或为细菌入侵繁殖创造条件,均可成为产褥感染的诱因。

3.感染途径

(1)内源性感染:正常孕妇的生殖道或其他部位寄生的病原体,多数并不致病,当出现感染诱因时可致病。

(2)外源性感染:由被污染的衣物、用具或妊娠晚期不洁性交、盆浴、分娩期不规范的多次肛查、内诊、各种器械或物品消毒不严,均可将致病菌带入生殖道引起感染。

四、护理评估

1.健康史　了解有无产褥感染的诱发因素存在,如胎盘早剥、前置胎盘、胎膜早破、反复多次阴道检查、产科手术操作、未严格执行无菌的操作、软产道裂伤、产程延长、产后出血等。

2.身体状况　评估外阴、阴道、宫颈炎局部伤口有无红肿、发硬、有脓性分泌物、缝针孔处有脓汁;评估产妇有无发热、寒战、高热、恶心、呕吐及腹胀、脉速、下腹痛、子宫压痛、腹部有明显压痛、反跳痛、肌紧张;评估有无腹泻、里急后重、排尿困难;评估有无全腹压痛、输卵管增粗或成腊肠型肿块;评估有无下肢持续性疼痛,静脉硬索状、触痛,局部温度升高。

3.心理-社会支持状况　因持续高热、寒战、疼痛,产妇产生焦虑、恐惧感,又因不能照顾新生儿自感愧疚。

五、常见护理诊断/问题

1.体温过高　与产褥感染所致炎性反应有关。

2.舒适感改变　与疼痛、恶露改变、高热有关。

3.营养失调　低于机体需要量与发热消耗增多、摄入量降低有关。

4.焦虑　与担心身体状况及婴儿喂养有关。

六、护理目标

1.产妇体温逐渐降至正常,感染得到控制。

2.产妇疼痛减轻,舒适感增加。

3.产妇营养保持平衡。

4.产妇心理状态良好,能积极配合医护活动。

七、护理措施

1.监护病情

(1)生命体征:严密观察体温、呼吸、脉搏、血压、意识状态,并认真记录。

(2)局部病灶:观察患者会阴伤口、恶露、子宫复旧、下腹疼痛、双下肢肿胀等局部改变。

2.治疗配合

(1)按医嘱应用药物:①首选广谱高效抗生素。使用前做药物敏感试验,再根据药敏试验的结果选用有效抗生素控制感染;②必要时短期加用肾上腺糖皮质激素,以提高机体应激能力;③对血栓性静脉炎在应用抗生素的同时,加用肝素等抗凝治疗,并使用解痉、扩张血管药物。

(2)体温升高的护理:①体温高达39℃者应物理降温,设法控制体温在38℃左右。做好口腔护理及皮肤的清洁护理;②鼓励患者多饮水,补充水分及促使毒素的排泄,必要时按医嘱静脉输液,补充水、电解质,以维持机体水、电解质平衡。

(3)局部病灶护理:①指导和帮助产妇做好会阴护理。外阴伤口感染早期,每日红外线理疗2次,每次20~30分钟,感染严重者应提前拆线,化脓者应切开引流及伤口换药。外阴仅有水肿者可用50%硫酸镁湿热敷。产后10天可用1:5000高锰酸钾溶液坐浴。盆腔脓肿可经后穹隆或腹部切开引流;②按医嘱给宫缩剂促进子宫收缩,防止炎症扩散,必要时给止痛剂;③下肢血栓性静脉炎者应抬高患肢,局部热敷,减轻肿痛。用支架支撑被褥,防止摩擦引起疼痛。

3.一般护理

(1)休息与体位:应取半卧位,有利于炎症局限及恶露排出。有会阴伤口者取健侧卧位。血栓性静脉炎患者应绝对卧床2周,以利于度过栓子脱落危险期。

(2)饮食与营养:给予高热量、高蛋白、高维生素及富含水分饮食,必要时可少量多次输入新鲜血液或静脉补充营养。

4.心理护理 针对产妇的心理变化,运用有效的语言艺术做好心理护理,解除产妇及其家属的疑问,减轻产妇焦虑;指导自我护理技巧,提供母婴接触机会,减轻对疾病的恐惧;帮助家属护理好新生儿,为产妇提供良好的社会支持。

5.健康指导

(1)指导产妇产后要注意休息,增加营养并适当运动。要保持会阴部清洁,便后及时清洁会阴,勤换会阴垫,会阴清洁用物要及时清洗消毒。

(2)指导产妇自我观察产褥感染复发征象,如恶露异常、腹痛、发热等,如有异常要及时就诊。

(3)指导正确护理乳房,暂停哺乳的产妇定时挤奶,以保持乳腺管通畅。向产妇解释暂停哺乳的原因,告知产妇感染控制后可继续哺乳。

八、护理评价

1.产妇体温维持在正常范围,感染症状消失。

2.产妇主诉疼痛减轻及消失。

3.产妇能表达焦虑,积极参与医疗护理活动。

第八节　产后出血

一、概述

胎儿娩出后 24 小时内阴道出血量超过 500mL 称为产后出血,多发生在产后 2 小时内。其中以胎儿娩出后至胎盘娩出前出血量较多,占产后出血量的 69.2%,产后 2 小时占80.4%。产后出血为分娩严重并发症,发生率为 10%,是产妇死亡原因之一,必须高度重视,积极预防。

二、病因及发病机制

1.子宫收缩乏力及复旧不全　正常情况下,当胎盘从子宫壁剥离时剥离面血窦开放发生出血,但当胎盘完全剥离排出宫腔后,子宫肌纤维强烈收缩,其缩复作用更加明显,将肌纤维间的血管及血窦压迫关闭,使出血迅速减少,开放的血窦在受压关闭后,表面有血栓形成减少出血。任何影响子宫肌纤维正常收缩和缩复功能的因素都可以引起产后出血,是最常见的产后出血因素。若能正常处理第三产程,单纯子宫收缩乏力性出血可明显减少,但下列情况时仍需注意:全身麻醉或临产后使用过多镇静剂;原发宫缩乏力;产程延长或急产;产妇过度疲劳;精神过度紧张;子宫过度膨胀(如巨大胎儿、羊水过多、多胎妊娠);缩宫素引产催产者;多次生育的经产妇子宫肌纤维有退行变者;子宫肌水肿,如严重贫血、妊娠高血压综合征、妊娠水肿;胎盘卒中子宫壁有渗血者;子宫异常如肌瘤、畸形、发育不良;前置胎盘时胎盘附着在子宫下段易致收缩不良;膀胱充盈时膨胀的膀胱影响子宫缩复;过去有产后出血史;产时有子宫感染。上述因素也可成为产褥期子宫复旧不全的原因,尤其合并产褥期子宫内感染,可影响胎盘剥离后子宫创面的修复,而使子宫复旧不全,已形成的血栓脱落,血窦重新开放,引起大量出血。

2.胎盘胎膜残留　产妇孕前因流产、分娩引起子宫内膜炎,多次刮宫造成内膜损伤等原因引起胎盘胎膜粘连,部分粘连的胎盘胎膜组织产后滞留在子宫内;妊娠时蜕膜组织发育不良,形成膜样胎盘、副叶胎盘或胎盘宫角附着等情况,因附着面积过大,或附着处子宫肌肉及内膜发育差,收缩无力,胎盘不易剥离而残留子宫内;第三产程胎盘未剥离前用力牵拉脐带或压迫子宫强力娩出胎盘,或滥用宫缩剂、过早干扰子宫正常收缩均可造成部分胎盘撕脱残留;第三产程中徒手剥离胎盘或手取胎盘不完全而残留。残留组织影响子宫收缩,使胎盘附着面的血窦不能及时关闭而引起产后出血。如产后当时出血不多,或经用宫缩剂后出血减少,未及时清除残留组织,在产褥期内,残留的胎盘组织发生变性、坏死,机化形成息肉,当胎盘息肉坏死脱落时,暴露基底部血管可引起大量出血。

3.软产道及子宫损伤　妊娠时软产道的血管非常丰富,产时产道的裂伤失血量可以较多,特别当损伤涉及子宫及阴道上段时,由于该处血管较大、止血较困难,对产妇影响更大。裂伤常见部位有:会阴口周围、后穹窿、阴道上段及子宫颈等处及剖宫产时子宫切口撕裂。裂伤容易发生在下列情况:未侧切或侧切不够大;急产;巨大胎儿;产科手术如产钳、手转胎头、肩难产、内倒转、毁胎术等。有时一些大侧切不注意止血,也可引起大量出血。若外阴皮肤、产道黏膜完整而损伤了血管可以使局部形成血肿,会阴侧切口或会阴裂伤止血不彻底也可形成血肿,严重时可引起休克。由此造成的晚期出血应引起注意。当血肿形成后产妇多诉会阴、阴道或下腹部疼痛、下坠,有的伴有排尿、排便困难,大便时疼痛加重,日久常继发感染使症状加重。感染后或血肿破裂可发生大出血。剖宫产后子宫切口愈合不良可引起晚期产后大出血。切口愈合不良的原因有:切口位置及大小不当,切口过低位于子宫颈部,该处以结缔组织为主,可影响切口的愈合,过高过小易造成撕裂;缝合止血不彻底,可形成血肿,缝合过多、过紧,影响血供,导致愈合不良;子宫下段横切口距阴道很近,如有胎膜早破、产程延长、阴道操作多、术后失血量多等因素,易造成切口感染,血栓坏死脱落,血管重新开放引起大出血;全身情况不良如贫血、营养低下也都可影响切口愈合,引起晚期产后出血。

4.凝血功能障碍　主要见于产科原因引起的弥散性血管内凝血所致大出血。常见原因有羊水栓塞、重度妊娠高血压综合征、胎盘早期剥离、胎死宫内滞留 3~4 周甚至以上等。也有由于全身性出血性疾患如血小板减少性紫癜、白血病、再生障碍性贫血、重症肝炎等而引起。

5.绒癌　为晚期产后出血中较少见的原因,据认为 20%~30% 的绒癌继发于足月产及早产之后,多数发生在子宫,但也有未见原发病灶即已有广泛转移者。

三、临床特点

1.临床表现

(1)症状:①子宫收缩乏力,胎盘剥离后阴道出血不止;②软产道裂伤,胎儿娩出后阴道大量出血;③胎盘因素,胎盘未娩出阴道大量出血。所有患者出血多时都有休克症状,如心悸、出冷汗、头晕等。

(2)体征:①宫缩乏力,子宫轮廓不清,触不到宫底,按摩推压宫底部可有血块积血流出,血液能凝固;②软产道裂伤,血鲜红,能凝固,产道有裂伤且出血,宫缩良好;③胎盘因素,胎盘剥离不全及剥离后滞留宫腔者,可以手取出;嵌顿者检查发现有狭窄环;胎盘植入者,徒手剥离胎盘困难;胎盘、胎膜残留者检查见胎盘母体面有缺损或胎膜有缺损,若有副胎盘时,胎膜边缘有断裂血管;④凝血功能障碍,出血不凝,不易止血;皮肤黏膜有出血点或瘀斑。当患者发生休克时,面色苍白、脉细弱、血压下降。

2.辅助检查

(1)血常规检查:了解现时的血红蛋白、血细胞比容水平,以判断产后出血量,同时测定血小板数量,除外因血小板减少引起的出血。

(2)凝血功能检测:检查凝血酶原时间、部分凝血活酶时间、纤维蛋白原、纤维蛋白降解产物(FDP)、D-二聚体,了解是否存在凝血功能障碍。

(3)超声检查:通过超声检查,可以了解宫腔内是否有胎盘和(或)胎膜残留,以及是否有积血、积血的量。

四、护理评估

1.健康史 了解诱发产后出血有关的病史,如既往是否患有出血性疾病、重症肝炎、子宫肌瘤;有无多次人工流产史;是否为妊娠期高血压疾病、前置胎盘、胎盘早剥、双胎、羊水过多;分娩过程中有无精神过度紧张、过多使用镇静剂、产程延长、急产等。

2.身体状况 评估子宫收缩情况,了解产妇有无隐性出血和严重失血导致的休克征象。评估胎盘因素引起的产后出血,如进行子宫下段狭窄环检查、产后胎盘及胎膜检查(检查胎盘、胎膜是否完整,胎盘胎儿面有无断裂血管)等。评估软产道裂伤部位及裂伤程度。评估阴道出血是否凝固。

3.心理-社会支持状况 一旦发生产后出血、局部针眼出血或阴道流血不凝时,家属及本人会异常紧张和恐惧,担心产妇的生命安全。同时,因对医院环境和医疗技术条件不熟悉,对治疗和身体康复感到忧虑。

五、护理问题

1.恐惧 与大量出血、濒死感有关。

2.有感染的危险 与大出血抵抗力低下,反复检查、操作有关。

3.疲乏 与出血致贫血有关。

4.体液不足 与大量出血有关。

六、护理目标

1.产妇的血容量于实施方案 24 小时内得到恢复,血压、脉搏、尿量正常。

2.预防感染等并发症的发生。

3.产妇能说出恐惧的原因,掌握消除或减轻恐惧的方法,恐惧心理减轻。

4.产妇能够生活自理。

七、护理措施

1.重视预防

(1)妊娠期:加强孕期保健,定期接受产前检查,及时识别并治疗高危妊娠,如妊娠高血压综合征、肝炎、贫血、巨大儿、羊水过多等,有产后出血史的孕妇应提前入院。

(2)分娩期:临产后,护士继续为孕妇提供精神心理护理,维持孕妇的正常营养及水电平衡防止产程延长,避免产妇衰竭状态,必要时给予镇静剂以保证产妇的休息。第二产程注意科学接生,严格执行无菌技术,指导产妇正确运用腹压,适时适度做会阴侧切,胎儿娩出要缓慢,胎盘娩出后立即肌内注射或静脉滴注缩宫素,以加强子宫收缩,防止产后出血,必要时注射麦角新碱 0.2mg,进一步促进子宫收缩。准确测量出血量,仔细检查胎盘、胎膜是否完整,软产道有无裂伤。如有裂伤应逐层缝合。

(3)产后期:产后 2 小时内,产妇仍留在产房接受监护,因 80%的产后出血发生在这一阶段。严密观察产妇的生命体征,子宫收缩,阴道流血及会阴伤口情况。若产后出血较多应及时查找原因以便及时处理,督促产妇及时排空膀胱以免影响子宫收缩致产后出血。对可能发生产后出血的高危孕妇,分娩时注意保持静脉通道充分做好输血和急救的准备。

2.协助医生执行止血措施,遇到发生产后大出血情况,医护人员必须密切配合,统一指挥。在确定原因的同时,争分夺秒进行抢救。

(1)子宫乏力性出血:应立即按摩子宫,同时注射宫缩剂以加强子宫收缩,腹部持续按摩子宫,清除宫腔积血。如果按摩止血效果不理想时,及时配合医生做好子宫次全切术的术前准备。

(2)软产道裂伤:止血的有效措施是及时准确地修补缝合。若为阴道血肿,补充血容量的同时,切开血肿,清除血块,缝合止血。

(3)胎盘因素:根据不同情况做出处理,如胎盘剥离不全、粘连、滞留均可徒手剥离取出,胎盘部分残留,徒手不能取净时,则用大号刮匙刮取残留组织,胎盘已经剥离而嵌顿,若是膀胱充盈所致,应行导尿术后按摩子宫轻压宫底,促使胎盘娩出。若是胎盘植入,则需做好剖腹切开子宫探查的术前准备。

(4)凝血功能障碍:若观察发现出血不凝,会阴伤口出血不止等,立即通知医生,同时抽血做凝血酶原、纤维蛋白原、3P 试验等,急配血备用。

(5)做好失血性休克的防治措施:失血多甚至休克者,注意为其提供安静的环境,保持平卧吸氧,保暖,严密观察并详细记录患者的意识状态、皮肤颜色、血压、脉搏、呼吸及尿量。大量失血后观察产妇伤口情况及严格会阴护理。观察子宫收缩情况,按医嘱给予抗生素预防感染。

3.提供产妇及家属的心理支持,宣传并指导产褥期康复的技巧。产妇发生大失血后虽然得救,但因垂体缺血可能出现席汉综合征,面临体力差、生活自理有困难等问题。面对上述情况,尽量给产妇及家属提供解释的机会,鼓励产妇说出内心的感受并参与出院计划的讨论。针对产妇的具体情况,指导其如何加强营养,有效地纠正贫血,逐步增加活动量,以促进身体的康复。出院后,指导产妇及家属注意继续观察子宫复旧及恶露情况,发现异常情况及时就诊。护士要使产妇及家属明确产后检查时间、目的、意义,使产妇能按时接受检查,以核实产妇心身康复情况,解决哺乳中的问题,调整产后指导计划。部分产妇分娩 24 小时后,于产褥期内发生子宫大出血,被称为晚期产后出血,多于产后 1~2周发生,也可迟至 6~8 周甚至于 10 周发病,应予以高度警惕,以免导致严重后果。

下篇　外科护理

第九章　食管癌护理

第一节　食管癌患者的心理护理

肿瘤是一种严重危害人类健康的疾病,在人们的意识中往往将癌症与死亡等同起来。肿瘤及其治疗对患者的生理、心理、家庭、社会、经济均有不同程度的影响。肿瘤患者的不良心理行为反应,也会严重影响病情的发展和患者的生存期。在目前的肿瘤研究中发现,负性心理因素可直接影响到肿瘤的发生、发展、转归,影响人体的内分泌和免疫防御功能,因而成为肿瘤致病因素之一。

一、食管癌患者的心理特征

食管癌是一种发病率较高的癌症,严重威胁着患者的身体健康与生命安全。但是随着医疗技术的不断进步,食管癌患者的存活率和治愈率已经明显提高。即便如此,面对死亡的威胁、治疗过程中的艰辛及对疾病认知的缺乏,食管癌手术治疗作为一个重大负性生活事件可引起患者的心理应激反应。在食管癌的不同阶段有不同的心理反应,可分为4个阶段。

1.确诊前期　食管癌早期即可表现为咽下食物有哽噎感,胸骨后针刺样疼痛或烧灼感,食管内有异物感。随着病情进展,症状逐渐加重。患者处于焦虑、极度警觉状态,企图搜寻一切与疾病相关的信息,情绪沮丧,求治心情迫切,想弄明白"我到底得的是什么病",患者常常无缘无故发火、骂人,出现烦躁、易激惹等一系列反应。临床表明,部分患者在癌症确诊前表现为"疑癌"心理,在未明确诊断之前怀疑自己可能已得癌症,但又害怕真的得了癌症,想早点知道明确的诊断结果,又害怕知道诊断结果,患者出现一系列复杂矛盾的心理。此类患者精神紧张、食欲减退、易怒、情绪激动、消极、疾病症状更加明显。

2.确诊期　食管癌一旦被确诊,常会导致一系列的情感反应。

(1)否认与侥幸:是人们的一种心理防御策略,当患者得知自己得了食管癌时,极力否认,辗转各大医院求医,希望得到不是食管癌的侥幸诊断。患者迟迟不愿进入患者的角色,感叹命运的不公,话语多变,怨天尤人,情绪变化快。而家属怕患者知道病情后精神承受不了压力,要求对诊断结果保密。但患者通过同病房的患者临床表现,以及看到肿瘤医院的标志等,内心已很清楚自己得的究竟是什么病,但不愿意说破,内心自我欺骗,希望一切只是自己的猜测,在生活中过分依赖家属。

(2)恐惧期:当患者食管癌确诊后,患者必须直接面对现实,表现出震惊和恐惧。这些都导致患者有沉重的心理压力,终日忧心忡忡,不思饮食,夜不能寐,度日如年。由于人们对食管癌的认识仍存在不同程度的片面性,认为患食管癌等同于被判死刑。俗话说

"食管癌是吃秋不吃春",因而患者最强烈的心理反应是恐惧,同时会出现一些躯体反应,如心悸、眩晕及昏厥,甚至木僵状态,反复询问医师治疗效果。女性患者常伴有哭泣;有的患者则表现为敌视态度,对人、对事比较冷漠,以此发泄其内心的恐惧。

(3)悲观绝望:食管癌患者普遍认为自己患的是不治之症,难以根治,而且手术和化疗费用昂贵,经济负担重,拖累家庭。尤其中年人,是家庭的经济支柱,是社会的中坚力量。他们大多很难适应角色的转换,甚至"谈癌色变",害怕人财两空,从而产生强烈的应激反应,影响手术。此期患者常有负罪感、悲观失望,把自己封闭起来,不愿与人交流,失去治疗信心,拒绝治疗护理,等待死亡,甚至产生轻生的念头。

(4)认可:随着时间推移,患者不得不接受患病的事实,情绪慢慢趋于平静,接受治疗。但多数患者很难恢复到患病前的心境,常进入慢性的抑郁和痛苦中。还有一些患者开始购买大量关于食管癌治疗的书籍,查阅食管癌治疗的相关知识,了解治疗效果。有些患者看到成功病例,医疗技术的发达,对治疗充满信心,开始变得乐观起来,配合医生与癌症做斗争,生活逐步恢复到病前的正常状态。

3.治疗期　只要食管癌一旦确诊,且病变较局限,无远处转移,应首先考虑外科手术治疗。手术对于患者来说是一种严重的心理应激,不仅有身体的创伤性刺激,而且会产生一定的心理反应。为此,医务人员应了解患者的心理特点,采取相应的措施,减轻患者的消极心理反应,帮助患者顺利度过围术期,这样才能取得最佳手术疗效。

(1)手术前心理反应

1)手术前焦虑:手术前最常见的心理反应是焦虑及相应的躯体反应。主要表现为对手术的担心和恐惧,躯体反应表现为胸闷、心悸、尿频、睡眠障碍等。轻度焦虑是可以理解的,且机体不受过多影响,但严重焦虑则会影响机体的康复过程。

2)手术前焦虑反应的原因及影响因素:手术前患者焦虑的原因主要包括以下几个方面:①手术前的心理准备不足,常不能对手术做出客观的分析和评价,担心手术效果;②对手术的安全性缺乏了解,特别对麻醉不了解,顾虑很多,惧怕手术发生意外,90%的患者会恐惧和焦虑;③对手术疼痛的恐惧,尤其是开胸手术,术后身上插着多种管道,除引起疼痛外,还限制了患者的活动;④对环境的恐惧,对医院手术室或监护室的紧张氛围感到担心和害怕;⑤对医护人员过分挑剔,对手术者经验、年龄、技术等反复思考,常常产生焦虑情绪;⑥过去的经验,如过去的手术经历特别是亲眼看见危重患者抢救过程或死亡的情景,或听说过关于食管癌手术意外的议论。

患者焦虑状态与患者年龄及文化程度相关:①不同年龄段的患者焦虑症状的严重程度有所不同,以小于50岁中年人焦虑症状率较高,原因是此年龄段的中年人承担家庭和社会的多种角色,心理压力及负担较重,极易发生心理冲突和应激;②手术前后患者的心理焦虑,都深受其文化程度所影响,其学历越高,受之影响越大,焦虑程度越重。因为文化程度高的患者多为脑力劳动者,知识面相对较广,信息来源较多,虽懂得一些医学知识,但又不算深入了解,这种似懂非懂的认知,加上术后身体不适,促使患者焦虑症状加重。另外,文化程度高者对医疗护理质量及生活质量要求较高,同时讲究医院的生活品质,术后的虚弱身体状况和患病前区别之大,一时难以接受,更易产生焦虑;③经济条件是大多数患者的难题,由于癌症患者持续治疗时间长,费用支出较高,经济条件差者出现抑郁、焦虑症状率较高,与经济压力有关。

3)手术前焦虑对手术的影响:在临床工作中发现许多手术前焦虑的患者在手术过程中全身肌肉紧张,麻醉效果不好,术后疼痛剧烈,这是由于术前焦虑常会降低患者的痛阈和对疼痛的耐受性。有的患者手术尽管很成功,但术后感觉欠佳,这是因为术后患者仍然保持了术前的焦虑反应,仍然在担心手术效果。Jamis(1958)认为术前焦虑程度与术后效果存在着倒"U"形函数关系,即术前焦虑水平很高或者很低者,术后身心反应严重而且恢复缓慢;术前焦虑水平适中者,术后恢复效果最好。

(2)手术后的心理反应特点:食管癌患者常担心手术后引起生理发生改变,饮食习惯受影响;有的患者担心可能术后一时不能生活自理或术后不能继续工作;有的担心肿瘤切除不干净,术后需要放、化疗及不良反应等。特别是如果患者看着其他手术后出现病情严重、手术失败甚至致死的情况,其恐惧感会更加严重。

手术后常见的心理障碍有以下几种。

1)意识障碍:术后意识障碍多发生在术后第2~第5天,表现为意识不清,胡言乱语,一般在1~3天消失,少数可继发抑郁;麻醉药的代谢障碍、失血缺氧、伤口疼痛等生物学因素均可诱发术后不同程度的意识障碍。

2)焦虑:术前焦虑水平高的患者,一般术后仍维持较高水平的心身反应。

3)精神病复发:术后精神病复发常因为心理压力过重所致。

4)抑郁:术后抑郁状态多由于心理丧失感所致,如颈段食管癌喉全切术后人工喉等。

4.复查期 此期患者心情复杂,既期待结果又害怕结果。如复查结果理想则开心雀跃,对治疗充满信心;如结果不如想象得好,就有早知如此不如不治、不受这个罪的心理。联想到自己未完成的工作和事业,想到亲人及子女以后的生活自己却无能为力时,进一步加重了患者的绝望,情绪悲观自闭、愤怒,对未来丧失信心,感到活着就是受罪,甚至有些患者会感觉愧对家人,为家庭增加了经济负担。

5.终末期 癌症晚期的患者身体和心理都备受煎熬,但是由于患者的文化背景、道德修养、社会环境不同,对晚期癌症即临近死亡时的心理状态也各不相同,常表现为否认、愤怒、抑郁、接受4个阶段。各阶段并不一定完全衔接,持续时间也长短不一。

(1)极端否认心理:随着食管癌患者终末期无法进食水,呈恶病质状态,此心理患者多数具有"不可能好"的偏执认识,容易在思维上走向极端,甚至有轻生行为。

(2)愤怒:经过治疗后,患者的身体每况愈下,患者觉得花钱又受罪,病也没有治好,此期患者觉得自己上当受骗了,充满怨恨的心理。

(3)抑郁:患者很明白自己的病情进一步恶化,面临着死亡,可是没有任何缓和的余地,经常会表现得悲哀和忧郁,非常规进食和不能有安稳的睡眠导致产生很强的失落感和恐惧。

(4)接受:此类患者心情多数比较平静,他们认为应该交代的事情基本已经安排妥当,等着和亲人做最终诀别,此时他们既不害怕,也不痛苦,患者和其家属为了避免使对方伤感,彼此心照不宣。

二、食管癌患者的心理干预

及时给予食管癌患者适当的心理干预,可以帮助患者尽快适应自己的心身变化,配合抗癌的综合治疗,同时帮助患者减轻心理压力,提高生活质量。心理干预是应用心理学的理论与方法,通过语言的引导,或情感的支持、鼓励或暗示、启发等手段,对患者进行心理上的教育和治疗,以达到稳定情绪、适应环境、改善症状、促进全面康复为目的的一种治疗方法。

1.心理干预方式

(1)认知重建:通过认知重建,使患者了解食管癌的相关知识,了解疾病的发展和治疗效果,认识到食管癌不等于死亡,帮助患者减轻恐惧和焦虑。同时了解各个患者的不同思想情况,针对所表现的问题,运用不同的心理干预手段,对患者的精神方面给予适当调整。结合具体情况给予指导,特别是对文化程度较高的患者,采取有针对性的措施,创造良好的住院环境,保持病室的安静和环境优美。轻、重患者在条件允许下分别安置,以免患者触景生情。另外,帮助患者认知重建的方式包括开展防癌、抗癌知识讲座,治疗效果好的患者现身说法,发放健康教育手册,建立抗癌热线和网站等。

(2)应急处理和应对技巧指导:应激是内外环境中各种刺激作用于个体后,机体所产生的非特异性反应,表现为一组特殊的症状群,出现适应综合征(GAS)和局部适应综合征(LAS)的表现,使机体的生物系统发生改变。食管癌患者面对疾病和治疗的压力时,可利用的资源包括家庭支持系统、归属感、自身内在能力及社会性技巧如倾听、沟通等。个体的应对包括情感疏导和问题解决应对能力。常见的积极应对方式包括设定目标、情感疏导、放松冥想技术、自我挖掘潜力等。食管肿瘤患者常用的应对方式为:①积极应对方式,如斗争精神;②消极应对方式,如否认,否认食管肿瘤的诊断,害怕别人知道自己患癌;或宿命论,听天由命,听从家属及医务人员提供的有关疾病的信息;或丧失希望,面对食管癌症有无助、无力感,陷于崩溃边缘。

(3)行为训练:心理干预中行为训练是主要方法之一,可帮助患者降低心理应激反应和躯体症状。

1)肌肉放松训练:为放松,顺序为手臂部→头部→躯干部→腿部。如肩膀下沉、握拳曲腕、曲颈皱眉、上下牙齿轻轻扣着、舌头悬空、下巴内收、挺胸拱背、屏气收腹、伸腿跷趾等。

2)希望疗法:灌输希望,制订符合自己价值的清晰的、积极的目标。希望疗法结合了叙事疗法、认知行为疗法、问题中心疗法等多种现代心理咨询方法,探索希望,调动支持系统,丰富生活,陶冶性情,坚定希望。

3)指导患者冥想:在专业人员的指导下,通过视觉、声音、气味、感觉创造想象。

4)音乐疗法:按照患者自身的喜好选择轻柔舒缓的音乐,可以使患者情绪放松,降低躯体症状,调动机体的免疫能力。

5)尊严治疗:护士在称呼患者时根据其身份、年龄、职业来称呼,如"某某教授""某某阿姨"使患者感觉被尊重。对于大小便不能自理的患者,使用屏风等保护工具,保护患者的隐私。

6)与患者建立治疗互动关系:向患者提出合理化建议,帮助患者表达自身感受,与患者共情,帮助患者明白问题所在。应用家庭和社会动力影响患者的心情并改变其行为,形成安全的、被接受的互动关系,帮助患者克服软弱,改变患者不良的思维模式,建立积极的应对方式。

(4)教育性干预:教育性干预包括向患者提供有关检查、诊断、治疗、预后、健康教育等的信息,向患者解释疾病可能引起的强烈负性情绪反应,介绍不同的社会支持、不同的应对方式对癌症适应的影响等知识,澄清患者的一些错误认知,并给予一定的保证、支持,使患者减轻因癌症及其治疗而出现的不适。特别强调焦虑情绪可以导致癌症,反过来癌症也会让人变得更加焦虑,而负性情绪又可加速癌症进程。要使患者保持良好的情绪状态是治疗的重要因素之一。

2.不同治疗阶段的心理支持

(1)确诊阶段

1)告诉患者真实的信息:目前,多数学者主张在恰当的时机将诊断和治疗的信息告诉患者,让患者了解治疗中出现的不良反应和并发症,并进行解释和心理疏导,使患者对治疗有一个较好的适应过程。在临床工作中因人而异,根据患者的性格、适应能力、病情轻重、对肿瘤的认知情况,选择合适的时机和方式告知。

2)做好各种检查前的健康宣教:护理人员耐心向患者及其家属解释各项检查的目的、方法、意义及配合的注意事项,帮助患者尽快完成各项术前检查。

(2)治疗阶段

1)向患者及其家属解释治疗计划:医护人员要尊重患者的自尊心,用和蔼可亲的态度、科学的语言,以适当方式把手术目的、意义、注意事项及可能发生的不适,如术后疼痛与止痛措施、引流管的护理、术后的排便排尿情况和术后的饮食护理等告诉患者,使患者了解真相,消除顾虑,特别防止以冷漠的和生硬的态度对待患者,要使患者产生安全感和归属感,有充分的思想准备,能主动配合。也可请手术已康复或基本康复的患者介绍自己认识的转变过程、手术之后的切身体会及如何积极配合治疗的经验,从而增强患者对手术治疗的信心。

2)加强健康教育宣传:最大限度地减轻治疗带来的不良反应,提高患者的生活质量。教育的主要内容包括食管癌的一般疾病知识(如食管癌的主要治疗手段、各种检查结果、并发症处理和应对策略、病情的监测和生活管理、预后等),发放健康教育手册,采用责任护士一对一讲解,利用幻灯片每周集中讲解一次,并及时反馈所掌握的患者情况。

3)协助行为纠正:向患者讲解食管癌的发生、发展与不良的生活方式有关,通过交流了解患者的生活方式、行为习惯,使患者认识到不健康的生活方式、行为习惯的危害性并加以矫正,做到生活规律、心情舒畅、情绪稳定。

4)积极心理暗示:长期不良情绪、压抑心理可诱发肿瘤,而积极乐观的健康心理则可帮助抵抗肿瘤细胞。如在使用止痛药时可以告知患者"这种药物止痛疗效非常好,疼痛会很快控制",通过语言暗示发挥药物的心理效应,减轻患者疼痛。通过积极的心理暗示,调动患者的潜能,提高患者战胜疾病的勇气和信心。

5)心理疏导:因为人体免疫系统受神经、内分泌系统的调节,所以也受到认识、情绪的心理因素影响。食管癌患者压抑的不良情绪状态可通过交感-肾上腺髓质系统,作用于免疫细胞-T或B淋巴细胞、吞噬细胞、NK细胞,降低机体免疫力;不良的压抑情绪可使分化的原癌基因转化为癌基因,诱发癌变。这些不良的负性情绪破坏机体的免疫系统,打破了平衡状态,使癌细胞处于易发生和发展状态。因此护士要为患者实施积极心理疏导和调整,使其及时宣泄恐惧、躁动、抑郁、不安等不良情绪。

纠正错误认知:虽然"肿瘤不等于死亡"的观念被人们接受,然而"谈癌色变"的观念依然普遍存在。因此,加强食管癌的科普宣教,使食管癌患者了解只要及时发现、及时治疗,保持积极乐观的心态,可以提高患者的生活质量,延长患者的生命。

放松训练:指导患者通过冥想、静思、行为训练等身心放松方法。鼓励患者参加适当的社会活动,承担力所能及的工作和家务劳动,可达到改善焦虑、抑郁等不良情绪的目的。还可指导患者运用内心意象法,想象自己体内的肿瘤细胞非常脆弱,通过综合治疗手段肿瘤细胞会消失,身体逐渐康复。

给予信息支持:在疾病的不同阶段给予患者各种信息支持,如诊断后,患者需要关于疾病治疗效果、预后等信息支持,及时的信息提供使患者做到心中有数,降低患者恐惧、焦虑情绪,恢复平衡的心态。

6)有效应对:护士应引导患者恰当运用心理防御机制,如可运用转移机制,使其及时倾诉紧张、恐惧情绪,达到心境平衡,提高生存质量,延长生命。

7)强化社会支持:护士应关注每位患者的社会支持系统,如家庭成员、单位同事、亲朋好友的关怀、探望和开导,给患者以心理上的支持,同时医务人员要做好患者的心理疏导,使患者感觉有心理慰藉和强大的支持力。

8)榜样示范:病友的榜样示范作用,对增强患者抗击食管癌的决心具有非常重要的作用。定期举办"抗癌明星"座谈会,让患者从抗癌明星的现身说法中分享其与肿瘤抗争的经历与经验,以获得巨大的心理支持和情感鼓励。

9)归属感:让患者感觉到未因疾病而使其家庭角色有所改变,经常征求患者的意见和建议,使其感觉到其存在的价值和社会需要,消除其无用感和孤独感,尽量让患者做自己力所能及的事情。

10)具备预见性:食管癌患者由于疾病的折磨,往往会产生轻生的念头,以自杀来解决痛苦。此时护士应具备预见性,通过交谈了解患者的心理状况,捕捉信息,做好交接班工作,及时与家属有效沟通,共同做好防范,保证患者周围环境的安全。同时,听取患者的主诉,观察其行为,耐心安慰患者,列举成功的病例,重塑患者战胜疾病的信心。

(3)康复阶段:①为患者及其家属进行出院指导,并制订切实可行的康复计划;②鼓励患者参加力所能及的家务劳动和社会活动,让患者有尊重感、归属感和需求感;③建立多种形式的联系活动,如咨询热线、定期访谈,参加抗癌明星见面会、肿瘤患者沙龙活动,与同病室病友建立长期友好关系,互相关心、互助支持等。

(4)临终阶段:大多数晚期食管癌患者由于疾病的进展造成身体日渐衰弱,会出现一系列不适症状,如营养不良、恶心、呕吐、癌痛等,对生的渴望和对死的恐惧会产生一系列复杂的心理变化。护士应积极对症治疗解除患者身体上的不适,同时做好患者的心理护理。护士给予患者身心的关怀和照顾,使患者有尊严地走完人生最后的旅程。

护士应充分理解、同情患者,经常巡视患者,和患者有效沟通,了解其心理变化,为其提供积极的心理支持,使患者保持平稳的心境,减轻心理痛苦。要尊重、陪伴患者,倾听患者的心理感受,给予患者宽容、关爱和理解,允许患者发怒、抱怨、不合作等发泄行为,尽量满足患者的合理需求。饮食上注意进食高蛋白、高热量且利于消化的食物,不能进食的患者通过其他途径补充生理需要量。为患者创造一个安静、安全、整洁、舒适的休养环境,做好患者的清洁工作。尽量把生命垂危的患者与其他患者进行隔离,以减少恶性刺激,从而消除患者恐惧感。

患者的临终过程也是家属心理应激的过程,临终患者常给家庭带来生理、心理、社会等压力。我们同样要给予相应的护理措施:①满足家属照顾患者的需要;②鼓励家属表达情感,护理人员要与家属积极沟通,建立良好的关系,取得家属的信任,与家属交谈时,提供安静、隐蔽的环境耐心倾听,鼓励家属说出内心的感受、遇到的困难,积极解释临终患者的生理、心理变化产生的原因,减少家属疑虑;③家属对患者的生活照料;④协助维持家庭完整性;⑤尽量满足家属本身的需求。

第二节　食管癌患者的营养管理

一、食管癌患者营养管理的临床意义

食管癌是常见的消化道肿瘤,由于食管肿瘤阻塞,造成饮食摄入量减少,食管癌患者已成为发生营养不良的高危人群。营养不良的发生,直接影响临床抗肿瘤治疗效果。有研究显示,在食管癌患者中,有78.9%的患者存在营养不良,20%的患者直接死于营养不良。因此,对食管癌患者进行营养管理是十分有必要的,以便在最短的时间内发现患者在营养方面存在的风险,并给予科学合理的营养干预,对降低或延缓营养不良的发生、提高患者生活质量具有非常重要的意义。在食管癌治疗中,预防营养不良的发生,需要临床、护理、营养等多学科协作,给予营养风险筛查、营养评估,确定合理的营养支持途径及营养治疗方案。实践证明,采取科学有效的营养管理,不仅能够积极地加强抗肿瘤治疗的效果,还能有效提高患者生存质量、改善预后。

外科患者在单纯禁食、饥饿状态下,机体通过减少活动降低机体代谢率、减少能量消耗以减少机体组成的分解而维持生命。手术、创伤、感染后,机体通过神经-内分泌系统发生一系列应激反应,交感神经处于十分兴奋的状态,促使分泌更少的胰岛素,更多的胰高血糖素、肾上腺素、促肾上腺皮质激素、去甲肾上腺素、抗利尿激素、肾上腺皮质激素等。这些神经内分泌改变使机体营养素处于分解代谢增强而合成代谢降低的状态。

外科患者机体代谢变化的特征是:①高血糖伴胰岛素抵抗。创伤后糖异生活跃,葡萄糖生成素明显增加;胰岛素生成受抑制,机体对胰岛素反应降低,出现胰岛素抵抗(insulin resistance);②蛋白质分解速度加快,尿氮排出增加,出现负氮平衡;③脂肪分解明显增加;④水、电解质及酸碱平衡失调;⑤微量元素、维生素代谢紊乱。此种状态下,适当的营养支持是外科手术后患者合成代谢的必备条件。

二、食管癌患者的营养

临床发现绝大多数食管癌患者都有过不同程度的营养不良,严重的营养不良更是晚期患者的突出症状,常表现出严重的消瘦、贫血、全身衰竭等恶病质征象。合理的营养可预防或延缓患者营养状况的恶化,维持和增强患者的体质。

1.食管癌患者营养不良的原因

(1)摄入不足:食管癌患者治疗前已出现的吞咽困难、恶心、呕吐,可直接导致进食量减少;癌症发展到一定程度所产生的一些毒素及接受放、化疗后产生的分解产物均可引起食欲减退;术后出现的食物反流、吞咽困难、放射线对食管及胃的损伤、化疗药物引起的中枢性呕吐和消化道黏膜的损伤,都会造成严重食欲减退和消化吸收障碍,最终导致营养不良。另外,患者出现的心理压力和各种不良情绪可通过神经内分泌机制影响消化道的运动,减少消化液的分泌。这也是造成营养不良的原因。

(2)代谢异常:在肿瘤的发生和发展过程中,机体发生一系列代谢酶的变化,导致物质代谢异常。研究发现,癌细胞的能量来源主要靠产能较低的糖酵解,癌症患者的脂肪和蛋白质分解代谢增强,合成代谢减弱。这些代谢异常与恶病质的形成有直接关系。

(3)消耗过多:癌细胞具有繁殖快、营养消耗多的特点。在营养不足的情况下,癌细胞有优于正常细胞获取营养的能力。肿瘤本身、继发感染、放化疗和手术引起的损伤,都需要消耗额外的营养物质。

由于上述种种原因,食管癌患者很容易发生营养不良。营养不良引起的消瘦、贫血、体能下降、全身器官功能减退、抗病能力减弱等均成为影响治疗效果、引起病情恶化的原因。值得关注的是,病情的恶化会加重心理负担,削弱患者战胜疾病的信心和斗志,导致食欲进一步下降,免疫力进一步降低,病情进一步发展。这种恶性循环为治疗和康复带来更加严重的不利影响。因此,对于癌症患者来说,合理补充足够的营养不仅是维持生命活动的需要,更是癌症治疗的重要组成部分。

2.食管癌患者的营养支持

(1)合理营养:合理营养对于维持健康、防病、治病都是非常重要的,任何人(正常人或各种患者)都需要合理的营养。人体需要的基本营养素有蛋白质、脂肪、糖类、维生素、矿物质、膳食纤维和水,膳食中哪一种营养素都不能缺少。但是没有一种食物含有人体所需要的全部营养素,这就要求选择食物时注意平衡膳食、合理搭配。合理平衡的膳食应符合以下要求。

1)要具备各种营养素:要有足够的热量保证生命活动的需要;要有适量的蛋白质供机体组织修复、更新、维持正常生理功能;要有充分的矿物质参与构成机体组织和调节生理生化功能;要有丰富的维生素保证生命活动的正常进行;要有适量的纤维素帮助肠道蠕动和正常排泄,减少有害物质在体内的存留;要有足够的水分维持各种生理生化功能活动的正常进行。

2）要有合理的膳食安排：正常情况下，每日三餐，两餐间隔时间4~6小时。食管癌患者容易出现进食障碍和消化吸收功能减退，可根据情况采取少量多餐。

3）要能增加食欲、易于消化吸收：食管癌患者多有各种原因引起的食欲减退和消化吸收功能减弱。因此，在选择和烹调食物时，既要注意食物的色、香、味，又要易于消化吸收。

4）要保证食品安全：癌症患者的抗病能力一般较弱，所用食品要保证清洁卫生，以免引起食物中毒和造成其他身体损害。

满足各种营养素的供给需要各类食物间互相取长补短。一个平衡营养的膳食需要选择以下几类食物：选择粮食类主要提供热量；选择肉、蛋、奶、豆类主要供应蛋白质；选择蔬菜、水果类主要提供维生素和矿物质；选择烹调油类主要补充脂肪、不饱和脂肪酸及脂溶性维生素。

（2）不同情况下患者的食物选择：营养充分且全面、易于消化，这是肿瘤患者摄入食物时的首要原则。虽然从人的角度讲，无论是正常人还是患者都需要某些营养元素；但是，受到疾病的影响，癌症患者在摄入的营养元素的量和种类方面仍然与正常人有所不同。因此，在选择食物时，需要有针对性和选择性。为了得到更好的治疗效果，推荐癌症患者在食物方面优先选择那些具有某些药用价值的食物，不仅可以起到补充营养的目的，还能加强治疗效果。

1）治疗前的饮食营养：无论是手术治疗，还是放化疗，都会不同程度地对人体造成损害，一旦机体发生了损害，就需要消耗更多的营养物质来对损伤处进行修复。因此，癌症患者的机体消耗量都特别大。为了避免在治疗过程中出现营养不良的情况，需要在治疗前就预防性地储备一些营养物质，尤其是要保证体内有充足的蛋白质含量。因此，推荐患者多摄入含有大量热量、蛋白质和维生素的食物。此外，食管癌患者在进行治疗前，已经存在各种各样的症状，为了缓解这些症状对患者造成的不良影响，可适当摄入有药用价值的食物。例如，有扶正固本效果的食物对素体虚弱的患者就十分合适，有清热解毒效果的食物对有热象的患者十分适用等。

2）手术后的饮食营养：同治疗前的饮食营养一样，推荐患者多摄入含有大量热量、蛋白质和维生素的食物，以补充机体的消耗，加速机体的自我修复。摄入较高的热量可以避免消耗过多的蛋白质，但是由于食管癌患者术后都会存在一定程度的消化吸收障碍，因此在选择食品时要注意易消化性，不能摄入过多的动物脂肪。在摄入高蛋白质食物时，不仅摄入的量要达到标准，质也要满足需求，还需要摄入足量的必需氨基酸。日常生活中的豆制品、奶制品、蛋制品和肉汤等都含有十分丰富的高蛋白和必需氨基酸。高维生素食品选择新鲜的蔬菜和水果。

3）化疗期间的饮食营养：化学治疗药物不仅能对癌细胞产生杀伤、杀灭作用，也能损害正常细胞，尤其是消化道黏膜和造血组织，更易受到化疗药物的伤害。化疗结束后，食管癌患者大多食欲不佳，伴有恶心呕吐和消化吸收功能障碍，为了保证机体的需要，又要摄入较高的热量，因此在选择食物时既要考虑到符合患者的胃口增强患者的食欲，又要保证营养充足和易于消化吸收。大枣、猪血、花生、鸡蛋等有一定的生血功能,适合血细胞水平下降的患者。马铃薯、鸡肉、萝卜、卷心菜等具有健脾开胃、补脾益气的作用,脾胃虚弱的患者可多多食用。扁豆、莼菜等则能够降逆防呕,对于伴有恶心呕吐的患者十分适宜。

4)放射治疗期间的饮食营养:不仅癌细胞会受到放射线的影响,正常细胞也会因此产生损伤。食管癌患者在放射治疗过程中大多都比较严重的上消化道反应,随着放疗进程的继续,造血功能也会明显削弱。因此,为了减轻患者对放疗的不良反应及补充因放疗导致的机体消耗,需要加强患者的营养补充。食物的选择不仅要注重易于消化吸收,还要新鲜美味,勾起患者的食欲。

5)出院后和康复期间的饮食营养:在各种治疗都结束以后,机体需要完成自我修复,防止癌细胞复发和转移。而且经过了治疗手段对机体的大量消耗以后,患者往往十分虚弱,因此需要补充高质量的且充足全面的营养物质。具有补益功能的食物为首选。待机体得到一定程度的恢复以后,则要将重心转移到预防癌细胞复发和转移上。此时,则须首选具有提高免疫功能、有一定防癌抗癌作用的食品。如红薯、芹菜、胡萝卜、猕猴桃、西红柿、无花果、山楂、蘑菇、木耳等都可作为选择之品。腌制、油炸、熏烤类的食物尽量不要食用,霉变的食物更要严禁食用。

三、肠内营养(enteral nutrition,EN)

肠内营养是经胃肠道提供较全面的营养物质的营养支持方法。肠内营养的途径有口服和经导管输入两种,其中经导管输入包括鼻胃管、鼻十二指肠管、鼻腔肠管和胃空肠造瘘管。

1.优点　肠内营养符合生理需求,营养全面,易于消化吸收,并发症少,方便安全,经济高效,还可以维持肠黏膜结构和屏障功能的完整性,增强内脏免疫功能,防止肠道细菌异位。

2.适应证

(1)胃肠道功能正常:①不能正常经口进食者,如意识障碍及口腔、咽喉、食管疾病;②处于高分解状态者,如严重感染、复杂大手术后、危重患者(非胃肠道疾病);③处于慢性消耗状态者,如肿瘤等。

(2)胃肠道功能不全:如消化道术后、消化道瘘、短肠综合征、急性坏死性胰腺炎等经肠外营养至病情稳定时,可逐步增加或过渡到肠内营养。

3.禁忌证　肠梗阻;消化道活动性出血;腹腔或肠道感染;严重腹泻或吸收不良;休克。

4.制剂

(1)非要素制剂

1)混合奶:是一种不平衡的高营养饮食,能量主要取自牛乳、鸡蛋、白糖。

2)匀浆制剂:是用天然食品配制的流体状平衡饮食,将牛奶、豆浆、鱼、肉、蔬菜等食物研碎加水而成为"自然食物",可采用鼻胃管或鼻腔肠管输注,一般包括商品匀浆和自制匀浆。食物应注意先煮熟再捣碎,防止凝块产生,以便输注。

3)整蛋白制剂:以整蛋白为主的制剂,其蛋白质源为酪蛋白、乳清蛋白等,糖类源为麦芽糖、蔗糖或糊精,脂肪源是大豆油、花生油等植物油,含有多种电解质、维生素及微量元素,通常不含乳糖。溶液的渗透压接近等渗(约320mmol/L),适用于胃肠道黏膜正常或基本正常者。某些配方还含有谷氨酰胺、膳食纤维等,在维持肠道黏膜正常结构和功能方面发挥着重要作用。

(2)要素制剂:要素制剂是一种无须消化,可直接或接近直接吸收和利用的营养制剂,是以蛋白水解产物(或氨基酸)为主的制剂。肽类、乳清蛋白水解物和结晶氨基酸是其蛋白源,糊精和低聚糖则是其糖类源,中链甘油三酯和大豆油是其主要的脂肪源。要素制剂中含多种电解质、维生素及微量元素。不含乳糖及膳食纤维。渗透压较高(470~850mmol/L)。适用于胃肠道消化、吸收功能不良者。

近年来,肠内营养制剂的研制和发展较快,已有组件制剂或配方(如蛋白质组件、脂肪组件等),以适应患者的特殊需要;也有特殊治疗用制剂(如糖尿病制剂等),以满足个性化营养支持的需要。

5.食管癌营养治疗

(1)适应证:①食管癌术后不能经口摄食或摄食不足者;②食管癌晚期慢性消耗造成营养不良者。

(2)禁忌证:①胃肠道无功能,机械性梗阻,持久的肠麻痹;②顽固性呕吐和腹泻,严重的胃肠道出血,高流量胃肠瘘者;③高误吸风险者。

(3)管道的选择:短期管饲者(约4周)可经鼻胃管或鼻十二指肠管进食,长期管饲者(>4周)则需进行胃造瘘或空肠造瘘术进食。

(4)输注的方式

1)分次给予法:适用于胃管头部位于胃内及胃功能良好者。取30°~45°半卧位,分次推注量为150~200mL,10~20分钟完成,每日6~8次;分次滴注量为200~300mL,2~3小时完成,每次间隔2~3小时。

2)连续滴注法:适用于胃管头部位于十二指肠或空肠内的患者,为了避免腹泻、倾倒综合征和急性肠扩张的发生,可用重力滴入或肠内营养专用输注泵控制滴速,速度由30mL/h逐步增加至120mL/h。因为这些并发症大多是由容量和渗透作用导致的,因此采取连续滴注法往往能收到较好的效果。在输注时,营养液需保持在38~40℃,如果室内温度比较低,可用恒温加热器对室内进行升温处理。

(5)营养液浓度:应用营养液时,浓度应从低到高,并且在提高浓度的同时容量不能增加,可交替进行,输注量需缓慢递增。营养液温度以接近正常体温为宜,一般为38~40℃。

6.护理诊断/问题

(1)有误吸的危险:与胃排空障碍、喂养管位置、患者意识和体位等有关。

(2)有胃肠动力失调的危险:与不能经口摄食、管饲、患者不能耐受等有关。

(3)有皮肤完整性受损的危险:与留置喂养管有关。

(4)潜在并发症:感染。

7.护理目标

(1)患者未发生误吸或发生误吸的危险降低。

(2)患者接受肠内营养期间能维持正常的排便型态,未出现腹胀或腹泻。

(3)患者未发生黏膜、皮肤的损伤。

(4)患者未发生与肠内营养支持相关的感染或发生时被及时发现和处理。

8.护理措施

(1)预防误吸

1)管道护理:①营养管必须固定妥当,营养管的留置长度也需仔细观察并标记;经鼻置管者妥善固定于耳部及鼻部;造瘘置管者采用缝线固定于腹壁;患者在进行翻身和床上活动时要避免对应有关的牵拉、挤压和扭曲折叠;②在开始输注营养液前要确定导管是否放置在恰当的位置,出现异常时可借助 X 线透视、摄片确定管端位置。

2)取合适体位:经鼻胃管或胃造瘘途径行肠内营养时,取 30°～45°半卧位有助于防止营养液反流及误吸;经鼻肠管或空肠造口途径者可取随意卧位。

3)及时评估胃内残留量:胃内残留量的评估应该在每次输注营养液之前都要进行,在输注过程中,也要每隔 4 个小时评估一次。一旦抽吸出的胃内残留量在 150mL 以上,就必须停止输注或延缓输注速度。必要时,可适当应用胃动力药物。

(2)提高胃肠道耐受性

1)加强观察:观察患者是否有不适症状,若有,可以适当降低营养液的浓度。营养液中酌情加入阿片酊 0.5mL,可减轻腹泻症状。

2)输注环节的调控:输注时注意营养液的浓度、速度及温度。①经胃管给予:开始即可用全浓度(20%～24%),滴速约 30mL/h,每日给予 500～1000mL,3～4 天逐渐增加滴速至 100mL/h,达到 1 天所需总量 2000mL;②经空肠管给予:先用 1/4～1/2 全浓度(即等渗液),滴速宜慢(25～50mL/h),从 500～1000mL/d 开始逐日增加滴速、浓度,5～7 天达到患者能耐受和需要的最大输入量。

(3)避免黏膜和皮肤损伤:经鼻置管常引起患者鼻咽部不适,可采用细软材质的喂养管,用油膏涂拭鼻腔黏膜可起润滑作用,防止鼻咽部黏膜长期受压而产生溃疡;经胃、空肠造瘘者,保持造口周围皮肤干燥、清洁,防止造口周围皮肤损伤。

(4)感染性并发症的护理

1)吸入性肺炎:多见于经鼻胃管行肠内营养发生误吸。①妥善固定营养管:注意观察营养管的留置长度并在体外标记;②经鼻胃管或胃造口途径行肠内营养时,取 30°～45°,半卧位有助于防止营养液反流及误吸;经鼻肠管或空肠造口途径者可取随意卧位。

2)急性腹膜炎:多见于经空肠造口置管行肠内营养者。①加强观察:若患者突然出现腹痛、造口管周围渗出或腹腔引流管引流出类似营养液的液体,应怀疑饲管移位导致营养液进入游离腹腔,立即停止输入并报告医师,尽可能协助清除或引流出渗出的营养液;②遵医嘱合理应用抗生素,避免继发感染或腹腔脓肿。

（5）其他

1）保持喂养管道通畅：鼻饲通常只用于营养液的输注，如需管饲药物，务必参考药物说明书，药物经研碎、充分溶解后直接注入喂养管，注入药物前后均用温开水 20～40mL 脉冲式冲管，避免与营养液混合而凝结成黏块附于管壁或堵塞管腔。

2）代谢及效果监测：注意监测血糖和尿糖，以及时发现高血糖和高渗性非酮性昏迷。

（6）健康教育：①告知患者肠内营养的重要性和必要性，降低自行拔管的风险；②告知患者术后恢复经口饮食是循序渐进的过程，指导患者及其家属饮食护理的内容，保持均衡饮食；③指导携带喂养管出院的患者及其家属掌握居家喂养和自我护理的方法。

9.护理评估　护理评价内容包括：①未发生误吸或发生误吸的危险性降低；②在接受肠内营养期间维持正常的排便形态，未出现腹胀或腹泻；③未发生黏膜、皮肤的损伤；④未发生与肠内营养支持相关的感染。

四、肠外营养

肠外营养（parenteral nutrition，PN）是从静脉供给营养物质作为营养支持的方法。所有营养物质均由肠外途径提供时，称为全胃肠外营养（TPN）。当食管癌患者出现肠内营养禁忌证时，可通过静脉途径提供机体所需的营养物质，维持机体能量代谢的需求。肠外营养根据输注的途径分为中心静脉营养（CPN）和周围静脉营养（PPN）。TPN 提供的主要营养素包括糖类、脂肪乳剂、氨基酸、无机盐、维生素、微量元素和水。

1.适应证

（1）因食管癌疾病或治疗限制不能经胃肠道摄食或摄食不足者。

（2）营养不良的食管癌患者术前准备、术后营养补充者。

（3）抗肿瘤治疗期间，存在营养不良的食管癌患者。

2.禁忌证　严重水、电解质、酸碱平衡失调，凝血功能异常，休克。

3.制剂

（1）葡萄糖：葡萄糖是 PN 的主要能源物质，成人常用量是 4～5L/（kg·d），供应机体非蛋白热量的 50%～70%。常用浓度为 25%～50%。临床应用时要注意：①葡萄糖高浓度、高渗透压，对血管刺激性大，不宜选用外周静脉输入；②人体对葡萄糖利用能力有限，应激状态下其利用率降低，输入过快或过量均可导致糖代谢紊乱；③葡萄糖代谢依赖于胰岛素，手术创伤和糖尿病患者，胰岛素分泌不足必须补充外源性的胰岛素，并按时监测血糖、尿糖水平，及时调整胰岛素用量。

（2）脂肪乳剂：脂肪乳剂是 PN 的另一种重要能源物质，成人常用量是 1～2L/（kg·d），供应机体非蛋白热量的 20%～30%。常用浓度为 10%、20%、30%。临床应用意义是为机体提供必需脂肪酸、维持细胞膜结构及人体脂肪组织的恒定。脂肪乳输注速度不宜过快，先从 1mL/min 开始。

（3）复方氨基酸：复方氨基酸是 PN 的唯一氮源，其营养价值在于供给机体合成蛋白质及其他生物活性物质的氮源。正常机体氨基酸需要量是 0.8～1.0L/（kg·d），手术后需要量增加，可按 1.2～1.5L/（kg·d）供给。平衡氨基酸溶液含有 8 种必需氨基酸及 8～12

种非必需氨基酸,组成比例符合正常机体代谢需要,适用于多数术后患者。谷氨酰胺(Gln)属于非必需氨基酸,近年来在营养支持中的作用受到重视,机体在手术、感染等应激状态下,Gln 合成减少不能满足机体需要,严重缺乏将影响器官功能。目前已把 Gln 视为一种条件必需氨基酸。

(4)维生素:维生素包含水溶性维生素及脂溶性维生素。水溶性维生素体内无储备,脂溶性维生素在体内有一定储备,短期禁食不用补充,禁食超过 3 周需补充脂溶性维生素。

(5)其他:电解质及微量元素。

4.输注方式

(1)全营养混合液(TNA):将所有肠外营养素在无菌条件下混合在一个容器中进行输注。优点:①合理的热氮比和各种营养素同时进入体内,增加节氮效果,降低并发症的发生;②可避免单瓶脂肪乳输注过快引起的不良反应;③混合后液体渗透压降低,对血管刺激性降低,可经外周静脉输注;④简化了输注步骤,降低了感染及空气栓塞的可能。

(2)单瓶输注:不具备 TNA 时可采用单瓶输注。优点:适用于不具备无菌配制条件的单位。缺点:各种营养素非同步输入,不利于营养素充分利用,且护理工作量相对大。

5.输注途径

(1)经外周静脉肠外营养支持(PPN):操作简单,并发症较少,适用于 PN<2 周、部分补充营养素的患者。不能耐受高渗液体输注,长期应用会引起静脉炎。

(2)经中心静脉肠外营养支持(CPN):①颈内静脉或锁骨下静脉置管,如上腔静脉途径;②PICC(经周围静脉置入的中心静脉导管),适用于长期(大于 2 周)应用、营养素需要量较多及营养液渗透压较高的患者。

6.常见护理诊断/问题　潜在并发症:气胸、血管损伤、胸导管损伤、空气栓塞、导管移位、感染、糖代谢紊乱、肝功能异常、血栓性静脉炎等。

7.护理目标

(1)患者未发生与置管相关的并发症　如气胸、血管损伤、胸导管损伤、空气栓塞、导管移位、感染等。

(2)患者未发生与 PN 相关的并发症　如糖代谢紊乱、肝功能异常等。

8.护理措施

(1)合理输注:合理安排输液顺序和控制输液滴速:①对已有缺水者,先补充部分平衡盐溶液;已有电解质紊乱者,先给予纠正;②为适应人体代谢能力并补充利用输入的营养液,TNA 输注不超过 200mL/h,并保持连续性,不可突然大幅度改变输液速度;③根据患者 24 小时液体输入量,合理补液,维持水、电解质和酸碱平衡。

(2)定期监测和评价:PN 最初 3 天每日监测血清电解质、血糖水平,3 天后视稳定情况每周测 1~2 次。血清蛋白、转铁蛋白、淋巴细胞计数等营养指标及肝肾功能测定每 1~2 周 1 次,每周测量体重,有条件时进行氮平衡测定,以评价营养支持效果。

(3)并发症的观察和护理

1)置管相关并发症:与中心静脉置管有关,包括气胸、血管损伤、空气栓塞、导管移位等。置管并发症重在预防,应妥善固定静脉导管,防止导管移位,每日检查体外导管长度,确保输注装置、接头连接紧密。

2)感染:主要是导管性脓毒症和肠源性感染。

导管性脓毒症:与输入液体污染、穿刺处皮肤感染或其他感染部位的病原菌经血行种植于导管有关。护理措施:①导管护理:置管后24小时内消毒穿刺处皮肤,更换敷贴并注明时间,敷贴每周更换1~2次,如有异常及时更换。输液管道每日更换,严格遵守无菌操作;②严密观察:观察患者有无寒战、发热,穿刺部位有无红肿、渗出,敷贴固定得是否牢固等。怀疑出现管道性脓毒症者,应做营养液细菌培养及血培养;更换液体及输液器;观察8小时后仍不退热者,拔除中心静脉导管,导管尖端送培养。24小时仍不退热者,遵医嘱使用抗生素;③规范配制和使用TNA:配制过程有专人负责,在层流环境、严格无菌技术下操作,合理配置营养素;营养液现配现用,不得加入抗生素、激素、升压药等;TNA在24小时内输完,暂不用者保存于4℃冰箱内,输注前0.5~1小时取出,室温下复温后再输;④防止回血凝固致导管堵塞:采用正压脉冲式封塞,保持管腔双向通畅。

肠源性感染:与长期TPN时肠道缺少食物刺激而影响胃肠激素分泌、体内谷氨酰胺缺乏等引起肠黏膜萎缩、肠屏障功能减退、肠内细菌和内毒素移位有关。因此,当患者胃肠功能恢复时,尽早开始肠内营养。

3)糖代谢紊乱:包括高血糖和高渗性非酮性昏迷、低血糖。

高血糖和高渗性非酮性昏迷:是常见并发症之一,与外科患者对葡萄糖的耐受力及利用率降低、输入葡萄糖浓度过高或速度过快有关。患者主要表现为血糖异常升高、渗透性利尿、脱水、电解质紊乱、神志改变等。因此,葡萄糖的输入速度应小于5mg/(kg·min)。一旦血糖升高,立即报告医生,停输葡萄糖液或含有大量糖的营养液,改输入低渗或等渗盐水以纠正高渗环境,加用适量胰岛素以降低血糖,但应注意避免血浆渗透压下降过快引发急性脑水肿。

低血糖:外源性胰岛素用量过大或高浓度葡萄糖输入时,促使机体持续释放胰岛素,如果突然停输葡萄糖后可出现低血糖。因很少单独输注高浓度葡萄糖溶液,此类并发症已少见。

4)肝功能异常:主要原因是葡萄糖超负荷引起脂肪肝变性,其他相关因素包括必需脂肪酸缺乏、长期TPN时肠道缺乏食物刺激、体内谷氨酰胺大量消耗,以及肠黏膜屏障功能降低、内毒素移位等。表现为转氨酶升高、碱性磷酸酶升高、高胆红素血症等。目前尚无有效的预防措施。

5)血栓性静脉炎:多发生于经周围静脉肠外营养支持时。主要原因:化学性损伤,外周静脉血管管径细小时,血流缓慢,输入的高渗营养液不能及时得到有效稀释,导致血管内皮受损,静脉穿刺针或留置的导管对血管壁的刺激引起损伤。一般经局部湿热敷、更换输液部位或外涂经皮吸收的抗凝消炎乳膏(喜疗妥)或局部覆盖水胶体敷料后可逐步消退。

9.健康教育

(1)PN相关知识:告知患者及其家属合理输注营养液及控制输注速度的重要性,不能自行调节速度;告知保护静脉导管的方法,避免翻身、活动、更衣时导管脱出。

(2)尽早经口进食或肠内营养:在患者胃肠功能恢复或允许进食的情况下,鼓励患者经口进食或行肠内营养以降低或防治 PN 相关并发症。

(3)出院指导:制订饮食计划,指导均衡营养,定期到医院复诊。

第三节　食管癌患者的护理评估

手术治疗是食管癌早期最有效的治疗措施,尤其针对中、下段食管癌患者来说效果显著,而食管癌患者的术前评估是一项十分重要的工作,它主要包括收集患者资料和完善各种检查,以及评估手术风险等。

一、术前评估

1.病史采集

(1)疾病的主要症状及程度:如有无吞咽困难、胸骨后针刺样疼痛、烧灼感、食管内异物感、体重减轻、贫血等,病程的长短,治疗经过。

(2)既往史:患者既往所患疾病,可能与现患病症有着密切关系。包括:①过去健康状况:如体质、抵抗力、劳动力等;②疾病史:重要的疾病史、传染病史、外伤史、手术史、中毒史、过敏史、输血史及其他病史;③药物过敏史:应了解过敏药物、发生时间、症状及就诊情况,如无药物过敏史也需说明;④系统回顾:应了解既往各系统中重要的阳性症状。

2.诊断检查

(1)实验室检查

1)全血细胞计数:患者术前常规测定血红蛋白、红细胞压积、白细胞计数和血小板计数。白细胞增多症(WBC)$>10.0\times10^9$/L 需要进一步寻找感染或炎症的来源。血小板计数(PLT)$<100\times10^9$/L 需要进一步检查,防止术中、术后出现凝血异常。

2)电解质:手术前最常见的电解质异常是低钾血症,因高血压服用利尿剂的患者往往发生低钾血症。

3)肌酐:手术前肌酐升高是手术后肾衰竭和其他并发症的有力预示。测定值明显超过正常范围者需要进一步检查。

4)血液其他检查:食管癌患者手术前,应该测定凝血酶原时间(PT)和部分凝血致活酶时间,同时进行血小板计数和详细询问出血病史,以便排除隐匿性出血疾病。

5)所有患者手术前均需进行血型检查和交叉配血试验。

(2)特殊检查

1)判断肿块的性质及局部情况:①X 线食管吞钡造影:食管钡餐检查可确定食管有无病变、病变的位置、破坏的范围和程度;②超声食管镜检查:直视下能清晰地查看食管有无病变、病变的位置、破坏的范围和程度,更重要的是能取活检达到确诊的目的。采用超声食管镜还能了解和评估食管癌对食管壁及周围器官的侵犯情况和局部淋巴结有无肿大及转移情况;③食管癌肿瘤标记物:鳞状细胞癌抗原(SCC)、癌胚抗原(CEA)、组织多肽抗原(TPA)对诊断有一定的辅助作用;④胸部 CT 检查:颈、胸、腹增强 CT 可作为食管癌术前的常规检查,主要用于食管癌临床分期、可切除性评价、手术径路的选择等。在评价肿瘤局部生长情况、显示肿瘤外侵范围及其与邻近结构的关系和纵隔或腹腔淋巴结转移上具有优越性。

2)判断有无远处转移:①腹部 B 超及 CT:肝脏、肾及肾上腺是食管癌常见的转移部位,需要腹部 B 超或 CT 明确有无腹部转移;②头部 CT:可在术前判断食管癌患者是否已有脑转移。近年来由于对食管癌患者脑 CT 检查的普遍应用,发现了许多无症状的脑转移患者,为治疗赢得了时间;③骨扫描:骨骼也是食管癌常见的转移部位,同位素骨扫描可发现有病变的骨骼。

(3)心电图和心脏超声检查:用以确认心脏能否承受开胸手术,60 岁以上的患者和冠心病患者给予冠脉造影,同时也可按患者活动能力和耐受性评估其心脏病的严重程度,目前常采用纽约心脏病学会(NYHA)四级分类法。

Ⅰ级:患者有心脏病,但日常活动量不受限制,一般体力活动不引起过度疲劳、心悸、气喘或心绞痛。

Ⅱ级:心脏病患者的体力活动轻度受限制。休息时无自觉症状,一般体力活动引起过度疲劳、心悸、气喘或心绞痛。

Ⅲ级:患者有心脏病,以致体力活动明显受限制。休息时无症状,但一般体力活动即可引起过度疲劳、心悸、气喘或心绞痛。

Ⅳ级:心脏病患者不能从事任何体力活动,休息状态下也出现心力衰竭症状,体力活动后加重。

Ⅰ、Ⅱ级患者进行一般麻醉和手术安全性应有保障。Ⅲ级患者经术前准备与积极治疗使心功能获得改善,增加安全性。Ⅳ级患者麻醉和手术的危险性很大。

(4)肺功能检查:食管癌手术评估的重点是肺功能。肺功能的评价手段包括静态和动态两种。静态的检查手段有屏气试验、肺通气功能和弥散功能检测。动态的检查方法包括简单爬楼梯试验、运动心肺功能检测等。肺功能测定临床常用的有肺活量(VC)、最大通气量(MVV)、第 1 秒用力呼气量(FEV1)。第 1 秒用力呼气量占用力肺活量的百分率(FEV2%)。一般认为当 VC 占预计值百分率(VC%)≤50%、MVV 占预计值百分率(MVV%)≤50%、FEV1%<40%时,剖胸手术的风险很大。MVV%≥70%者手术无禁忌,50%~69%者应慎重考虑,30%~49%者应尽可能保守或避免手术,30%以下者禁忌手术。

如果证实病变没有远处转移,全身情况好,就应积极采用以手术为主的综合治疗,以获得根治;若心肺功能不佳,要进行术前治疗,争取将患者各个器官调整到最佳状态,再考虑手术治疗。

3.术前风险评估　食管癌患者的手术前风险评估是术前的重点环节,没有良好的风险控制,就不会有顺利的围术期康复。风险评估一般从患者的既往病史开始,如患者存在以下病史。

（1）慢性呼吸道疾病（慢性支气管炎、肺气肿、肺源性心脏病、哮喘等）。

（2）心脏病史（3个月内有心绞痛，6个月内心肌梗死、严重心力衰竭或心律失常等）。

（3）慢性肝炎、肝硬化史。

（4）各种原因导致肾功能不全病史。

（5）3个月内脑出血或脑梗死史。

（6）严重高血压、糖尿病史。

（7）胸部或上腹部手术史。

（8）胸部疾病放化疗史等。

存在以上情况者，更加要重视患者的心肺功能是否能耐受全麻开胸手术。

4.营养状况　术前按患者自评主观全面评定量表（PG-SAG）或NRS2002两种方法评估患者的营养状况，指导患者进高热量、高蛋白和维生素丰富的流食或半流食。矫正低蛋白血症，以免影响手术吻合口、切口的愈合。对不能进流食而且营养状况差的患者，采取静脉高营养疗法以改善全身状况。

5.术前评估的意义　术前评估对手术有重要影响，有助于判断手术效果和手术危险性，有助于预防术中和术后并发症。患者入院后经过适当的术前评估，可增加手术的安全性，减少并发症。

二、术后评估

1.术中情况　了解手术方式、麻醉方式及病变组织切除情况，术中出血、补液、输血情况及术后诊断等。

2.生命体征　了解患者麻醉是否清醒，生命体征是否平稳，气管插管位置是否改变，呼吸型态有无异常，有无呼吸浅快、发绀、呼吸音减弱等。

3.伤口及各引流管情况　了解患者伤口敷料是否干燥，有无渗液、渗血，胸管、胃管、纵隔引流管及尿管引流是否通畅，引流量、性质、颜色有无异常等。

4.肢体功能　了解术后肢体感知觉恢复情况及四肢活动度。

5.体液平衡　评估术后患者尿量、各种引流的丢失量、失血量及术后补液量和种类等。

6.营养状态评估　术后患者每日摄入营养素的种类、量和途径，了解术后体重变化。

7.术后不适及并发症　了解有无切口疼痛、恶心、呕吐、腹胀、尿潴留等术后不适，评估不同种类和程度，评估有无肺不张、肺炎、出血、吻合口瘘、乳糜胸等并发症及危险因素。

8.心理-社会状况　了解患者及其家属对手术的认识、看法和心理感受，评估有无引起术后心理变化的原因：①担心不良的病理检查结果、预后差或危及生命；②担忧手术对今后生活、工作及社交带来不利影响；③术后出现切口疼痛等各种不适；④身体恢复慢，出现并发症；⑤住院费用昂贵，担心经济能力难以维持后续治疗。

第四节　食管癌患者术前护理

一、护理诊断/问题

1.焦虑和恐惧　与患疾病、接受麻醉和手术、担心预后及住院费用高、医院环境陌生等有关。

2.营养失调,低于机体需要量　与进食量减少或不能进食、消耗增加等有关。

3.体液不足　与吞咽困难、水分摄入不足有关。

4.睡眠型态紊乱　与环境改变、担忧疾病及预后有关。

5.知识缺乏　缺乏手术、麻醉相关知识及术前准备知识。

二、护理目标

1.患者情绪稳定,能配合各项检查和治疗。

2.患者营养状况改善,具备手术条件。

3.患者体内水、电解质维持平衡。

4.患者能安静入睡,休息充分。

5.患者对疾病有充分认识,能说出治疗及护理的相关知识及配合要点。

三、护理措施

1.心理准备

(1)加强与患者及其家属的沟通,建立良好的护患关系。

(2)营造安静舒适的环境,以促进睡眠;入睡困难者遵医嘱用药,以保证患者充分休息。

(3)争取亲属在心理上、经济上的积极支持和配合,解除患者的后顾之忧。

2.营养支持　能进食者给予高蛋白、高热量、富含维生素、低脂、易消化、少渣的软食、流质或半流质食物,避免辛辣、冷硬等刺激性食物。不能进食者给予静脉高营养或肠内营养。

3.协助完成术前检查　遵医嘱完善术前各项检查,了解患者术前各项检查结果,协助医生最大限度地改善心、肺、肝、肾功能,提高患者手术耐受力。

4.术前功能锻炼

(1)指导并训练患者进行肺功能锻炼,如吹气、有效咳嗽、腹式深呼吸。

(2)指导患者床上使用便器的方法,以适应术后床上排尿和排便。

(3)教会患者自行调整卧位和床上翻身的方法,以适应术后体位的变化。

5.术前准备

(1)呼吸道准备:吸烟者术前2周劝其戒烟,术前3天给予雾化吸入每日2次,注意口腔卫生,早晚刷牙或用漱口液漱口,指导并训练患者有效咳嗽和腹式深呼吸,以减少术后呼吸道内分泌物、利于排痰,增加肺部通气量,改善缺氧,预防术后肺炎等并发症。

（2）胃肠道准备:术前 1 天改流质饮食,术前晚给予灌肠,术前 12 小时禁食禁饮。

1)结肠代食管手术患者,术前 3 天进无渣流质饮食,术前晚行清洁灌肠或全肠道灌洗后禁饮禁食。

2)术日晨常规置胃管,左开胸者选择左侧鼻孔插入胃管,插入长度＝测量长度+5cm。胃管不能顺利通过梗阻部位时不可强行推进,以免戳穿食管,可置于梗阻部位上端,并将置管情况告知手术医生。

（3）手术期皮肤准备:术前当日清洗皮肤,术前应将手术区毛发剃除。皮肤准备范围是上至锁骨上及肩下,下至脐水平,包括患侧上臂和腋下,胸背均超过中线 5cm 以上。

（4）其他:①术前 1 天备血、做药敏试验、佩戴腕带等;②手术日备齐患者病历、影像学资料、术中用物(纵隔管等)、手术用药等,与手术室工作人员做好手术患者的交接;③根据手术类型及麻醉方式准备麻醉床,备好床旁用物,如吸氧装置、心电监护仪、输液架等。

第五节　食管癌患者术后护理

一、护理诊断/问题

1.疼痛　与手术创伤、特殊体位等因素有关。

2.低效性呼吸型态　与术后卧床、活动量少、切口疼痛、呼吸运动受限等有关。

3.有体液不足的危险　与手术导致失血、体液丢失、禁食禁水、液体量补充不足有关。

4.营养失调,低于机体需要量　与术后禁食、创伤后机体代谢率增高有关。

5.活动无耐力　与手术创伤、机体负氮平衡有关。

6.知识缺乏　缺乏手术后治疗、护理、康复锻炼、安全等相关知识。

7.潜在并发症　术后出血、切口感染或裂开、肺部感染、泌尿系感染或深静脉血栓形成等。

二、护理目标

1.患者主诉疼痛减轻或缓解。

2.患者术后呼吸功能改善,血氧饱和度维持在正常范围。

3.患者体液平衡得以维持,循环系统功能稳定。

4.患者术后营养状况得以维持或改善。

5.患者活动耐力增加,逐步增加活动量。

6.患者充分了解术后相关知识,能说出治疗及护理的相关知识及配合要点。

7.患者术后并发症得以预防或被及时发现和处理,术后恢复顺利。

三、护理措施

1.体位　全麻未清醒,取去枕,平卧位,头偏向一侧。清醒者取头高足低位,术后第 1

日起取半卧位。

2 病情观察 给予心电监护,术后 2~3 小时每 15~30 分钟监测患者的心率、血压,以及呼吸频率、节律、血氧饱和度等生命体征,病情平稳后 1~2 小时测量 1 次。监测体温每日 4 次,测量至体温正常 3 天后改为每日 1 次测量。39℃ 以上者,每 4 小时测量 1 次共24 小时。观察患者的神志、面色和血氧饱和度,及时记录护理记录单。

3.静脉补液 食管癌术后静脉输液的目的是消炎、祛痰、营养支持。严格控制输液速度和输液量,一般总量应为 50~60mL/(kg·d),速度 60~70 滴/分;年老体弱患者、心肺功能不全者酌情减量并控制输液滴速,以防肺水肿及心力衰竭的发生。必要时遵医嘱输血浆、红细胞等,以维持有效循环血量。输液时护士勤巡视、多观察,根据患者病情、年龄、药物性质调整滴速,有条件时,使用输液泵,控制滴速,保障输液安全。

4.呼吸道护理 食管癌术后患者由于开胸手术破坏了胸腔的负压状态,肺的通气泵作用严重受损;术中对肺牵拉和挤压造成肺的部分损伤;术后迷走神经功能亢进,使气管、支气管黏膜腺体分泌增加;食管-胃吻合术后,残胃拉入胸腔,使肺受压扩张受限;患者术后虚弱、疼痛等原因,使咳嗽、咳痰无力;高龄食管癌患者常伴有肺气肿、慢性支气管炎、肺功能低下等基础疾病等原因,故易发生呼吸困难、缺氧,并发肺炎肺不张,甚至呼吸衰竭。护理措施:①密切观察呼吸的频率、节律及呼吸型态,听诊双肺呼吸音、有无痰鸣音等缺氧症状;术后第 1 日起给予雾化吸入 2~3 次/天;②告知患者有效咳嗽的意义:防止肺部感染,促进肺复胀;③手术后第 1 日起,每 1 小时协助患者腹式深呼吸、拍背、做有效咳嗽。咳嗽方法:深吸气→憋气→声门紧闭增加胸腔内压力,最后突然放开声门,收紧腹肌快速将痰液咳出。可协助患者咳嗽时固定胸管处、颈部切口,减轻因咳嗽震动引起的疼痛,防止颈部切口因剧烈咳嗽而撕裂,1~2 次/小时;④咳痰无力、痰多的患者如出现呼吸浅快、呼吸音减弱、血氧饱和度降低的,或听诊肺部布满痰鸣音等痰堵塞现象,应立即行鼻导管吸痰,必要时行纤维支气管镜吸痰。

5.饮食护理 术后早期吻合口处于充血水肿期,需禁饮禁食。传统食管癌手术治疗方法,如无高热、胸痛、呼吸困难、颈部切口分泌物增多等早期吻合口瘘等症状,一般于手术后 5~7 天开始试饮水,若无不适,再开始进流食,术后 6~7 天可给予全量流质饮食,每日 7~8 次,每次<200mL。如进食顺利,按照流食→无渣半流食→半流食→软食→普食顺序恢复正常饮食。如有喉返神经损伤,根据患者情况可先从半流食开始,防止呛咳。术后 3 周,患者若无特殊不适可进普食。仍要注意细嚼慢咽(每口饭咀嚼 30 下)、少量多餐,进食不宜过快、过多。避免进食生、冷、硬的食物。

6.引流管护理

(1)胸腔闭式引流护理:参考相关内容。

(2)胃管的护理:由于手术及麻醉,胃肠蠕动减慢、胃内容物滞留,胃扩张,吻合口张力增加,影响愈合。①妥善固定,每班检查胃管安置长度(胃管置入长度一般不低于40cm),每日更换固定胃管胶布,若胃管不慎脱出,立即通知医生,由医生重置胃管;②定时挤压,保持胃管通畅,保持有效负压;③严密观察引流量、性状、颜色、气味并准确记录;

④手术当天引流液为暗红色,24 小时引流量低于 300mL,以后胃液颜色将逐渐变浅、变清,术后 24 小时后仍有新鲜血液流出,应通知医生给予止血制酸药物,必要时再次手术,胃管减压不畅时,可用少量生理盐水冲洗并及时回抽;⑤观察安置胃管处鼻黏膜情况,避免损伤鼻黏膜。

(3)鼻肠管的护理:①妥善固定,每班检查鼻肠管安置长度(置入长度一般不低于60cm),每日更换固定鼻肠管胶布,若鼻肠管不慎脱出,立即通知医生处理;②术后早期按医嘱行肠内营养及鼻饲,鼻饲时患者取坐位,每次鼻饲前要确定鼻肠管位于肠内,鼻饲前后用温开水脉冲式冲管,鼻饲后不宜平躺。鼻饲液的温度 39~41℃,每次量不宜超过200mL,间隔 1.5~2 小时 1 次,鼻饲时应缓慢匀速,注意观察有无腹胀、腹痛等不适,如有不适,立即减慢速度。

(4)尿管的护理:保持尿管通畅,引流袋低于耻骨联合,防止尿液逆流引起逆行感染。每日给予膀胱冲洗 2 次,防止尿管堵塞和尿路感染。注意观察尿液的颜色、性质、量,发现异常,立即通知医生处理。

(5)纵隔引流管的护理位置:由胸部切口经纵隔沿着食管床放入胸腔最低处。作用:沿食管床引流纵隔及胸腔里的气体、渗液、血液,促进肺复张。该管预防性放置可以促进常规胸腔引流管尽早拔除。纵隔引流管细、柔软,刺激性小,减轻了疼痛,增加了患者的舒适度,可使患者能有效咳嗽,促进肺复张并尽早下床活动,减少了肺炎和胸腔积液发生率。由于其放置在食管床,可以有效预防吻合口瘘后出现的纵隔感染。护理措施:妥善固定,防止脱管;保持引流通畅,观察引流液的颜色、性质、量,引流的速度,术后当日正压引流,第 1 日起改为负压引流,如果术后引流量过多,可以暂停负压引流,改为正压引流。

7.术后不适

(1)切口疼痛:原因与开胸手术有关,麻醉作用消失后,患者开始感觉切口疼痛,疼痛持续时间长,疼痛剧烈程度。护理措施:①评估患者疼痛的程度,一般使用数字评分法、视觉模拟评分法、脸谱法等,建立疼痛评分量表,>3 分的疼痛,给予疼痛干预措施;②鼓励患者表达疼痛的感受,解释切口疼痛的原因及部位;③手术后常规使用自控镇痛泵进行镇痛,同时使用肋间神经冷冻术可缓解疼痛;④协助患者取舒适卧位,及时更换汗湿衣服等,满足患者对舒适的需求;⑤分散患者注意力,以减轻对疼痛的关注度;⑥咳嗽协助按压切口、胸管处,减轻震动引起的疼痛。

(2)发热:为术后患者最常见的症状,术后患者会出现外科吸收热,一般不超过38℃,一般术后 1~2 天逐渐恢复正常。如术后 3~6 天发热或体温又升高,应警惕肺炎、吻合瘘等并发症。护理措施:监测体温的变化及伴随症状;观察颈、胸、腹部切口分泌物的颜色、性状、量;遵医嘱使用物理降温或退热药物;进行相关检查,查找病因对症治疗。

(3)恶心呕吐:最常见原因是麻醉反应及镇痛泵不良反应,药物作用消失后恶心、呕吐常自行缓解。护理措施:呕吐时头偏向一侧,防止误吸,及时清除呕吐物;遵医嘱使用止吐药物。

(4)呃逆:遵医嘱使用解痉镇静药;顽固性呃逆者,应警惕膈下积液或感染的发生,进一步检查明确病因,可使用中医方法如耳穴压豆治疗。

8.特殊手术方式的护理

(1)结肠代食管(食管重建)的术后护理:保持处于肠内的减压管通畅,处于功能状态;观察有无吻合口瘘、腹内出血、感染等;若从减压管减压出大量血性液或呕吐大量咖啡色液伴有全身中毒症状,应考虑结肠代食管坏死,应立即通知医生。结肠代食管后,由于结肠逆蠕动,患者口腔常有粪臭味,向患者做好解释,注意保持口腔卫生,一般半年后可逐步缓解。

(2)胃造瘘术后护理:胃造瘘术是在腹壁上做一永久性或暂时性的开口,直接进入胃内,其可用来喂食供给营养,必要时也可做胃肠减压。护理措施:①管饲护理,置管后12~24小时患者生命体征平稳,观察造瘘口处无出血时可以开始喂食;②观察伤口情况并及时更换敷料,如有无分泌物,造瘘口处无出血、红肿及周围皮肤渗出液等感染征象,及时更换渗湿的敷料,用胶原泡沫敷料代替纱布固定胃造瘘管,泡沫敷料既能吸收管口周围渗液、保护管口周围皮肤清洁干燥,又能减轻胃造瘘管和皮肤之间的摩擦,降低胃造瘘管引起的管周围皮肤压疮发生率;③妥善固定造瘘管,防止脱出和堵塞。

9.康复训练锻炼　指导患者在床上适当活动,主动或被动活动四肢,加强患侧上肢体锻炼(如患侧上肢上举、绕臂、梳头等动作),指导患者早期下床活动,有条件时使用间歇充气压力泵,预防深静脉血栓。

第十章　胸外科疾病护理

胸部有心脏、肺、食管、大血管、胸膜、胸膈等重要脏器和组织,正常呼吸、循环、消化功能都有赖于这些脏器和组织的结构和功能完整。作为胸外科护士,应具有丰富的专科护理知识和娴熟的操作技巧,了解和掌握胸部疾病的发生、发展、诊断和治疗特点,重点掌握围术期护理,促进患者早日康复。

第一节　胸部创伤和疾病护理

一、胸部创伤的护理

1.肋骨骨折患者的护理

(1)做好心理护理,安慰患者,使其消除紧张情绪。为患者取半卧位,以缓解呼吸困难和利于引流。肋骨骨折患者均有不同程度的疼痛,疼痛限制深呼吸及有效咳嗽,应采取有效的镇痛措施。局部疼痛可给予口服或肌内注射镇痛药,疼痛剧烈者可做局部封闭,阻滞骨折处肋间神经。

(2)多根多处肋骨骨折患者要严密观察循环和呼吸功能,持续吸氧,鼓励患者咳嗽和排痰,超声雾化吸入,每日 2 次,预防肺部并发症。如患者不能将痰自行咳出,做气管内吸痰,必要时气管切开。应用抗生素,防治感染。

(3)肋骨骨折患者合并血胸时,若出血量少,严密观察生命体征变化即可。对出血量多的休克患者,应密切观察血压、脉搏及胸腔引流量与色泽并做好记录。如有进行性出血,每小时引流超过 200mL 连续 3 小时,应做好剖胸止血术的准备,并持续做中心静脉压监测及时补足失血量,纠正休克。

(4)肋骨骨折患者合并气胸时,若肺压缩>30%的气胸,需安置胸腔闭式引流管,严密观察。开放性气胸,立即封闭伤口,在深呼气末用无菌敷料如凡士林纱布加棉垫封闭伤口,使其变为闭合性气胸。

2.胸腔闭式引流护理　胸部创伤或开胸术使胸膜破裂后,空气进入胸膜腔内,使肺萎陷,需安置胸腔闭式引流管。胸腔闭式引流的目的是:使气体、液体从胸膜腔内排出,并预防其反流;重建负压使肺复张;平衡压力,预防纵隔移位及肺受压缩。

(1)准确、妥善安装闭式引流及其吸引装置。目前临床使用引流装置不同,但其原理并无差异:根据胸膜腔的生理特点,依靠水封瓶内的液体使胸膜腔与外界隔离;胸膜腔内高压时,腔内液体或气体排至引流瓶内;胸膜腔负压恢复时,水封瓶内液体被吸至引流管下端形成负压水柱,阻止空气进入胸膜腔。

(2)通常在手术室安置胸腔闭式引流管,但在某些急诊情况下,如治疗气胸或急性脓胸时,此项操作则在急诊室或病房床旁进行。做上肺切除术后,要从第 2 前肋间及腋中线、腋后线第 6~第 8 肋间分别置入 2 根胸管,前者放气,后者排液。

(3)影响引流的因素

1)引流瓶的位置:闭式引流主要靠重力引流,水封瓶应置在患者胸部水平下 60~100cm 处。过短影响引流,过长引流管易扭曲,任何情况下引流都不应高于患者胸部。

2)患者体位:为患者取半卧位,以利于胸腔内积液流出,同时也利于呼吸及循环功能,还起到减轻切口张力的作用。如要翻身应采用侧卧位,避免胸管受压或扭曲。

3)维持引流通畅:避免引流管受压、折曲、滑脱及阻塞。有否继续排出气液和长管中的水柱波动是检查引流管是否通畅的最简单方法,正常水柱上下波动 4~6cm。引流管通畅时,可见到水柱随呼吸上下波动;若无波动,可让患者做深呼吸或咳嗽;若仍无波动,表示引流管不通,一般可挤捏引流管使其畅通。因此,应定时挤压引流管,置管初期每 30~60 分钟挤压胸管 1 次,防止血块、纤维块堵塞。

4)维持引流系统密封:使用前严格检查引流装置是否密封,引流管及引流瓶有无裂缝,各连接处,包括皮肤切口处均要求密封,以避免发生漏气或滑脱。水封瓶的长管应置在液面下 2~3cm 并保持直立位。如水封瓶被打破,应立即夹住引流管,另换一水封瓶,然后开放钳夹,同时鼓励患者咳嗽、深呼吸,以排出进入胸膜腔内的空气。如胸管接头部滑脱,应立即接上,再用胶布固定,并协助患者咳嗽。

5)鼓励患者咳嗽,以尽早排出肺内痰液和陈旧性血块,使肺复张,肺复张有利于胸腔内积气和积液的排出。对无力咳嗽的患者,护士一手按压切口,另一手的中指按压胸骨上窝处,刺激总气管,以引起咳嗽反射有利咳痰。护士能熟练做肺部听诊,如痰鸣音明显,应立即给予雾化、拍背、协助排痰,直至肺部呼吸音清晰。疼痛较重者,使用镇痛药。

(4)预防感染:一切操作应坚持无菌操作,以免造成胸腔感染。

(5)带管活动:搬动患者时,要双重钳闭胸腔引流管,水封瓶置于床上、患者双下肢之间,以防导管脱落、漏气或液体逆流。患者早期下床活动时,要妥善携带胸腔引流管,保持密封系统,不需夹管,需叮嘱患者保护好引流管。

(6)观察引流液的量、性质:在水平面处用胶布粘贴作为标记以便观察引流量。正常情况下引流量每小时应少于 100mL,开始为血性,以后颜色为浅红色,不易凝血。若引流量多、颜色为鲜红色或暗红色、性质较黏稠、易凝血则疑为胸腔内活动性出血。若每小时引流量超过 200mL,持续观察 3 小时未见减少,胸部 X 线片显示凝固性血胸阴影,有呼吸循环障碍,脉搏 120 次/分以上,呼吸 30 次/分以上,则诊断胸腔内活动性出血,需再次开胸止血。

(7)拔管:拔管过早会影响疗效,过晚易造成感染,因此选择合适时机拔除引流管非常重要。胸腔闭式引流管留置 48 小时后,查体及胸部 X 线片证实肺复张良好、引流液明显减少、8 小时内引流液少于 50mL、无气体排出,患者无呼吸困难,即可拔管。拔管前嘱患者深吸气,然后摒住,以免拔管管端损伤肺脏或引起疼痛,拔管后立即用无菌纱布按压插管处伤口,以防气体进入胸腔。拔管 24 小时内,密切观察患者的呼吸状况。拔管后,观察患者有无呼吸困难、气胸或皮下气肿。要检查引流口情况,是否继续渗液,及时更换敷料。

3.心脏压塞护理

（1）严密观察病情变化:熟悉心脏压塞的临床表现,如面色苍白、烦躁不安、动脉压下降、脉压小、有奇脉、中心静脉压升高、颈静脉怒张、心搏微弱、心音遥远、呼吸困难、尿量减少,严重者心搏骤停,应持续心电监护,严密观察生命体征变化,及早处理心率、心律失常,监测中心静脉压,观察每小时尿量。患者烦躁不安,缺氧严重时给予面罩吸氧,并加大氧流量。严格控制补液和输血量、速度,必要时输液泵控制滴速。备好穿刺吸引针及注射器,紧急情况下在病区内做好开胸术前准备工作,禁食、禁水以备急诊手术。

（2）控制出血:心脏创伤引起的活动性大出血,在短时间内丢失大量血液造成血容量锐减而发生休克甚至猝死,因此要紧急控制出血。一旦发生,要当机立断,及时采取止血及抢救措施。伤处表面立即用敷料加压包扎并配合医生清创缝合伤口,出现胸廓饱满、呼吸急促者,床边即行胸腔闭式引流术,或根据病情行心包穿刺解除心脏压塞。按医嘱使用氨甲苯酸、巴曲酶等止血药,在快速输入液体的同时直接加压输血,并紧急手术止血。

二、胸部手术的一般护理

1.术前护理　开胸手术对呼吸循环系统造成的影响较大,手术前需对患者的全身情况及重要脏器功能进行全面的检查和评价,对有贫血、营养不良及水电解质平衡紊乱者术前给予纠正,改善心肺功能,去除一切可能影响手术及术后恢复的不良因素。同时,术前应帮助患者了解疾病本身和手术可能对身体的影响,做好心理准备。

（1）戒烟:吸烟能使支气管分泌物增多,特别是长期大量吸烟者（平均每日大于20支）,术后呼吸道分泌物增多,且不易咳出,增加了术后发生肺部并发症的危险性。入院后尚未戒烟者应立即戒烟,一般需在戒烟2周后才宜进行手术。

（2）口腔卫生:清洁口腔,减少口腔细菌数量对于降低开胸手术后并发症有重要意义。要求患者早晚刷牙,餐后漱口。如口腔内有感染病灶或其他影响手术的疾病,应及时治疗。

（3）呼吸道准备:肺部手术患者和合并慢性肺部疾病的其他胸部手术患者,还应在术前常规进行呼吸道准备,雾化吸入,每日2次或3次。在雾化吸入液中加入庆大霉素、糜蛋白酶、激素和支气管扩张药等,帮助痰液排出,减轻支气管炎症,解除支气管痉挛。肺部感染是胸部手术最常见的并发症之一,而肺部感染性疾病同时也是胸部手术的常见原因。术前除常规的呼吸道准备外,还应积极控制肺部感染。肺部感染性疾病,如脓胸,术前应常规做痰培养,根据结果选择有效抗生素,结核患者入院后即需使用有效抗结核药,待感染治愈或基本控制后手术。

（4）术前检查:包括患者的生命体征、一般状态及血、尿、粪三大常规,以及心、肺、肝、肾等重要脏器功能的检查。如合并较严重疾病,如高血压、冠心病、肝肾功能不全者,手术前需积极处理,待病情稳定时方可手术。

（5）改善全身状况:慢性感染性胸内疾病和中晚期肿瘤患者,常合并贫血、营养不良、脱水和电解质紊乱等,难以耐受手术,或增加术后发生严重并发症的危险性,术前应予纠正。术前应给予高热量、高蛋白质、高维生素、易消化饮食,有严重贫血和低蛋白血症者,还应多次输入新鲜全血和血浆、人血白蛋白或氨基酸。严重脱水者,特别是食管、贲门肿瘤进食困难者,应予补液纠正脱水、酸碱失衡和电解质紊乱。

(6)术前健康教育:①做好心理准备,术前向患者及其家属讲解手术治疗过程,了解患者心理状态,解决潜在心理问题;②教会患者术后配合方法,术前向患者介绍术后卧位、饮食、输液、给氧、疼痛、胸腔引流、术后活动等情况,使患者有一定的感性认识;③术前教会患者有效咳嗽排痰和深呼吸,说明其对预防肺不张及胸腔积液的重要意义。

(7)术前日和术日晨准备:行抗生素过敏试验,配血血型交叉;术前晚常规给予催眠药,以减少患者的不安情绪。此外,食管、贲门手术术前还需遵医嘱行胃肠道准备,如灌肠、开塞露纳肛等。术日晨给予皮肤准备,老年人皮肤干燥,对碱缺乏抵抗力,不宜使用碱性肥皂,以免引起皮疹或降低皮肤防御能力,影响切口愈合。术晨患者还应常规清洁口腔,如有活动义齿应取出并妥善保管。胃肠道手术患者,术前放置胃管。

2.术后护理

(1)病情观察:除常规监测体温、脉搏、呼吸、血压外,注意观察肺叶切除术后的并发症,如胸腔内出血、气胸、肺不张和肺部感染等。

(2)卧位:清醒后血压平稳给半卧位,每2~3小时变动体位1次,长时间躺卧同一体位,易压迫伤口影响血供,引起皮肤坏死。

(3)胸带使用:胸带包扎好,减少呼吸和咳嗽时的疼痛。

(4)疼痛管理:术后1~2日,定时评估患者疼痛,根据疼痛分数遵医嘱适当使用镇痛药控制疼痛,有利于深呼吸及有效咳嗽排痰,也利于患者休息和术后恢复。吗啡有呼吸抑制作用,呼吸功能不全者必须慎用或禁用。

(5)呼吸道管理和呼吸功能监护:术后常规吸氧,氧流量每分钟3~5L,保持供氧。鼓励患者深呼吸、有效咳嗽排痰,预防肺不张和肺炎的发生,保持呼吸道通畅。定时雾化吸入,及时给予祛痰药物,患者咳嗽时,医护人员须帮助压迫其伤口两侧胸部以减少伤口疼痛。对咳嗽无效或不合作的患者,可采用鼻导管吸痰,插入吸痰管通过鼻孔经咽部刺激声门附近诱发呛咳,每次吸痰时间不能超过15秒。经以上措施无效,又有呼吸功能衰竭者应做气管插管或气管切开。密切观察呼吸状况,有条件时进行血氧饱和度监测,必要时行血气分析。如有气急、心率增快、呼吸困难、三凹征及呼吸衰竭表现,应即行机械通气。

(6)合理应用抗生素,防治感染。

(7)早期活动和功能锻炼:①目的:预防肺不张,改善通气及循环功能;②方法:床上→床下→床边→室内→室外活动,循序渐进,动静结合,运动量适当,主动与被动结合;③时间:原则上应尽早进行,手术麻醉清醒后,生命体征稳定即可进行床上活动,应由护士协助拍背、排痰。拔除胸腔引流管后即可下床活动。

(8)胸腔引流管护理(见胸部外伤的护理)。

(9)监测中心静脉压(CVP),以调整输血、补液的速度和量,维持CVP在6~12cmH_2O。

三、胸部常见手术的特殊护理

1.肺部手术的护理　肺部手术除开胸手术的创伤外,多数患者需进行肺叶切除术,甚至全肺切除,对患者术前术后的呼吸功能有更高要求,加强呼吸道管理对降低术后并发症有重要意义。

(1)术前呼吸功能锻炼:训练患者咳嗽深呼吸。腹式呼吸锻炼方法:患者仰卧,腹部放置 3~5kg 沙袋,吸气时保持胸部不动,腹部上升鼓起,呼气时尽量将沙袋下降呈舟状腹,呼吸动作要平稳均匀,每分钟 8~12 次或更少。胸式呼吸锻炼方法:患者仰卧,胸部置沙袋,呼吸时完全用胸廓活动,腹部不动,以增强呼吸肌肌力的锻炼,助患者咳嗽排痰。

(2)控制原发病:留痰培养做抗生素敏感试验,在术前使用有效抗生素,也可将抗生素加入雾化吸入液中,特别要控制肺部金黄色葡萄球菌、铜绿假单胞菌的感染,肺结核患者入院后即需使用有效抗结核药。

(3)体位引流:采取一定的体位,置肺内病灶于高位,轻轻拍击患者的前胸或背部,在支气管解痉药和祛痰药的辅助下,加速病灶部位的痰液引流,每日 2 次或 3 次,每次根据患者耐受状况持续 30~60 分钟或更长时间,记录 24 小时痰量。

(4)输液与饮食:根据医嘱静脉输液,手术日患者清醒后可少量饮水,次日晨给予少量流质或半流质,以后根据病情增加营养,逐步过渡到普食。

(5)疼痛护理:肺叶或全肺切除术常用侧胸切口,引流管放置等均使术后疼痛较剧,影响咳嗽深呼吸和术后早期活动,容易导致肺不张、肺炎。因此,要采取以下护理措施:①倾听患者主诉,评估疼痛程度;②协助患者采取舒适卧位;③妥善固定胸腔引流管,保持引流通畅,避免引流管移动、牵拉引起的疼痛;④PCA 泵镇痛,观察镇痛效果及其不良反应;⑤为患者创造安静舒适的休养环境,采用非药物措施,如听音乐、分散注意力、松弛疗法等。

(6)全肺切除患者的护理:每日补液量不超过 1500mL,滴速以每分钟 20~30 滴为宜。胸腔引流管应用血管钳钳闭,以保持术后患侧胸腔有一定的渗液量,以减轻和纠正纵隔移位。注意观察有无皮下气肿或气管向健侧移位等情况,观察心脏位置,如证实胸膜腔压力增高,有大量积液、积气,应开放胸腔引流管排出积液积气,开放时禁止患者咳嗽。

2.食管疾病手术护理

(1)术前加强营养:早期患者术前进软食,中、晚期患者进流质饮食,不能进食者给肠外营养,静脉补充水分、电解质及热量。低蛋白血症患者,输血或血浆蛋白。术前尚能进食者,应给予高热量、高蛋白质、高维生素流质或半流质饮食。

(2)呼吸道护理:由于颈、胸或上腹部切口疼痛,或胃已拉入胸内使肺受压缩,患者在术后常有不同程度的呼吸困难,呼吸浅而快。为减轻切口疼痛,患者喜取卧位,不愿坐起活动。因此,在术后 2 日内,为使患者能进行早期活动,做深呼吸和有效咳嗽,使用镇痛药控制患者伤口疼痛在 4 分(长海痛尺)以下。为患者取半卧位,使感觉舒适,又能使两肺膨胀较完全。术后 1~2 日持续吸氧,但要严防将供氧管错接于胃肠减压管上,引起急性胃扩张,使吻合口撕裂。术后拔除胸腔引流管后,鼓励患者下地活动。

（3）胃肠减压的监护：术后 6~12 小时胃管内可有少量血性液体，术后第 1 个 24 小时引流液 100~200mL，术后第 2 个 24 小时约 300mL。如引流出大量新鲜血液或血性液体，应及时报告医生。保持胃肠减压管通畅，以免胃肠腔内容物或气体积聚使食管腔内压升高而影响吻合口愈合。如胃管不畅，应及时报告医生，必要时用少量生理盐水低压冲洗。妥善固定胃管，防止脱落。胃肠减压管应待肛门自行排气后拔除，一般留置 3~5 日。

（4）饮水和进食：术后严格禁食、禁水。禁食期间，由静脉补充营养。部分患者术中留置鼻腔肠管，于术后第 2 日经导管滴入营养液，开始滴注时速度宜慢，约每小时 50mL，24 小时总量为 500mL；逐渐加快至每小时 100mL，24 小时总量增至 1000mL 左右。禁食期间加强口腔护理，口腔护理液用 0.05% 氯己定液，保持口腔清洁。胃管拔除后 12~24 小时不宜饮水，以后可给少量饮水。饮水后如无呼吸困难、胸内剧痛、患侧呼吸音减弱、高热等吻合口瘘表现，一般在术后 5~6 日起每 2 小时给清流汁 100mL，每日 6 次，如无不适，逐渐加量，依次给流质、半流质、少量多餐，避免进食生、冷、硬食物，观察进食后有无梗阻、疼痛、呕吐、腹泻等不适。

（5）补液：根据患者需要补充足够的液体和能量，一般每日补液量为 2500~3000mL，同时注意各种电解质和维生素的补充，对合并糖尿病使用胰岛素的患者，应防止低血压使冠状动脉供血不足并发急性心肌梗死，补液量及速度因人而异。

（6）进食时呕吐常因进食太快、太多或因吻合口水肿引起，严重者应禁食，经静脉补液，待 3~4 日吻合口水肿消退后再进食。

（7）反流性食管炎：是贲门术后常见并发症，随着手术技术的进步，其发生率有所下降。术后观察患者有无恶心、呕吐、烧灼感，平卧时加重等症状，告知患者进食后 2 小时内不能卧床，夜间也需半卧位。

（8）吻合口瘘：吻合口瘘是食管手术最严重并发症，尤其是吻合口位于胸腔内时其病死率甚高。其处理原则详见本章第二节术后并发症的护理。

第二节　胸部疾病手术后并发症及护理

由于医学技术的不断发展，胸部疾病手术种类日渐增多，手术范围愈来愈大，这对解除患者的疾苦无疑是有益的。然而，随着手术范围的扩大，手术对机体造成的损害也越来越大，对呼吸、循环系统功能，胃肠道及肝、肾功能等带来的扰乱会更大，因此，必须在安全度过手术关的基础上，密切观察病情变化，监测主要器官功能，及时给予处理，积极防治可能发生的并发症，把隐患消灭在萌芽状态，使患者顺利康复。

一、大出血

1.原因

（1）肺部大血管的结扎线或吻合线部分或完全滑脱。发生后可立即出现严重休克或心搏骤停。

（2）肋间血管破裂。多见于进胸切断肋骨后端时损伤肋间血管、关胸时未仔细检查和处理。

（3）粘连剥离范围广泛。

（4）术中、术后凝血功能失调。

2.临床表现　小量出血（指成人）每日300～500mL,中量为每日500～1000mL,大量为每日1000mL以上。小量出血表现为引流量稍多,引流通畅,胸内无积血;中量出血可出现脉快、口干等;大量出血可表现为失血性休克。

胸部疾病手术后常有一些血性渗液,24小时内平均失血量少于500mL属正常现象,但对于大量出血者,要根据出血量、出血速度和患者生命体征做出正确诊断,对于瞬间出现严重休克甚至心搏骤停者,应考虑大血管破裂,必须迅速做出诊断并给予急救。其次,若在一定时间内出血量较多,要积极排除患者是否有进行性出血。

进行性出血的诊断可依据:①失血性休克逐渐加重,可表现为脸色苍白、冷汗、四肢皮肤湿冷、血压下降、脉搏细速、呼吸困难、尿少等,体格检查可有患侧肋间隙饱满、纵隔移位,气管移向健侧,患侧胸部叩诊实音,呼吸音消失或减弱等;②积极输血、补液后血压不升或上升后又迅速下降;③术后4小时内胸腔闭式引流量超过1000mL,或每小时超过200mL,持续3小时以上,且有休克倾向,提示胸内有活动性或进行性出血;④血红蛋白、红细胞计数和血细胞比容等,呈动态变化并有逐渐降低的趋势,提示活动性出血;⑤肺和纵隔受压症状加重,严重影响呼吸循环功能,X线检查胸内阴影继续增大。

3.护理

（1）严重观察出血量及出血速度。定时挤压胸腔引流管,观察胸瓶水柱波动,保持胸腔引流管通畅,观察并记录引流液量。若水柱无波动,说明引流不畅,应尽快排除。

（2）迅速补充血容量。建立静脉通路,快速补充晶体和胶体,静脉使用止血药及葡萄糖酸钙等。

（3）给予氧气吸入,解除缺氧症状。采取休克卧位,以增加回心血量,防止脑水肿,利于呼吸。实施保温措施,改善微循环,增加组织灌注量。

（4）患者意识和表情是反映脑组织血流灌注的指标,尿量反映肾血流和全身一般情况,应密切观察。

（5）经过积极治疗后,血压仍不能维持在正常水平,单位时间内胸腔引流量不减少,并有休克倾向,应报告医生行剖胸止血术。

（6）做好心理护理。患者与家属对术后出血较为恐惧,护士应注意稳定患者情绪,并以娴熟技能配合医生工作,使患者尽早转危为安。

二、心律失常

1.原因

（1）高龄:50岁以上的患者有冠状动脉供血不足,因而多见。

（2）合并代谢性疾病如甲状腺功能亢进等。

（3）扩大手术范围、手术创伤严重。

（4）麻醉及手术中缺氧可提高血液循环中儿茶酚胺浓度,增加心脏应激性,容易诱发心律失常。

（5）低氧血症、严重水电解质与酸碱平衡失调。

（6）长期吸烟导致慢性支气管炎,呼吸道分泌物增多,影响肺通气换气功能,也易诱发心律失常。

（7）术后切口疼痛。

2.护理　常见的心律失常有:窦性心动过速、心房纤颤、房性期前收缩、室性期前收缩、室上性心动过速和室性心动过速。一般心律失常,多能自行纠正。顽固心律失常可影响循环功能,造成严重后果,应及时防治。针对心律失常的常见原因,做好相应的护理措施。

（1）术前要充分准备:对原有严重慢性支气管炎或慢性阻塞性肺疾病患者,要做全面肺功能检查。术前戒烟1~2周,以减少支气管分泌物。定时雾化吸入,指导患者有效咳嗽、深呼吸和扩胸运动,避免因支气管痉挛引起缺氧导致心律失常。

（2）术后预防性应用抗心律失常药。对原有心脏病的患者,要做全面的心脏功能检查,对潜在性心脏疾病应注意密切观察,及时处理。

（3）对术前术后应用抗心律失常和强心利尿药物治疗的患者,密切观察药物的疗效和不良反应。及时发现异常情况报告医生给予相应处理,必要时紧急电复律。

（4）加强心电监护,注意观察心电图各波形变化、心率、心律、血压、神志,及时发现心律失常。准确记录出入量,监测血清钾浓度,防治低钾及高钾血症,监测血气分析,及时纠正酸碱失衡。

（5）术后适时给予有效的镇静镇痛治疗。术后定时评估患者切口疼痛情况,对于中度以上的疼痛,及时采取镇痛措施,将疼痛控制在4分(依据长海痛尺)以下。

三、呼吸衰竭

呼吸衰竭是指在静息呼吸下不能维持正常的动脉血氧和二氧化碳分压,PaO_2低于60mmHg,失去代偿能力,有显著缺氧和呼吸性酸中毒的危重症状。

呼吸衰竭分以通气功能不全为主的呼吸衰竭和以换气功能不全为主的呼吸衰竭。以通气功能不全为主的呼吸衰竭指外呼吸衰竭,使空气进入肺部和气体从肺部排出受到影响。此时肺泡有效通气量不足,肺泡氧分压降低,二氧化碳分压增高,导致肺泡与肺毛细血管之间氧和二氧化碳压力阶差缩小,由于通气不足引起的缺氧和二氧化碳潴留同时存在。以换气功能不全为主的呼吸衰竭指内呼吸衰竭,使肺泡和组织之间的气体交换受到影响。主要是由于通气与血流比率异常,导致静-动脉分流及弥散功能障碍,引起以缺氧为主、二氧化碳潴留不明显的临床表现。

1.原因

（1）手术后胸痛、胸廓成形、胸膜粘连、术后血胸、气胸等影响胸廓活动和肺的扩张,引起有效通气不足,吸入气体分布不匀,严重影响气体交换。

（2）呼吸道分泌物或异物阻塞导致肺不张,麻醉和手术导致支气管痉挛,引起气道阻力增加,通气不足及气体分布不均匀。

（3）心力衰竭、左心功能不全、肺水肿。

2.临床表现

（1）发绀:是缺氧的典型表现。主要表现为口唇、指甲发绀。

（2）精神及神经症状:是二氧化碳潴留的典型表现。$PaCO_2 > 50mmHg$ 可出现头胀、头痛、睡眠日夜颠倒等。如 $PaCO_2 > 80mmHg$,患者处于危重状态,表现神志淡漠、昏迷。

（3）血气分析:PaO_2 和 $PaCO_2$ 是衡量通气功能和换气功能的可靠指标。

3.护理

（1）纠正缺氧:给氧,同时去除病因。由于呼吸道梗阻而引起的缺氧,首先保持呼吸道通畅,清除呼吸道分泌物,加强呼吸道管理,给予超声雾化吸入,有效咳嗽,改善通气功能,保证氧气吸入。

（2）增加通气量:通气功能不足伴有神志不清者,在保证呼吸道通畅的情况下,给予呼吸中枢兴奋药物,药物使用无效时,应及时气管插管或气管切开机械通气,同时加强呼吸道管理。

（3）预防感染:呼吸道感染可以引起细支气管黏膜充血水肿,加重呼吸功能不全。因此,要在遵医嘱使用抗生素的同时,鼓励患者执行有效的胸部体疗。

（4）其他:在保证患者血容量的同时,避免因快速大量输液可能发生的超负荷输液,防止急性肺水肿发生。

四、肺不张

1.原因

（1）肺不张是由多种原因引起的肺组织萎缩,包括呼吸道阻塞、肺外因素压迫肺、意外损伤肺、神经系统病变累及肺等。

（2）术中对肺组织的挤压导致肺组织挫伤。

（3）气管插入过深,入单侧支气管。

（4）胸部手术术后由于肋间肌和膈肌运动受限加上体位和活动受限。

（5）术后滥用大剂量镇痛药抑制了呼吸道的纤毛运动,或术后胸部剧烈疼痛,限制了呼吸运动和排痰动作,不能有效地咳嗽排痰。

2.临床表现 术后肺不张是肺叶切除术后最常见的并发症。初期体温升高,有胸闷、气急、心悸等症状,以后呼吸困难逐渐加重,有不同程度的发绀和烦躁不安。肺不张时,听诊可有啰音或管样呼吸音,叩诊呈浊音,呼吸音明显减弱甚至消失。小范围的肺不张可无症状,体征不明显。胸部 X 线片可以确诊。

3.护理 肺不张护理的关键在于预防,一旦发生,早期处理,处理原则是排除堵塞在不张部位支气管口的分泌物,使余肺复张。

（1）大量吸烟增加术后肺不张的危险性,应鼓励患者术前戒烟,积极治疗牙病和咽部炎症,进行咳嗽和深呼吸训练,控制体内感染。

(2)麻醉期间加强对患者气道的保护和管理,保持适当的肺膨胀,监测血气分析,维持水、电解质及酸碱平衡。

(3)气管插管患者带管期间,要及时有效吸痰,必要时借纤维支气管镜清除黏液栓或稠厚分泌物,使不张的肺得以重新充气。妥善固定气管插管,定时听诊两肺呼吸音和床边胸部 X 线片观察气管插管深度,如误入一侧支气管及时给予调整。

(4)及时有效镇痛,镇痛药量要适当,避免大剂量药物使用抑制咳嗽反射。

(5)术后鼓励并帮助患者早期活动和咳嗽、深呼吸,定时雾化吸入稀释痰液,有助于痰液咳出。

(6)保持胸腔引流管通畅,及时引流出胸内积液,使余肺扩张。

(7)给予鼻导管吸痰,借助机械刺激作用,帮助患者咳嗽排痰。

(8)以上措施效果欠佳时,行气管内插管或气管切开,在机械通气辅助呼吸的同时,吸尽痰液解除肺不张。

五、肺炎

术后肺炎是指手术后发生的下呼吸道感染,在医院获得性感染中占有重要位置,其病死率较高。

1.原因　术后肺炎的病原菌最常见的是革兰阴性杆菌,其次是革兰阳性球菌,真菌、厌氧菌或病毒感染较为少见。感染途径有:口咽部吸入致病菌株、呼吸器械污染和血行播散。

2.临床表现　手术后出现发热,出现不同程度的呼吸困难,胸部听到啰音,胸部 X 线片可见炎性浸润阴影。

3.护理

(1)术后并发肺炎关键是由于呼吸道阻塞后引起细菌感染,护理的重点在于保持呼吸道通畅,做好呼吸道的管理,具体参见术后肺不张。

(2)遵医嘱合理使用抗生素,根据细菌药物敏感试验选择有效抗生素。

(3)应用抗生素时注意观察药物疗效,有无过敏反应及药物的毒性反应。

六、吻合口瘘

1.原因　术中吻合不当,缝合时黏膜间对合不好,缝合不严密,食管断端血供障碍,或局部感染,还有患者营养不良、贫血、低蛋白血症等全身因素,均可导致吻合口瘘。

2.临床表现　吻合口瘘一般发生在食管术后 4~6 日,表现为患者进食后出现咳嗽、胸闷、胸痛、呼吸困难、持续性高热、脉搏增快等,严重者出现中毒性休克,或突然死亡。血检验白细胞增高。如胸腔内吻合口瘘,食物直接可从胸管内引流出来,如口服亚甲蓝,胸腔引流可见亚甲蓝引出。

3.治疗和护理

(1)术前改善营养状况,增强机体抵抗力,鼓励患者进食高热量、高蛋白质、富含维生素的易消化食物。

（2）术后合理应用抗生素,保持创面清洁,防止污染。术后禁食期间做好口腔护理,防止口腔内细菌带入食管,造成局部感染,影响吻合口愈合。

（3）术后加强胃肠减压的护理,妥善固定胃管,防止胃管脱落,保持胃肠减压的通畅,嘱患者绝对禁食,另外保持胸腔引流管的通畅,观察和记录引流液的性状、颜色和量。

（4）术后严密观察体温、脉搏、呼吸和血压变化,发现有突然发热、发热不退或退后复升、白细胞升高、脉搏加快、多汗、烦躁不安等情况,应考虑是否有吻合口瘘。

（5）当患者开始进流质饮食时,注意观察患者进食后反应,有无咳嗽、胸闷、胸痛等。

（6）一旦确诊吻合口瘘,处理方法与急性脓胸相同,必要时行空肠造口给予肠内营养,护理上还应加强基础护理,预防口腔炎、肺部感染、压疮等发生。

七、乳糜胸

乳糜液积存在胸膜腔内即称乳糜胸。

1.原因　胸部手术、外伤和恶性肿瘤对胸导管的直接损伤、破坏、压迫和侵蚀。

2.临床表现　大量乳糜液蓄积在胸膜腔可以造成呼吸困难,心排血量减少和循环血量不足,临床上出现气短、呼吸困难。胸部 X 线片见单侧或双侧胸腔积液,胸腔穿刺可抽出大量乳白色液,如合并出血,乳糜液也可呈血性。

3.治疗和护理　乳糜液中含有大量的脂肪、蛋白质和淋巴细胞,电解质成分和血浆中的电解质成分一样。所以,一旦确诊乳糜胸,立即禁食、输血、静脉滴注人血白蛋白、补液、深静脉高营养维持营养和水、电解质平衡;使用生长抑素,抑制乳糜产生;胸腔内注射胸膜粘连药,促进胸膜粘连,以封闭胸导管瘘口。少量乳糜液行胸腔穿刺和胸腔闭式引流促使肺完全膨胀;大量乳糜液则行手术治疗,行胸导管结扎术。

第三节　电视胸腔镜外科的临床应用与护理

一、基本构成和操作

1.电视胸腔镜的基本构成　电视胸腔镜手术(video-assisted thoracoscopic surgery, VATS)是微创外科手术的突出代表。常用的胸腔镜有以下几种:硬质光学胸腔镜、软质光学胸腔镜、电子硬质胸腔镜、电子软质胸腔镜。手术野的显露需要充足的照明,照明设备的好坏,直接影响图像清晰度及手术的安全性。因此,光源系统是胸腔镜的重要组成部分。目前我国临床上使用的冷光源主要有三大系列,即卤素灯冷光源、氙灯冷光源和弧光灯冷光源。摄像系统也是电视胸腔镜的重要组成部分,传统的摄像系统由图像处理中心、摄像头和适配器组成。手术野的图像先经过胸腔镜的柱状透镜系统将光学信号传到适配器,由适配器将光学信号转换成电信号传给图像处理中心。经过 A/D(模拟/数字)转换及图像处理、放大,再将信号传给监视器、录像机和彩色热升华打印机等。普通的医用监视器只能得到400线分辨率的图像,而高清晰度的监视器所呈现出的图像分率达700线,分辨率越高,图像越清晰,可以使术者更准确地进行手术操作,不易造成视力疲劳。图像记录设备包括录像机、普通录像机或医用高清晰录像机,彩色热升华打印机,专业摄影系统或者数字记录系统。

2.电视胸腔镜的基本技术操作 电视胸腔镜手术仅需做1~3个1.5cm的胸壁小孔。微小的医用摄像头将胸腔内的情况投射到大显示屏上,等于将医生的眼睛放进了患者的胸腔内,视觉效果好。手术视野根据需要可以放大,显示细微结构,比肉眼直视下更清晰更灵活。所以,手术视野的暴露、病变细微结构的显现、手术切除范围的判断及安全性好于普通开胸手术。

二、手术适应证

由于胸腔镜手术对循环及呼吸功能影响较小,使得许多肺功能差不适合常规开胸手术的患者获得了治疗机会,扩大了胸部手术范围。当然,与常规胸部手术一样,并非所有患者都适合做胸腔镜手术。以下就目前较为多见的手术适应证做一简单介绍。

1.胸膜疾病

(1)不明原因的胸腔积液:胸腔积液是一种常见疾病,病因众多,部分病因诊断困难,不能采取相应的治疗。胸腔镜可以在直视下清楚地观察到胸膜腔内的病理改变,取出病变部位的标本做病理检查,确诊率可达90%以上。在胸腔镜上还可根据不同病因做胸膜固定术或胸膜剥脱术等治疗。胸腔积液为胸腔镜的绝对适应证。

(2)脓胸:近年来许多学者倡导及早对急性脓胸进行手术治疗,控制其向慢性脓胸发展。应用胸腔镜做急性脓胸脓液及纤维素清除和冲洗,达到了剥脱肺表面纤维膜、肺充分膨胀、迅速消除残腔、加速脓胸治愈的目的。

2.自发性气胸或血气胸 自发性气胸绝大多数由肺大疱破裂导致,复发率15%~95%,第2次发作的复发率在50%以上,反复发作的气胸需手术切除肺大疱。胸腔镜下治疗自发性气胸可达到确定病因、去除病变、固定胸膜的目的。必须指出的是,胸腔镜手术治疗自发性气胸术后仍有复发的可能。只是与常规开胸手术相比,手术创伤小,可获得同样的效果,患者易接受。

目前认为:①反复发作的自发性气胸;②虽为首次发作,但经确切的胸腔闭式引流3日后仍持续漏气或肺不能复张者;③合并血胸;④CT或其他检查证实仍有肺大疱并有再次破裂的可能,为胸腔镜的手术适应证。

3.肺内疾病

(1)肺良性肿块:周围型肺良性肿块是电视胸腔镜的适应证。一般采用肺楔形切除术,术中需做冰冻病理检查,如为原发性肺癌则需扩大手术范围,改为肺叶切除和淋巴结清扫,对于靠近肺门的良性肿块如肺裂发育,完全可在电视胸腔镜下行肺叶切除术。

(2)原发性肺癌:原发性肺癌外科治疗方式主要为局部切除、肺段切除、肺叶切除、袖状肺叶切除及一侧全肺切除。目前,大多学者认为,没有严重胸腔粘连、没有明确肿大淋巴结的单纯楔形切除、解剖性肺叶切除或全肺切除比较适合胸腔镜手术,而肺叶切除以两下叶最为适合,容易完成。其他类型术式和解剖血管困难的肺切除术还是常规小切口或标准后外侧切口开胸比较方便和安全。当然,电视胸腔镜也适合那些高龄、心肺功能较差、不能耐受开胸或仅计划行姑息性肺肿瘤切除术患者。

(3)肺转移癌:单发或少发转移瘤,可用胸腔镜做病灶剜除、楔形切除或肺叶切除术。

4.纵隔肿瘤 直径<6cm 的纵隔良性肿瘤为电视胸腔镜较好的手术适应证,主要适用于后纵隔神经源性肿瘤、心包囊肿、畸胎瘤及重症肌无力合并胸腺瘤等。

5.食管疾病 食管平滑肌瘤等食管良性疾病可以采用电视胸腔镜手术,但术中特别需注意食管黏膜是否完整,以免术后食管瘘发生。

6.胸内其他疾病 包括交感神经切断术、胸导管结扎术、膈疝修补术、椎旁脓肿切开引流术等。

三、并发症及禁忌证

电视胸腔镜手术具有肺不张、肺部感染、出血、脓胸、心律失常、呼吸功能衰竭等常规开胸手术一样存在的并发症。但由于其损伤小、疼痛轻,术后患者咳嗽咳痰有力,以上并发症发生率远远低于常规开胸手术。对于肺手术患者,在胸腔镜下难以逐个缝合小的肺破裂漏气,术后引流管持续漏气的发生率较高,少部分患者需再次手术。

几乎所有适合开胸手术或能耐受开胸手术者均适合电视胸腔镜手术,但有以下情况者除外:①胸膜腔广泛粘连、胸腔镜不能进入者;②气管双腔管插管失败,不能单肺通气者;③心肺功能极差,不能耐受单肺通气者;④术中遇到无法克服的困难,如异常出血,血压及血氧饱和度波动较大不易调整稳定,严重胸外伤合并大出血或复杂胸内器官损伤者,或不开胸不能彻底切除病变或做其他处理者。

四、护理

1.术前准备 同常规开胸手术相同,术前全面检查,了解心、肺、肝、肾等重要器官的功能,排除手术禁忌证。着重了解患者既往有无胸膜炎、胸腔积液等可以引起胸膜腔广泛粘连的病史,观察胸 X 线片有无胸膜增厚或粘连征象。术前常规呼吸道准备,吸烟者应于术前 2 周前戒烟,每日用漱口水清洁口腔,给予化痰等药物气道内雾化吸入。

2.术后护理 胸腔镜手术创伤小,痛苦小,恢复快,术后鼓励患者早期活动,争取早日康复。

(1)病情观察。术后 24 小时密切观察生命体征,每 30 分钟测血压、脉搏、呼吸 1 次。保持呼吸道通畅,持续鼻导管给氧,氧流量每分钟 2~3L,维持氧饱和度(SaO_2)90%以上,相当于动脉血氧分压 60mmHg。PaO_2 能在临床出现发绀之前准确反映肺组织的氧合状况,如有缺氧表现应及时查找原因并处理,如患者术后 $PaO_2<60mmHg$,末梢循环差,口唇指(趾)发绀,咳大量粉红色泡沫样痰,加大氧流量至每分钟 5L 缺氧症状仍不能改善,应考虑是否有复张性肺水肿的可能。复张性肺水肿是因气胸、胸腔积液、胸腔内巨大肿瘤造成病侧肺萎陷,经胸腔闭式引流或肿瘤切除术,解除对肺的压迫,使萎陷肺得以复张,患侧肺或双肺在数分钟至数小时发生的急性肺水肿,是一种急性间质性肺水肿。如确诊

复张性肺水肿,应经面罩给氧静脉使用激素和输入胶体,采用脱水疗法后,患者的缺氧症状明显改善,SaO_2上升至 90%以上,6 小时后一般情况好转,术后 24 小时改间断吸氧,48 小时后停止吸氧。当发生复张性肺水肿,患者心功能差,$PaO_2<60mmHg$,$PaCO_2>50mmHg$ 的情况下,考虑应用呼吸机辅助呼吸。

(2)胸腔闭式引流管的观察及护理。胸腔镜术后按常规放置胸腔闭式引流管,以排出积气积液,重建负压,促使肺复张。

(3)并发症的观察及预防

1)肺不张:由于原发病灶导致气管黏膜纤毛运动减弱,影响分泌物清除,因术后胸管放置后牵拉疼痛,限制呼吸运动和排痰动作,痰液堵塞细小支气管,使肺有效通气量减少,易导致肺不张,故患者麻醉清醒后 6 小时即取半卧位,鼓励咳痰,为患者叩背、翻身,每 4~6 小时 1 次,行超声雾化吸入及肺功能锻炼。

2)胸腔漏气:胸腔镜手术后肺残面漏气是最常见的并发症之一,应密切观察胸腔引流管内有无气体的逸出,对于漏气较多者,可加大胸腔内负压吸引力,适当调整体位,直至肺完全复张,无漏气后停止引流。

(4)加强基础护理:术后护理与一般开胸手术相同。由于胸腔镜手术创伤小,鼓励患者早期活动,即麻醉清醒后即可带管下床活动;并做好口腔护理,保持口腔清洁,增进食欲,如肺手术患者当日即可进食,次日进半流食或普食,加强营养,使患者早日康复。

第十一章　胃肠肝胆外科疾病护理

第一节　胃十二指肠溃疡

胃十二指肠溃疡(gastroduodenal ulcer)是指发生于胃十二指肠的局限性圆形或椭圆形的全层黏膜缺损。因溃疡的形成与胃酸-蛋白酶的消化作用有关,故又称为消化性溃疡(peptic ulcer)。新型制酸剂和抗幽门螺旋杆菌药物的应用使得大部分溃疡病患者经内科治疗可以痊愈,外科治疗主要用于急性穿孔、出血、幽门梗阻、药物治疗无效的溃疡患者及恶变等情况。

一、病因

胃十二指肠溃疡病因较复杂,是多因素综合作用的结果。其中最为重要的是幽门螺杆菌感染、胃酸分泌异常和黏膜防御机制的破坏。

1.幽门螺杆菌(helicobacter pylori,HP)感染　幽门螺杆菌感染与消化性溃疡的发病密切相关。90%以上的十二指肠溃疡患者与约70%的胃溃疡患者中检出HP,HP感染者发展为消化性溃疡的累计危险率为15%~20%;HP被清除后,胃十二指肠溃疡易被治愈且复发率低。HP可产生多种酶,约1/2的HP菌株还可产生毒素,作用于胃黏膜,引起黏液降解,改变胃黏膜细胞的通透性,导致局部组织损伤,破坏黏膜层的保护作用。胃窦部HP感染还可以刺激局部胃泌素的释放,进一步加重胃黏膜的损害。

2.胃酸分泌异常溃疡　只发生在经常与胃酸接触的黏膜处。胃酸过多的情况下,激活胃蛋白酶,可使胃十二指肠黏膜发生"自身消化"。十二指肠溃疡可能与迷走神经张力及兴奋性过度增高有关,也可能与壁细胞数增多及壁细胞对胃泌素、组胺、迷走神经刺激的敏感性增高有关。

3.胃黏膜屏障破坏　非甾体类抗感染药(non-steroid anti-inflammatory drug,NSAID)、肾上腺皮质激素、胆汁酸盐、乙醇等均可破坏胃黏膜屏障,引起胃黏膜水肿、出血、糜烂,甚至溃疡。长期使用NSAID者胃溃疡的发生率显著增高。

4.其他因素　包括遗传、吸烟、心理压力和咖啡因等。

二、临床表现

主要为慢性病程和周期性发作的节律性腹痛。

1.症状

(1)十二指肠溃疡:主要表现为餐后延迟痛(餐后3~4小时)、饥饿痛或夜间痛,进食后腹痛可暂时缓解,服用抗酸药物或进食能使疼痛缓解或停止。疼痛多表现为上腹部或剑突下烧灼痛或钝痛。腹痛具有周期性发作的特点,秋冬季或冬春季好发。十二指肠溃疡每次发作时,症状持续数周后缓解,间歇1~2个月再发。若缓解期缩短,发作期延长,腹痛程度加重,则提示溃疡病变加重。

(2)胃溃疡:腹痛多于进餐后 0.5~1 小时开始,持续 1~2 小时后消失。进食后疼痛不能缓解,有时反而加重,服用抗酸药物疗效不明显。腹痛的节律性不如十二指肠溃疡明显。胃溃疡经抗酸治疗后常容易复发。除易发生大出血、急性穿孔等严重并发症外,约有 5%胃溃疡可发生恶变。

2.体征　溃疡活动期,局部有一固定的局限性轻压痛点,十二指肠溃疡压痛点在脐部偏右上方,胃溃疡压痛点位于剑突与脐间的正中线或略偏左。缓解期无明显体征。

三、辅助检查

1.内镜检查　胃镜检查是确诊胃十二指肠溃疡的首选检查方法,可明确溃疡部位,并可在直视下取活组织作幽门螺杆菌检测及病理学检查。

2.X 线钡餐检查　可在胃十二指肠溃疡部位显示一周围光滑、整齐的龛影或见十二指肠球部变形。上消化道大出血的前后测定胃酸,对评估迷走神经切断是否完整有帮助,成功的迷走神经切断术后最大胃酸排出量(maximal acid output,MAO)下降 70%。胃酸测定前必须停服抗酸药物。

四、处理原则

无严重并发症的胃十二指肠溃疡一般均采取内科治疗,外科手术治疗主要针对胃十二指肠溃疡的严重并发症进行治疗。

1.非手术治疗

(1)一般治疗:包括养成规律的饮食作息习惯、劳逸结合、避免精神高度紧张等。

(2)药物治疗:使用根除 HP、抑制胃酸分泌及保护胃黏膜等的药物。

2.手术治疗

(1)胃大部切除术(subtotal gastrectomy):是治疗胃十二指肠溃疡的首选术式。胃大部切除术治疗溃疡的原理是:①切除胃窦部,减少 G 细胞分泌的胃泌素所引起的体液性胃酸分泌;②切除大部分胃体,减少分泌胃酸、胃蛋白酶的壁细胞和主细胞数量;③切除溃疡本身及溃疡的好发部位。胃大部切除术的范围是胃远端 2/3~3/4,包括部分胃体、胃窦部、幽门和十二指肠球部的近胃部分。胃大部切除术后胃肠道重建的基本方式包括胃十二指肠吻合或胃空肠吻合。

(2)胃迷走神经切断术:此手术方法目前临床已较少应用。迷走神经切断术治疗溃疡的原理是:①阻断迷走神经对壁细胞的刺激,消除神经性胃酸分泌;②阻断迷走神经引起的胃泌素分泌,减少体液性胃酸分泌。胃迷走神经切断术可分为 4 种类型:迷走神经干切断术(truncal vagotomy)、选择性迷走神经切断术(selective vagotomy)、高选择性迷走神经切断术(highly selective vagotomy)和保留交感神经的壁细胞迷走神经切断术。

五、护理评估

1.术前评估

(1)健康史:包括年龄、性别、职业、饮食、生活习惯、性格特征、药物使用情况,特别是有无非甾体类抗感染药和皮质类固醇等药物服用史。

（2）身体状况：①症状和体征：了解上腹部疼痛的规律；有无腹部压痛及压痛的部位；有无消瘦和贫血等全身表现；②辅助检查：了解各项辅助检查结果，如胃酸测定、胃镜及X线钡餐检查的结果等，判断溃疡发生状况，以及患者各脏器功能状态。

（3）心理-社会状况：①了解患者对疾病的认知程度，对手术有何顾虑，有何思想负担；②亲属对患者的关心程度、支持力度，家庭对手术的经济承受能力。

2.术后评估　可从以下几个方面进行评估：①术中情况：了解麻醉和手术方式、术中出血、补液、输血情况；②康复状况：患者术后生命体征的变化，胃肠减压引流液色、质、量，伤口愈合情况及肠蠕动恢复情况；③并发症发生情况：有无术后出血、十二指肠残端破裂、吻合口瘘、术后梗阻、倾倒综合征、胃排空障碍、胃小弯坏死和穿孔等并发症。

六、护理措施

1.术前护理

（1）心理护理：了解患者认知水平与心理状态，理解和关心患者，告之疾病和治疗的有关知识及手术治疗的必要性，解答患者的各种疑问，使患者能积极配合疾病的治疗和护理。

（2）饮食护理：给予高蛋白、高热量、丰富维生素、易消化的饮食。术前1天进流质饮食，术前12小时禁食、禁饮。

（3）术日晨留置胃管以防止麻醉及手术过程中呕吐、误吸，便于术中操作，减少手术时腹腔污染。

2.术后护理

（1）病情观察：术后每30分钟测量1次血压、脉搏、呼吸，直至血压平稳，如病情较重或有休克者，仍需每1~2小时测量1次，病情平稳后可延长测量间隔时间。同时观察患者神志、体温、尿量、切口渗血、渗液和引流液情况等。

（2）体位：术后一般先取平卧位。待患者血压平稳后给予低半卧位，以保持腹肌松弛，减轻腹部切口张力，减轻疼痛，也有利于呼吸和循环。

（3）引流管护理：胃十二指肠溃疡术后患者常留置有胃管、腹腔引流管、导尿管等。护理时需注意：①妥善固定并准确标记各引流管，避免脱出，一旦脱出后不可自行插回；②保持引流通畅，防止受压、扭曲、折叠等，可经常挤捏各引流管以防堵塞；若堵塞，可在医师指导下用注射器抽取生理盐水试冲洗引流管；③观察并记录引流液的性质、色、量等。留置胃管可起到胃肠减压的作用，以减轻胃肠道张力，促进吻合口愈合。护理时还应注意：部分患者胃管需接负压吸引装置，维持适当的负压，避免负压过大损伤胃黏膜；术后24小时内可由胃管引流出少量血液或咖啡样液体，若有较多鲜血，应及时联系医师并配合处理；术后胃肠减压量减少，肠蠕动恢复，肛门排气后，可拔除胃管。

（4）禁食、输液护理：禁食期间应静脉补充液体。记录24小时出入水量，及时了解患者各项检查结果，为合理输液提供依据，避免水、电解质平衡失调；必要时给予血浆、全血或营养支持，改善患者营养状况或贫血，以利于吻合口及切口愈合。禁食者注意口腔护理,保持口腔洁净、湿润。

(5)鼓励早期活动:除年老体弱或病情较重者,鼓励并协助患者术后第 1 天坐起轻微活动,第 2 天协助患者于床边活动,第 3 天可在病室内活动。患者活动量根据个体差异而定,早期活动可促进肠蠕动恢复,预防术后肠粘连和下肢深静脉血栓形成等并发症的发生。

(6)饮食护理:拔胃管后当日可饮少量水或米汤;如无不适,第 2 天进半量流质饮食,每次 50~80mL;第 3 天进全量流质,每次 100~150mL;进食后无不适,第 4 天可进半流质饮食。食物宜温、软、易于消化,少量多餐。开始时每日 5~6 餐,逐渐减少进餐次数并增加每次进餐量,逐步恢复正常饮食。

3.健康教育

(1)告知患者有关胃十二指肠溃疡的知识,使之能更好地配合手术等治疗和护理。

(2)强调保持乐观的重要性,指导患者自我调节情绪。注意劳逸结合,避免过劳。戒烟、戒酒。

(3)教导药物的服用时间、方式、剂量,说明药物不良反应。避免服用对胃黏膜有损害性的药物,如阿司匹林、吲哚美辛、皮质类固醇等。饮食宜少量多餐,进高蛋白、低脂饮食,补充铁剂与足量维生素,少食盐腌和烟熏食品,避免过冷、过烫、过辣及油煎、炸食物。

(4)定期门诊随访,若有不适及时就诊。

第二节　十二指肠憩室

一、概述

十二指肠上连胃幽门,下接空肠,呈"C"形包绕胰头,长为 25~30cm,可分为球部、降部、横部和升部四段。十二指肠黏膜下腺体分泌含有多种消化酶的碱性黏液;胰液、胆汁经十二指肠乳头流入肠内。主要功能是分泌、消化、吸收。

十二指肠憩室(duodenal diverticulum)是部分肠壁向外扩张所引起的肠管袋状突起,降部的憩室多位于十二指肠乳头周围,故有乳头旁憩室之称,发病率为 1%~2%,低于结肠憩室。十二指肠内侧的憩室可深入胰腺实质,术中难以发现。

二、病因

十二指肠憩室的病因目前尚不明确,根据肠壁组织结构的不同分为原发性憩室和继发性憩室。

三、病理

1.原发性憩室　又称为假性憩室,憩室壁不含或仅有少许纤维,憩室壁由黏膜层、黏膜下层及结缔组织和少量肌纤维构成,此类型临床上多见。

2.继发性憩室　又称为真性憩室,因邻近器官炎症粘连、牵拉所致,憩室壁为肠壁全层,组织无缺陷,但是此类型憩室临床上少见。

四、诊断要点

1.临床表现　仅约 10% 的患者偶有与胃肠或胆道系统疾病相似的症状,如上腹饱胀不适、隐痛、恶心、嗳气等,一般无特异性的临床表现,很难单凭症状确诊。憩室压迫周围组织如胆管、胰管时可有梗阻性临床表现出现黄疸;并发炎症、溃疡则可出现严重的出血、穿孔症状。

2.辅助检查　X 线造影检查,典型表现为钡剂充盈憩室呈圆形或椭圆形突出肠腔外;纤维内镜;CT,可发现胰腺实质内的十二指肠憩室。

五、治疗

1.非手术治疗　一般患者无须治疗,有伴随症状者可通过调节饮食、解痉抑酸、抗感染、体位引流等方法进行治疗,若经过非手术治疗无效则可考虑外科手术。

2.手术治疗　主要针对憩室大出血,憩室坏疽穿孔并发腹膜炎、脓肿形成,合并胆道结石或胰腺炎,憩室巨大或憩室内有异物,以及有消化道症状经非手术治疗无效的患者。手术方式为:①憩室内翻术;②憩室切除术;③十二指肠旷置胃大部切除术。

六、术前护理措施

1.心理护理

(1)解释手术方式、注意事项。

(2)鼓励患者表达自身感受。

(3)教会患者自我放松的方法。

(4)针对个体情况进行针对性心理护理。

(5)鼓励患者家属和朋友给予患者关心和支持。

2.饮食

(1)十二指肠出血、穿孔者应禁食。

(2)憩室压迫胰管引起胰腺炎者遵医嘱静脉补充热量及其他营养。

(3)憩室压迫胆管引起胆囊炎、胆管梗阻者遵医嘱进低脂饮食或禁食给予静脉营养。

3.胃肠道准备

(1)饮食:术前禁食 12 小时,禁饮 4 小时,有严重伴随症状需要禁食者需遵医嘱。

(2)胃管:患者术晨安置胃管。若为急性穿孔患者,需入院后立即安置胃肠减压。

4.病情观察及护理

(1)观察并记录患者腹部体征情况。

(2)梗阻患者注意对出入量和电解质的观察。

(3)穿孔患者按急性腹膜炎进行护理。

5.术前常规准备

(1)术前行抗生素皮试,术晨遵医嘱带入术中用药。

(2)协助完善相关术前检查:心电图、B 超、出凝血试验等。

(3)术晨更换清洁病员服。

（4）术晨备皮：范围为上至双乳连线平面，下至耻骨联合，两侧至腋中线。

（5）术晨建立静脉通道。

（6）术晨与手术室人员进行患者、药物核对后，送入手术室。

（7）麻醉后置尿管。

七、术后护理措施

1.术后护理常规　患者术后进行外科手术后常规护理：伤口、各引流管（胃管、尿管、腹腔引流管）、疼痛及日常基础护理。

2.饮食护理　行十二指肠旷置胃大部切除术患者术后饮食应遵照胃癌术后饮食护理内容；行憩室内翻术、憩室切除术患者术后进食时间可相对提前。

3.体位与活动　患者术后活动从手术当日的低半卧位到可在搀扶下适当屋内活动，可根据其个体化情况，遵循循序渐进原则进行，活动过程中应注意保护患者安全，严防意外。

4.健康宣教　患者术后康复期注意劳逸结合，保持心情愉快，饮食定时定量，少食多餐。

第三节　肠梗阻

肠内容物由于各种原因不能正常运行、顺利通过肠道，称为肠梗阻（intestinal obstruction），是常见的外科急腹症之一。肠梗阻不但可引起肠管本身形态和功能的改变，还可导致全身性生理紊乱，临床表现复杂多变。

一、病因与分类

1.按肠梗阻发生的基本原因分类

（1）机械性肠梗阻（mechanical intestinal obstruction）：最常见。是各种原因导致的肠腔缩窄、肠内容物通过障碍。主要原因包括：①肠腔内堵塞：如结石、粪块、寄生虫、异物等；②肠管外受压：如肠扭转、腹腔内肿瘤压迫、粘连引起肠管扭曲、嵌顿疝等；③肠壁病变：如肿瘤、肠套叠、先天性肠道闭锁等。

（2）动力性肠梗阻（dynamic intestinalobstruction）：是神经反射或毒素刺激引起肠壁肌肉功能紊乱，使肠蠕动消失或肠管痉挛，以致肠内容物无法正常通行，而本身无器质性肠腔狭窄。可分为麻痹性肠梗阻（paralytic deus）及痉挛性肠梗阻（spastic ileus）两类。前者常见于急性弥散性腹膜炎、低钾血症、细菌感染及某些腹部手术后等；后者较少见，可继发于尿毒症、慢性铅中毒和肠功能紊乱等。

（3）血运性肠梗阻（vascular intestinal obstruction）：是由于肠管血运障碍，引起肠失去蠕动能力，肠内容物停止运行，如肠系膜血栓形成、栓塞或血管受压等。随着人口老龄化，动脉硬化等疾病增多，现已不属少见。

2.按肠壁有无血运障碍分类

（1）单纯性肠梗阻：只有肠内容物通过受阻，而无肠管血运障碍。

(2)绞窄性肠梗阻(strangulated intestinal obstruction):伴有肠管血运障碍的肠梗阻。

3.其他分类　肠梗阻还可根据梗阻部位分为高位(如空肠上段)和低位肠梗阻(如回肠末段与结肠);根据梗阻的程度分为完全性和不完全性肠梗阻;根据梗阻的发展过程分为急性和慢性肠梗阻。当发生肠扭转、结肠肿瘤等时,病变肠襻两端完全阻塞,称为闭襻性肠梗阻。

上述肠梗阻的类型并不是固定不变的,随着病情的发展,某些类型的肠梗阻在一定条件下可以相互转换。

二、处理原则

处理原则是纠正肠梗阻引起的全身性生理紊乱和解除梗阻。具体治疗方法应根据肠梗阻的病因、性质、类型、部位、程度、有无并发症及患者的全身情况而决定。

1.基础治疗　既可作为非手术治疗的措施,又可为手术治疗的术前处理。主要措施包括禁食、胃肠减压、纠正水、电解质及酸碱失衡、防治感染和中毒、酌情应用解痉药、镇静剂等。

2.解除梗阻

(1)非手术治疗:适用于单纯性粘连性肠梗阻、麻痹性或痉挛性肠梗阻、蛔虫或粪块堵塞引起的肠梗阻、肠结核等炎症引起的不完全性肠梗阻等。具体措施除上述基础治疗外还包括中医中药治疗、口服或胃肠道灌注植物油、针刺疗法、腹部按摩等。

(2)手术治疗:适用于各种类型的绞窄性肠梗阻及由肿瘤、先天性肠道畸形引起的肠梗阻,非手术治疗无效的患者。手术大体可归纳为以下 4 种:①解除病因:如粘连松解术、小肠折叠排列、肠切开取异物、肠套叠复位、肠扭转复位术等;②肠切除肠吻合术:如肠肿瘤、炎症性狭窄或局部肠襻已坏死,则应做肠切除肠吻合术;③短路手术:当肠梗阻原因既不能简单解除,又不能切除,如晚期肿瘤已浸润固定,或肠粘连成团与周围组织粘连广泛者,则可将梗阻近端与远端肠襻行短路吻合术;④肠造口或肠外置术:一般情况极差或局部病变不能切除的低位梗阻患者,可行肠造口术,暂时解除梗阻。对单纯性结肠梗阻,一般采用梗阻近侧(横结肠)造口,以解除梗阻。如已有肠坏死,则宜切除坏死肠段并将断端外置作造口术,以后行二期手术治疗结肠病变。

三、护理评估

1.术前评估

(1)健康史:了解患者的一般情况,包括年龄、性别,发病前有无体位不当、饮食不当、饱餐后剧烈活动等诱因;既往有无腹部手术及外伤史、各种急慢性肠道疾病史及个人卫生情况等。

(2)身体状况

1)局部:评估腹痛、腹胀、呕吐、停止排气排便等症状的程度,有无进行性加重;呕吐物、排泄物、胃肠减压抽出液的量及性状;有无腹膜刺激征及其范围。评估梗阻的类型,机械性还是动力性,单纯性还是绞窄性,完全性还是不完全性。

2)全身:评估生命体征的变化情况;有无眼窝凹陷、皮肤弹性降低等明显的脱水体征;有无出现水、电解质、酸碱失衡或休克的征象。

3)辅助检查:实验室检查是否提示有水、电解质及酸碱失衡及其类型,腹部 X 线片检查有哪些异常发现。

(3)心理-社会状况:评估患者的心理情况,有无过度焦虑或恐惧,是否了解围术期的相关知识;了解患者的家庭、社会支持情况,包括家属对肠梗阻相关知识的掌握程度,对患者心理和经济的支持情况等。

2.术后评估

(1)术中情况:了解患者采取的麻醉、手术方式及术中输血、输液情况。

(2)术后情况评估:患者回病房后的神志、生命体征及切口情况;评估腹腔引流管是否通畅有效,引流液的颜色、性状和量;了解患者有无切口疼痛、腹胀、恶心呕吐等不适;评估患者术后有无发生肠粘连、腹腔内感染或肠瘘等并发症;评估切口愈合及术后康复的情况。

四、护理措施

1.非手术治疗护理/术前护理

(1)缓解疼痛与腹胀

1)胃肠减压:有效的胃肠减压对单纯性肠梗阻和麻痹性肠梗阻可达到解除梗阻的目的。现多采用鼻胃管(Levin 管)减压,先将胃内容物抽空,再行持续低负压吸引。置胃肠减压期间应保持减压管通畅和减压装置有效的负压,注意引流液的色、质、量,并正确记录。如发现血性液体,应考虑肠绞窄的可能。胃肠减压可减少胃肠道积存的气体、液体,减轻肠腔膨胀,有利于肠壁血液循环的恢复,减轻肠壁水肿;胃肠减压还可以降低腹内压,改善因膈肌抬高而导致的呼吸与循环障碍。向减压管内注入生植物油或中药等,可以润滑肠管或是刺激肠蠕动恢复。注入药物后,须夹管 1~2 小时。中药应浓煎,每次100mL 左右,防止量过多引起患者呕吐、误吸。

2)安置体位:取低半卧位,减轻腹肌紧张,有利于患者的呼吸。

3)应用解痉药:在确定无肠绞窄后,可应用阿托品、654-2 等抗胆碱类药物,以解除胃肠道平滑肌的痉挛,抑制胃肠道腺体的分泌,使患者腹痛得以缓解。

4)按摩或针刺疗法:若为不完全性、痉挛性或单纯蛔虫所致的肠梗阻,可适当顺时针轻柔按摩腹部,并遵医嘱配合应用针刺疗法,缓解疼痛。

(2)维持体液与营养平衡

1)补液:补充液体的量与种类取决于病情,包括呕吐次数、量及呕吐物的性状等,以及皮肤弹性、尿量、尿比重、血液浓缩程度、血清电解质、血气分析结果等。故应严密监测上述病情及实验室检查结果的变化。

2)饮食与营养支持:肠梗阻时需禁食,应给予胃肠外营养。若梗阻解除,患者开始排气、排便,腹痛、腹胀消失 12 小时后,可进流质饮食,忌食易产气的甜食和牛奶等;如无不适,24 小时后进半流质饮食;3 天后进软食。

(3)呕吐护理:呕吐时坐起或头偏向一侧,及时清除口腔内呕吐物,以免误吸引起吸入性肺炎或窒息。呕吐后给予漱口,保持口腔清洁。观察和记录呕吐物颜色、性状和量。

(4)严密观察病情变化,及早发现绞窄性肠梗阻:定时测量体温、脉搏、呼吸和血压,以及腹痛、腹胀和呕吐等变化,及时了解患者各项实验室指标。若出现以下情况应警惕绞窄性肠梗阻发生的可能:①腹痛发作急骤,发病开始即可表现为持续性剧痛,或持续性疼痛伴阵发性加重;有时出现腰背痛;②呕吐出现早、剧烈而频繁;③腹胀不对称,腹部有局限性隆起或触痛性肿块;④呕吐物、胃肠减压液或肛门排出物为血性,或腹腔穿刺抽出血性液体;⑤出现腹膜刺激征,肠鸣音可不亢进或由亢进转为减弱甚至消失;⑥体温升高、脉率增快、白细胞计数升高;⑦病情进展迅速,早期出现休克,抗休克治疗无效;⑧经积极非手术治疗而症状体征未见明显改善;⑨腹部 X 线检查可见孤立、突出胀大的肠襻,位置固定不变,或有假肿瘤状阴影;或肠间隙增宽,提示腹腔积液。此类患者病情危重,应在抗休克、抗感染的同时,积极做好术前准备。

(5)术前准备:慢性不完全性肠梗阻,需做肠切除手术者,除一般术前准备外,应按要求作肠道准备。急诊手术者,紧急做好备皮、配血、输液等术前准备。

2.术后护理

(1)体位:全麻术后暂时予以平卧位,头偏向一侧;血压平稳后给予半卧位。

(2)饮食:术后暂禁食,禁食期间给予静脉补液。待肠蠕动恢复、肛门排气后可开始进少量流质;进食后若无不适,逐步过渡至半流质。

(3)术后并发症观察和护理

1)肠梗阻:可由广泛性肠粘连未能分离完全,或手术后胃肠道处于暂时麻痹状态,加上腹腔炎症、重新引起粘连而导致。鼓励患者术后早期活动,如病情平稳,术后 24 小时即可开始床上活动,3 天后下床活动,以促进机体和胃肠道功能的恢复,防止肠粘连。一旦出现阵发性腹痛、腹胀、呕吐等,应积极采取非手术治疗措施,一般多可缓解。

2)腹腔内感染及肠瘘:如患者有引流管,应妥善固定并保持通畅,观察记录引流液色、质、量。更换引流管时注意无菌操作。监测生命体征变化及切口情况,若术后 3~5 天出现体温升高、切口红肿及剧痛时应怀疑切口感染;若出现局部或弥散性腹膜炎表现,腹腔引流管周围流出液体带粪臭味时,应警惕腹腔内感染及肠瘘的可能。根据医嘱进行积极的全身营养支持和抗感染治疗,局部双套管负压引流。引流不畅或感染不能局限者需再次手术处理。

3.健康教育

(1)饮食指导:少食刺激性强的辛辣食物等,宜进高蛋白、高维生素、易消化吸收的食物。避免暴饮暴食,饭后忌剧烈活动。

(2)保持排便通畅:老年便秘者应注意通过调整饮食、腹部按摩等方法保持大便通畅,无效者可适当给予缓泻剂,避免用力排便。

(3)自我监测:指导患者自我监测病情,若出现腹痛、腹胀、呕吐、停止排便等不适,及时就诊。

第四节 肝胆外科新技术及护理

一、经股动脉插管肝动脉化疗栓塞术

经股动脉插管肝动脉化疗栓塞术(transcatheter arterial chemoembolization,TACE)是目前介入治疗肝癌最常用的方法之一。正常肝脏组织具有门静脉及肝动脉双重血供,其中门静脉供血占 70%~75%,肝动脉供血仅占 25%~30%;肝肿瘤病灶的血供 90%来自肝动脉,只有 10%来自门静脉。对肝癌进行肝动脉栓塞化疗,肿瘤内药物浓度高于周围静脉给药,肝脏的代谢作用使周围血管药物浓度不高,栓塞阻断了肿瘤的营养供给血管,对正常肝组织供血影响不大,使癌结节大部分坏死,而肝脏功能不受损或受损不严重。肝动脉灌注的常用药物包括:氟尿嘧啶、顺铂、丝裂霉素、多柔比星等,多采取交替、联合使用的方法。肝动脉栓塞药多采用:碘化油、吸收性明胶海绵微球和医用快速黏合剂等。

1.适应证

(1)失去手术机会或不愿意手术的原发性或转移性肝癌。

(2)可切除肝癌的术前治疗,可使肿瘤缩小,减少术中出血和肿瘤细胞的播散。

(3)术后近期治疗以减少术后复发率。

(4)由于合并全身其他病症而肝癌无法切除的患者。

(5)肝癌切除不彻底的补充治疗。

(6)原发性肝癌结节破裂者。

2.术前护理

(1)解释 TACE 的疗效及目的,讲解术后注意事项。

(2)碘过敏试验,青霉素(或其他抗生素)皮试。

(3)个人卫生:洗澡、剃胡须、剪指(趾)甲。

(4)练习床上大小便。

(5)必要时术前晚口服地西泮 5mg。

(6)禁食、禁水 6 小时。

(7)术晨测生命体征,排空小便,取下贵重物品,备 0.5kg 沙袋 1 只,术中用镇吐药,由专人送至导管室。

3.术后护理

(1)常规护理:①一级护理,每 2 小时测血压、脉搏 1 次,共 3 次;②股动脉穿刺处加压包扎 24 小时,沙袋压迫 6 小时,严密观察穿刺处渗血情况;③观察足背动脉搏动,注意对照两侧足背动脉搏动强度,对比两侧肢体温度及皮肤颜色,以防血栓形成,栓子脱落导致动脉栓塞发生;④禁食、禁水 6 小时,无恶心、呕吐可进少量流质,逐步过渡到半流质、普食;⑤遵医嘱补液 1000~1500mL,内加消炎、保肝和抑酸药物;⑥卧床休息 24 小时,术侧下肢制动 6 小时后可向术侧翻身,注意术侧下肢勿弯曲;⑦卧床期间做好生活护理。

（2）不良反应的护理

1）恶心、呕吐：是高浓度化疗药物灌注及碘油刺激胃肠道引起的应激反应。多发生于术后4~8小时，24小时后逐渐减轻，多数患者2~3日可缓解或消失。术中可预防性使用欧必亭、昂丹司琼，术后使甲氧氯普胺等镇吐药。一旦患者有此症状，应嘱患者深呼吸，及时擦拭呕吐物并予漱口，做好解释工作，解除其顾虑。TACE后可并发上消化道出血，护理中应密切观察病情，仔细观察呕吐物的颜色、量和性质。

2）肝区胀痛：TACE后肿瘤组织缺血缺氧坏死，局部组织水肿，肝包膜紧张度增加而引起疼痛。轻度疼痛不需处理，疼痛剧烈者在排除肝癌破裂出血等并发症后可用镇痛药，同时密切观察腹部体征，判断是否误栓胆囊动脉或胃十二指肠动脉。

3）发热：是TACE术后肿瘤坏死组织重吸收而致的吸收热。发热多见于下午和晚上，一般低热患者不予特殊治疗；当体温>38.5℃，需行药物降温，可遵医嘱给予吲哚美辛栓纳肛、肌内注射复方氨基比林等，并辅以冰袋降温或乙醇擦浴等物理降温措施，每4小时监测体温1次。嘱患者卧床休息，无腹水者应多饮水。出汗较多及时更换衣裤，保持床单位平整干燥，做好生活护理和口腔护理。

4.并发症的观察与护理　TACE术后常见的并发症：穿刺部位血肿、股动脉栓塞、肝功能损害等。

（1）穿刺部位血肿：股动脉穿刺完毕后须指压穿刺处20分钟，用力适中，给予绷带加压包扎，沙袋压迫穿刺部位6小时，穿刺一侧下肢保持伸直位。定时观察穿刺处有无肿胀或渗血，保持沙袋压迫穿刺处。一旦发现渗血，应立即指压穿刺处直至血止，并报告医生给予更换绷带、重新加压包扎。

（2）股动脉栓塞：股动脉栓塞是介入治疗中最严重的并发症。可因动脉内血凝块产生致股动脉栓塞，或者栓子脱落致下肢小动脉栓塞。术后须严密观察穿刺侧下肢皮肤的温度、颜色和感觉，对照观察足背动脉搏动情况。一旦患者出现足背动脉搏动减弱或消失，下肢皮肤苍白、变凉且伴有麻木感，应及时报告医生给予处理，抬高患肢，遵医嘱给予热敷，应用解痉、扩血管药物，禁忌按摩，以防栓子脱落。

二、经皮肝穿刺射频热凝术

经皮肝穿刺射频热凝（percutaneous radio-frequency ablation，PRFA）是在B超引导下经皮肝穿刺将电极置入瘤内，通过射频波在电极针周围产生离子震荡导致发热，使细胞产生热凝固性坏死，达到治疗肿瘤的目的。

1.适应证

（1）直径<5cm，尤其是<3cm的无手术指征或估计手术困难、疗效欠佳的原发性肝癌。

（2）再次手术切除困难的复发性小肝癌。

（3）原发灶已根治的继发性小肝癌，瘤灶数不多于5个。

（4）对于无手术指征的大肝癌先行肝动脉化疗栓塞，待肿瘤缩小后再行PRFA。

2.术前护理

(1)心理护理:术前应耐心细致地向患者及家属详细解释该技术的治疗原理、操作过程及优点;告知患者治疗前、中、后可能出现的不良反应和应对措施;介绍治疗成功的病例,使患者减轻或消除紧张、恐惧心理,积极配合治疗。

(2)饮食和营养护理:给予高蛋白质、高维生素、高糖类、低脂肪的三高一低饮食,改善患者的营养状况。进食少者可静脉补充葡萄糖、支链氨基酸等,凝血功能差者遵医嘱输入血小板。

(3)术前检查:积极配合完善各项检查,了解患者全身情况及对治疗的耐受力。①改善凝血功能,给予维生素 K_1 20mg,肌内注射,每日1次,使凝血酶原时间与对照相比不超过3秒;②提高肝脏的储备功能,肝功能较差者加强保肝治疗,使肝功能分级达到 Child A 级至 Child B 级;③有肝细胞性黄疸者,应积极保肝、利胆治疗,使总胆红素<35μmol/L;④合并腹水者,应加强保肝利尿治疗,使腹水消退,并注意加强饮食指导。

(4)术前1日指导患者进行屏气训练;继往有肠道手术史者,术前1日14:00给予硫酸镁粉 50g 加水 200mL 冲服,并在2小时内饮水 2000mL 行肠道准备。

(5)禁食、禁水:术前12小时禁食,术前4~6小时禁水,防止术中恶心、呕吐。

(6)术晨准备:①镇静药物的应用:由于术中产生高温对肝包膜及肝内迷走神经产生刺激易造成迷走神经反射,致心率减慢、心律失常、血压下降等。术前30分钟给予吗啡 10mg,阿托品 0.5mg 皮下注射。阿托品类药物禁忌者禁用;②带腹带、CT 片、术中用药至手术室。

3.术后护理

(1)一般护理:①严密监测患者的生命体征,观察穿刺处有无渗血、腹部有无膨隆、皮下有无瘀斑等情况,嘱患者绝对卧床24小时;②术后给予吸氧6小时(每分钟流量3~4L),以提高血氧浓度,增加肝细胞的供氧量,以利于肝细胞的再生和修复;③术后常规禁食6小时,对继往有肠道手术史者视病情适当延长禁食时间。

(2)不良反应的观察与护理

1)发热:密切注意患者体温的变化情况,对体温超过38.5℃者酒精擦浴,头枕冰袋或药物降温;对高热持续不退者,应注意有无感染发生。

2)疼痛:术后肝区出现胀痛或刺痛,多为手术刺激肝包膜或肿瘤坏死有关。及时向患者说明疼痛的原因及缓解时间,并调节体位,进行安慰、转移注意力等心理护理,对疼痛耐受力差者必要时应给予镇痛药物;若疼痛性质改变或加剧,则应高度重视。

3)恶心呕吐:由于麻醉和手术刺激,部分患者术后出现恶心、呕吐等胃肠道反应,安慰患者的同时注意观察呕吐物量、性状。对不能自行缓解者,可给予甲氧氯普胺 10~20mg,肌内注射。

4.并发症的观察与护理 PRFA 术后常见的并发症:腹腔内出血、肝功能损害、气胸、局部皮肤烫伤、空腔脏器的损伤、肝脓肿等。

(1)腹腔内出血:腹腔内出血是 PRFA 术后的严重并发症之一。肝癌合并肝硬化者,凝血机制差,且肿瘤血管丰富,术中穿刺针损伤大血管,易引起术后出血。术后24小时密切监测生命体征,尤其心率的变化情况,非发热引起的心率加快,注意有无出血的可能。术后即给予腹带加压包扎,密切观察腹部体征,嘱患者卧床24小时。

(2)肝功能损害:PRFA治疗术后患者均有转氨酶不同程度的升高,部分患者血清胆红素升高,出现黄疸;少数患者可有明显的总蛋白及白蛋白下降,出现腹水或腹水较术前加重。护理上应给予高热量、高维生素饮食,嘱患者少量多餐;观察患者皮肤巩膜黄染程度,了解患者有无明显腹胀、尿少、下肢水肿等;正确记录24小时尿量,定期测量腹围,进行肝功能及电解质监测。

(3)气胸:肿瘤靠近膈肌,穿刺时刺破胸膜所致。术后注意观察患者胸廓起伏,有无胸闷、呼吸困难等症状。如有呼吸困难,应急诊胸部X线片明确诊断。

(4)局部皮肤烫伤:术中出汗易导致射频仪电极板与皮肤接触不良,造成局部皮肤灼伤。密切观察局部皮肤的颜色,有无红肿、疼痛、水疱等皮肤烫伤的表现。发现异常,及时处理。

三、氩氦刀靶向冷冻损毁术

氩氦刀靶向冷冻损毁术(targeted cryoablation therapy,TCT)是在插入组织的金属杆内通以循环的冷媒物质——高压氩气,当气体通过金属杆尖端的蒸发器时,高压氩气的气压突然降低,金属杆尖端的气温下降到$-140℃$,使肿瘤组织被冷冻结晶,然后在金属杆内通以低压氦气,再将冷冻结晶的肿瘤组织复温,循环几次后,造成肿瘤组织细胞破裂坏死,达到消融肿瘤的目的。

1.适应证

(1)单个肿瘤或3个以内的肿瘤,直径<5cm。

(2)肝切除术后近期复发的肝癌,不宜或不愿接受再切除或其他治疗的患者。

(3)TACE术后单个肿瘤直径在5~10cm或数目在3个以内肿瘤直径<5cm,而不宜行手术者。

(4)TACE疗效不显著而肿瘤直径<10cm者。

2.围术期护理　TCT术前、术后护理同PRFA手术。

3.并发症的观察与护理　TCT术后常见的并发症:出血、血红蛋白尿、冷休克、皮肤冻伤、空腔脏器的损伤、肝脓肿、气胸、胸腔积液等。

(1)出血:出血是一个严重并发症,多发生在术后48小时内。部分患者术后发生上消化道出血,多发于氩氦刀冷冻后1周,临床上表现为便血等消化道出血症状。术后应严密观察血压、脉搏等动态变化,观察患者有无便血等情况;如有异常,及时报告医生。

(2)血红蛋白尿:部分中晚期肝癌患者在冷冻后1~3日出现酱油色小便,即为血红蛋白尿,严重者可有肾功能不全、尿量减少。术后观察患者尿液的颜色、量,足量输液,碱化尿液,并应用利尿药。定期复查肾功能及尿常规。

(3)冷休克:冷冻过程中温度过低,出现寒战,甚至冷休克,可在患者身体周围使用循环暖气加温来调节温度,保持室温28~32℃;静脉注射或肌内注射地塞米松等对症治疗;严密观察患者生命体征,如出现休克征象立即报告医生,手术中患者如果出现恶心、面色苍白,应立即停止治疗,平卧休息。

(4)皮肤冻伤:快速制冷使氩氦刀杆温度快速降低,与腹部皮肤表面接触致轻度冻伤,表现为局部水疱。消毒包扎,保持创面干燥,如水疱范围较大,抽吸后包扎,定期换药。

四、经皮肝穿刺微波热凝术

经皮肝穿刺微波热凝(percutaneous metro-wave coagulation therapy,PMCT)是在 B 超引导下经皮肝穿刺在肿瘤内直接插入针状微波电极,通电后微波电极末端的微波辐射器产生热效应而导致肿瘤组织凝固坏死,从而达到治疗肿瘤的目的。其手术适应证及围术期护理同 PRFA。

五、经皮肝穿刺门静脉癌栓激光消融术

经皮肝穿刺门静脉癌栓(portal vein tumor thrombi,PVTT)激光消融(laser ablation,LA)是基于激光治疗肿瘤的原理拓展而来的。利用高功率激光光纤头部的高能量,使光纤在癌栓中从头至尾连续发射激光,在癌栓内爆破、气化形成一条隧道,在隧道的周围即整个血管腔内同时形成一个圆柱状凝固坏死带,达到完全杀死癌栓中的癌细胞,使阻塞的门静脉再通的目的。

1.适应证

(1)肝癌原发病灶已得到有效治疗,而门静脉主要分支或主干内发现癌栓。

(2)肝功能基本正常,至少应在 Child B 以上,无严重黄疸及大量腹水。

(3)患者全身情况尚可,无明显恶病质。

2.术前护理 同 PRFA。

3.术后护理

(1)一般护理:①严密监测患者的生命体征、神志、全身皮肤黏膜情况,观察穿刺处有无渗血情况,腹部有无膨隆,嘱患者绝对卧床 24 小时;②术后需常规吸氧 6 小时(每分钟流量 3~4L),以提高血氧浓度,增加肝细胞的供氧量以利于肝细胞的再生和修复;③术后常规给予保肝、抗感染治疗,手术当日可给予一些常规的止血药物;④术后当日应给予5%碳酸氢钠 100~200mL,达到碱化尿液、保护肾脏的目的,术后 3 日内每日查尿常规,注意有无血尿等情况。

(2)不良反应的观察与护理

1)发热:激光治疗术后患者均有不同程度的发热,多是机体肿瘤坏死组织吸收而产生的吸收热。护理人员应注意其体温的变化,体温超过 38.5℃可给予酒精擦浴、冰袋降温或药物降温。

2)疼痛:术后患者肝区及穿刺处出现胀痛或刺痛,通常 3~5 日即可缓解。根据患者疼痛的耐受力和感知程度进行必要的心理护理,如暗示、转移注意力,并把有关知识介绍给患者,说明疼痛的原因及缓解时间,并调节体位,必要时应用镇痛药物。

3)恶心呕吐:由于麻醉和治疗的原因,部分患者术后出现恶心、呕吐等胃肠道反应,应注意安慰患者并观察呕吐物性状;不能自行缓解时,可遵医嘱应用镇吐药物。

4.并发症的观察与护理　LA 术后常见的并发症:腹腔内出血、胆道出血、气胸、肝功能损害和空腔脏器的损伤等。

(1)腹腔内出血:PVTT-LA 需要行门静脉穿刺,一旦穿刺针道出血很难止血,是一种危险的并发症。在治疗完成退针过程中,必须使针道凝固止血,以防穿刺针道处血液不凝引起腹腔内出血。术后 24 小时密切监测生命体征变化,尤其心率的变化,如非发热引起的心率加快,应注意有无出血的可能。治疗后立即给予腹带加压包扎,注意腹部有无明显膨隆。必要时行床旁超声检查,了解腹腔有无出血。术后加强生活护理,嘱患者绝对卧床 24 小时。

(2)胆道出血:门静脉、肝动脉、胆道在肝内同处于 Glisson 鞘内,行 PVTT-LA 治疗时极有可能损伤胆管壁而引起胆道出血。治疗中应尽量避免损伤胆管。护理上应注意观察患者的排便情况及腹部症状,一旦有胆管出血情况应及时报告,及早处理。

六、肝肿瘤无水乙醇注射术

肝肿瘤无水乙醇注射术(percutaneous ethanol injection,PEI)是在 B 超引导下穿刺注射和经腹直视肿瘤注射等,将无水乙醇注入肝脏肿瘤内,使肿瘤组织脱水固定,肿瘤细胞蛋白质凝固变性、坏死,并使肿瘤血管及其周围的正常组织脱水、固定,局部血管壁变性及内部细胞变性,形成血栓,导致癌细胞的死亡和纤维化,肿瘤不再增大或缩小。

1.术前护理

(1)完成术前各项检查,包括出凝血时间、凝血酶原时间、血常规、血小板计数和肝功能。对凝血机制差的患者,遵医嘱用维生素 K_1 10mg 肌内注射,每日 1 次,连续使用 2~3 日。

(2)向患者交代无水乙醇注射术的相关知识及注意事项:穿刺时全身放松,按医师要求配合操作。正常吸气后屏气,以免针头大幅度移动,损伤正常肝组织;操作过程中如有不适及时告知医生。

(3)详细询问有无乙醇、麻醉药过敏史。

(4)多毛患者清洁穿刺点周围皮肤,以防穿刺处感染。

(5)术前禁食 4~6 小时,准备腹带备用。

(6)情绪紧张者术前可遵医嘱用适量镇静药。

2.术后护理

(1)无菌纱布覆盖穿刺处,腹带加压包扎。

(2)禁食 4 小时、卧床休息 12 小时,24 小时内禁止剧烈活动。

(3)严密监测生命体征,观察穿刺处有无渗血,观察腹部情况。

(4)注意观察患者有无腹痛、呕吐、胸闷、发热等症状,及早发现和处理。

3.并发症的观察与护理

(1)腹痛:乙醇漏出刺激肝包膜所致。及时安慰患者并解释原因,必要时遵医嘱注射镇痛药物。

(2)发热:肿瘤坏死吸收所致。体温多在 38℃ 左右,持续 3~7 日,一般不处理;若超过 38.5℃ 可用吲哚美辛栓退热。

(3)醉酒现象:患者面红或全身皮肤潮红,不做特殊处理。

(4)肝功能异常:监测肝功能,转氨酶一过性升高者,需遵医嘱用保肝药物。

七、局部适形放疗术(X刀-γ刀)

光子刀(X刀、γ刀)是适形放疗的一个特例,将比较小的大体呈球形的肿瘤置于机器中心,通过机器和床的复杂运动,一次或分次集中准确给予足够杀伤肿瘤的大剂量,使肿瘤周边剂量迅速降低,产生完整的、锐利的边缘,有像刀切割一样的效果,故形象地称为"光子刀"。光子刀治疗不是传统意义上的手术刀切除,但也不像传统的手术切除有立竿见影的效果,光子刀的疗效通常要在 3~6 个月及以后才能显现出来。

1.适应证

(1)直径 5cm 以下的 T_1、T_2 期肿瘤。

(2)手术后患者放射治疗抑制残存癌细胞的生长。

2.放疗前护理

(1)做好患者和家属的心理疏导工作。

(2)指导患者掌握保护放疗照射野皮肤的方法。①保持照光野皮肤清洁防止感染,有汗液时应用温水和软毛巾轻拭,勿用力擦拭;②避免对照光野皮肤的机械刺激,嘱患者穿宽松柔软的衣服;③不在放射部位涂抹含金属的药膏或贴氧化锌胶布,以免照射时产生两次射线,加重皮肤反应;④不可用手剥干燥、脱落的痂皮,以免造成皮肤损伤。

3.放射中护理

(1)照光前、后半小时嘱患者尽量不要进食,以免厌食。

(2)照光线不清晰,应及时请主管医师重画,不可自行补画。

(3)照射时不要随意移动位置,以免照射在正常组织上。

(4)每次照后应静卧 30~60 分钟,以减轻放射反应。

(5)嘱患者多饮水,每日饮水量 2000~4000mL,利于毒素排出。

(6)宜进食高热量、高蛋白质、高维生素、易消化的食物,同时保持口腔清洁,饭后漱口,减轻口腔黏膜的反应。

4.放射后护理 放射后主要包括皮肤反应护理和骨髓抑制护理。

(1)皮肤反应护理:①放射治疗 5~6 次后皮肤可发红,有刺痒感;放射 10 天后皮肤色素沉着;3 周后可出现干性脱皮。护理方法:局部用药,可涂滑石粉;②皮肤高度水肿、充血、水疱形成,可出现糜烂渗液,称为湿性皮炎。处理方法:对皮肤无破溃者可暴露创面,外涂 2% 硼酸软膏;如皮肤出现水疱及破溃者,可用硼酸软膏包扎 1~2 天,再用暴露疗法;③6 周内照射量>75Gy 时,皮肤局部溃疡形成坏死,常规治疗不应该出现此种反应。处理方法:清理伤口,去除坏死组织,伤口换药。

(2)骨髓抑制护理:①定期复查血常规,白细胞低于 $3×10^9$/L 时,应报告医生,暂停放疗,对症处理;②白细胞低于 $1×10^9$/L 时,应采取保护性隔离,住单人病房,每日用紫外线照射 2 次,每次半小时,出入病房戴口罩、帽子,保持衣裤清洁。限制探视人员。

八、经皮肝穿刺胆道造影引流术

经皮肝穿刺胆道造影引流术(percutaneous transhepatic cholangial drainage, PTCD)是用特制的细穿刺针经皮肤直接穿刺肝脏进入扩张的胆管,进行造影并放置引流管的方法。目的是将胆汁引流到体外,减轻胆道内压力,降低黄疸指数,改善肝肾功能和控制胆道感染。

1.适应证　胆管良性梗阻、化脓性胆管炎合并脓毒血症、阻塞性黄疸。

2.术前护理

(1)抗生素皮试、碘过敏试验及凝血酶原时间的测定。

(2)禁食、禁水6小时。

(3)向患者说明检查的意义和术中注意事项,指导患者练习屏气动作,配合术中操作。

(4)造影前1小时按医嘱给予镇静药,禁用吗啡,以免引起奥迪括约肌痉挛而混淆诊断。

3.术后护理

(1)禁食、禁水6小时,病情如无特殊当日进流质饮食,次日改用术前饮食。

(2)绝对卧床休息24小时,生活上给予照顾。

(3)按医嘱给予补液,输入适量的抗生素以防胆道感染,并应用止血药。放置PTCD管1~2日,局部疼痛者应给予适当的镇痛药物。

(4)密切观察体温、脉搏、血压,穿刺处渗血及腹痛情况,一旦发现异常应及时报告医生处理。

(5)密切观察引流液的颜色、性质、量,保证引流管妥善固定,防止脱落、打折。引流袋每周更换2次,注意无菌操作,以防逆行感染。

(6)有下列情况应及时处理:①导管堵塞:患者胆汁引流量少,发热,黄疸加重,用生理盐水冲洗或换管;②导管脱出:妥善固定PTCD引流管,向患者介绍保护导管的重要性及方法,发现引流管脱落应通知并协助医生重新更换;③导管内溢血:应调整导管位置使全部侧孔位于胆管内。

4.并发症的观察与护理　PTCD术后常见的并发症:出血、胆瘘、胆道感染、败血症等。

(1)出血:穿刺时可造成肝包膜、胆管内膜的损伤,引起腹腔内出血和胆道出血。密切观察患者的生命体征,有血压下降、脉搏细速、面色苍白等休克征象,应立即报告医生。

(2)胆瘘:手术中反复穿刺损伤胆管、肝内胆管高度扩张合并胆道压力增加所致。术后应密切观察胆汁的引流量、颜色和性质,若切口周围有黄绿色胆汁样引流物,应怀疑有胆瘘,立即协助医生处理。

(3)胆道感染:检查中推注造影剂压力过高,感染性胆汁逆流入血循环所致。密切观察患者体温的变化,若发现术后体温持续高于38.5℃,且排除胆道梗阻者,应报告医生给予抗感染处理。

第五节　肝脏手术的围术期护理

肝脏是人体内最大的实质性脏器和消化腺。原发性肝癌是我国和某些亚非地区常见的癌症。据普查资料证明:我国肝癌的年病死率约10/10万人,仅次于胃癌和肺癌,居第3位。目前,手术切除仍然是治疗肝癌的首选方式,上海第二军医大学东方肝胆外科医院对1102例肝癌手术切除病例统计发现:手术病死率为1.8%,术后5年的生存率为28.4%;小肝癌(直径<5cm)的手术病死率为0,术后5年的生存率高达75%。手术前的充分准备及手术后的良好护理,对减少术后并发症、缩短恢复期、降低病死率起着重要作用。

一、术前护理

1.心理护理　肝脏手术复杂、创伤大、风险性高,患者及家属大多存在着恐惧和忧虑的心理,对手术也存在着患得患失的心理,处于极度的矛盾状态中。患者的心理可因其年龄、性别、职业、社会和家庭关系、文化素养及个人经济状况等因素而不同。再次肝叶切除或不能进行肝叶切除的患者心理更加复杂。因此做好患者与家属的心理护理极为重要。护士要及时了解患者及家属的思想状况,进行耐心细致的解释工作。手术前应向患者说明手术的必要性和重要性,介绍手术医生的技术水平和科室的护理经验,让其了解有关手术的常识问题及注意事项,特别是让患者了解肝脏有较好的再生和储备功能,即使切除2/3的肝脏组织,残肝仍能维持其生理功能。请行肝癌切除术后的患者现身说法,消除其恐惧的心理,帮助他们树立信心,积极配合手术。

2.提高患者对手术的耐受能力　由于多数患者合并肝硬化,可伴有低蛋白血症或凝血功能障碍,因此术前需补充蛋白质及改善凝血功能,提高机体对手术的耐受力,预防术后并发症,加快术后康复。输注人血白蛋白、新鲜血和血浆,肌内注射维生素 K_1。给予高蛋白、高维生素、高糖类、低脂肪的"三高一低"饮食,加强患者的营养状况,并适当限制钠的摄入。

3.呼吸道准备

(1)戒烟:有吸烟史者,入院后劝其立即戒烟,以减少呼吸道刺激和分泌物的形成。

(2)练习深呼吸:方法为深吸一口气后慢慢呼出,并反复练习,增加肺活量,改善肺功能。

(3)练习有效咳嗽:术后因伤口疼痛,患者不敢咳嗽,痰液易积于肺内引起急性肺炎或肺不张,故应教会其有效咳嗽。方法为深吸一口气后,用力咳嗽,把深部痰液咳出,同时护士或家属双手按住其腹部切口两侧,减轻疼痛。

4.防止肿瘤破裂出血　在门诊、急诊或患者住院期间,发生肝癌自发性破裂并不罕见,必须引起每位医护人员的警惕。平时,嘱患者注意保护上腹部,避免剧烈运动和外力撞击。询问有无便秘,必要时使用通便药物,以防腹压增加导致肿瘤破裂出血。

5.预防和控制感染　嘱患者多休息,注意保暖,以防呼吸道感染,控制局部及全身感染的情况。

6.胃肠道准备　术前 1 日 14:00 用硫酸镁粉等药物进行肠道准备;术前 1 日晚餐进半流饮食,术前 12 小时禁食,4~6 小时禁水。

7.皮肤准备　术前可用脱毛膏脱去或用剪刀剪除手术区域较长的毛发,注意清洁脐部,必要时用松节油除去油脂性污垢;协助患者沐浴,穿着干净衣裤。

8.睡眠　术前晚可适当应用镇静、催眠药物,以保证其充足睡眠。

二、术后护理

患者术毕返回病房后,护理人员要立即观察患者的生命体征,妥善处置各种引流管,了解患者的术中情况,如病变性质、麻醉方式、手术切除范围、术中出血量、术中肝门阻断时间及次数,以及输入液体种类和剂量等情况。根据不同的麻醉方式分别实施不同的护理方案。

1.病情观察　术后当日每 30~60 分钟监测血压、脉搏 1 次,稳定后可改为每 2~4 小时监测 1 次;密切观察患者的生命体征、面色、神志等的改变;观察切口敷料有无渗血、渗液;发现异常,及时报告医生。

2.术后吸氧　对肝叶切除量大、术中肝门阻断、肝动脉结扎或栓塞、严重肝硬化者,术后 48 小时内给予常规吸氧,氧流量每分钟 2~4L,使患者血氧饱和度保持在 95%以上,以提高血液中氧合血红蛋白的含量,加速肝细胞的修复和再生,促进肝功能的恢复。

3.术后引流管的护理

(1)妥善固定,保持通畅:肝脏手术后引流管多,应妥善固定,防止脱落,保持通畅,更换时注意无菌原则。

(2)密切观察:护士应密切观察引流液的量、颜色和性质,并准确记录。

(3)腹腔双套管的护理:腹腔双套管为肝脏手术后常规放置的管道,其护理要点为:①腹腔双套管内套管接负压吸引,外套管接冲洗液或直接用无菌纱布包裹;②妥善固定双套管,保持通畅,以防引流管扭曲、受压、堵塞或脱落;③观察并记录引流液量、颜色及性质,若每小时内吸出鲜红色血性液体为 100~200mL,或者每分钟超过 30 滴,且引流管有温热感,怀疑有活动性出血可能,应及时报告值班医生;④倾倒引流液时注意无菌操作,每天更换引流瓶;⑤如内套管堵塞及时通知经治医师,必要时更换内套管,更换时要注意内套管长度合适并严格执行无菌操作;⑥置管 3~5 日,如腹腔引流液颜色较淡,24 小时引流量少于 20mL,腹部无阳性体征者可考虑拔管;⑦特殊原因 1 周以上不能拔管的,每 7 日更换整套负压装置;⑧由于双套管在腹内的位置不当,虽然腹内有大量积液,但双套管内却吸出量很少,此时应根据患者的脉搏、血压、面、唇、指甲颜色及血红蛋白测定综合判定,切勿贻误诊断。

4.术后常规监测尿量、尿糖、尿比重,指导补液。

5.术后活动

(1)活动量标准:活动后无头晕、心悸、气急、无肢体及伤口疼痛加剧等感受;活动后无极度疲乏,心率、血压无明显上升;患者自我感觉可耐受,属于活动适量。

（2）活动方案：一般在术后第 1~第 2 日，患者可取半坐卧位，进行深呼吸及有效咳嗽，活动四肢关节、协助翻身及轻叩背部；术后 3~5 日，可在他人扶持下或扶床沿、椅子等站立；术后 6~7 日，在他人扶持下行走，继而可在室内缓慢行走。室外行走要注意预防感冒，同时不要接触有感染性疾病的患者，活动必须根据身体恢复情况循序渐进，不可过分强求。

6.术后饮食。术后肠蠕动恢复后，可给予试餐，以少量多餐为基本要求，逐步过渡到流质、半流质及普食。

三、并发症的观察与护理

1.出血　出血是肝脏手术的严重并发症，也是引起肝切除病死率高的重要原因之一。一般发生在手术后 24 小时内，多与肝脏血管丰富、创面容易渗血或出血、凝血功能不佳、结扎线头脱落等因素有关。故术后 24 小时内应严密观察腹腔内出血情况，0.5~1 小时观察血压、脉搏及患者全身状况、伤口渗血、尿量、腹胀等情况，尤其注意观察双套管的引流量、颜色与性状，保持腹腔双套管的通畅，早期发现并处理活动性出血。一旦患者出现脉搏细速、血压下降、脉压小，应立即加快输液或输血速度，并及时报告医师，妥善处理，为患者的抢救赢得时间。

2.肝功能衰竭　术后肝功能衰竭与术前肝功能状态、肝硬化程度、术中肝门阻断时间、肝切除量及术中出血量等密切相关。应密切观察患者的性格、行为、意识、睡眠等状态，观察黄疸、尿量及肝功能的变化，及时发现患者是否存在肝性脑病，及时治疗。对术后 3 日仍未排便者，应及时灌肠，尽量减少肠道内氨的吸收，降低肝功能衰竭的发生率。

3.胆瘘　胆瘘也是术后常见的并发症之一，多发生在手术后 3~5 日。与肝脏创面上较大的胆管分支结扎不牢固及胆管破损，造成胆汁外溢有关。术后应密切观察腹腔双套管引流液的颜色和性质。如发现胆汁样液体引出，需延长腹腔双套管放置的时间并保持通畅，以便充分引流，利于瘘口愈合。如胆汁引流量 1 周内日渐增多，每日达数百毫升时，须妥善处理，将胆汁引流出体外。观察患者有无腹膜刺激症状，一旦发生胆汁性腹膜炎时应及时报告，尽早处理。对经久不愈的胆瘘可采取手术治疗。

4.膈下脓肿　是肝叶切除术后并发症之一。术后 1 周，患者高热持续不退、上腹部或季肋部疼痛，同时出现全身中毒症状，或伴有呃逆、黄疸、右上腹及右下胸部压痛等应考虑有膈下脓肿的存在。其发生的原因为半肝以上的切除术，由于创面大、创腔渗液多，如手术引流管位置放置不当、术后引流不充分或过早拔除腹腔双套管等，易引起继发感染，导致膈下脓肿。术后护理中要保持腹腔双套管的通畅，使其引流充分；经常检查引流管是否阻塞、扭曲受压或负压不足等。一旦发现膈下脓肿，应及时行穿刺引流。

5.胸腔积液　以右侧胸腔积液多见。术后观察患者有无胸闷、气促、发热等情况。少量或中等量胸腔积液的患者，多无临床症状或仅轻微胸闷，对生活无影响，一般均能自行吸收，无须处理，发热者可用解热药对症处理；胸液量较多者，如出现明显胸闷、气促、发热时，应配合医生进行胸腔穿刺抽液治疗。

四、出院指导

1.休息与活动　术后 3 个月注意休息,保持稳定情绪,有利于肝功能的恢复。注意劳逸结合,进行适当的锻炼,如散步、打太极拳等,避免劳累和重体力活动。

2.切口护理　出院后 2 周内不要洗澡,一期愈合的切口 1 个月后可以冲淋,避免在切口处用刺激性强的肥皂或浴液;若发现切口红肿、疼痛、有炎性分泌物,应及时到当地医院就诊。避免右上腹受到意外创伤或外来暴力。

3.饮食护理

(1)进"三高一低"饮食,即高蛋白质、高热量、高维生素、低脂肪饮食。

(2)饮食宜清淡,忌油炸和刺激性食物;少吃易产气食物;多吃新鲜蔬菜和水果;禁烟、禁酒。

(3)肝硬化门脉高压者宜吃软食,每日应少量多餐,忌吃多刺及粗硬食物。

(4)有腹水者,根据其程度进低盐饮食,禁腌制食品。

4.养成定时排便的习惯,保持排便通畅,必要时用缓泻药。

5.合理用药　按医嘱坚持定时服药,切忌自行服药,以免加重肝脏负担。

6.坚持定期检查　定期复查血常规、肝功能、生化、AFP 及 B 超,必要时行 CT 检查。如有不适,及时到医院就诊。

第十二章　常见造口患者护理

第一节　肠造口患者护理

一、术前评估及护理

(一)肠造口手术前患者的评估

为了更好地促进造口患者的术后康复,提升生活质量,做好术前评估是关键。通过评估可以获得每一位将行造口手术患者相关的信息,以便制订个体化的护理计划。评估的内容主要包括以下几个方面。

1.现病史　有利于评估造口手术的可能性和造口的类型。

2.过去史　如曾做过肠道手术,造口的手术位置可能会有改变;如曾患有脑卒中的患者,有可能导致双手的灵活性欠佳,将会影响造口术后的自我护理。

3.职业和生活规律　患者的职业特点将不同程度地影响造口位置的选择。例如:电工需戴工具带、司机须长期坐位开车、警察腰间佩戴枪带、体育教练常弯腰下蹲等。所有这些患者在进行造口位置选择时,往往不能按常规的造口定位选择造口位置,而应结合其职业特点选择适合的造口位置。

4.皮肤情况　了解皮肤过敏史,如过敏体质的患者应考虑进行皮肤接触试验,同时在应用造口用品期间注意观察是否有过敏反应;造口袋粘贴的稳固性与造口周围皮肤状况有很大的关系,术前评估腹部拟开设造口的区域皮肤是否完整,是否有局部或全身皮肤疾病等。

5.语言沟通能力　语言能力包括听、说及阅读和理解能力。尽管丧失听力并不是造口护理的一个障碍,但会影响患者接受健康教育的效果。阅读和理解能力程度不同,接受能力有很大的差别。故在进行健康教育或造口护理指导时,应根据患者的个体情况来制订不同的措施。对于听力存在一定障碍的患者,可以通过写或看的形式如看录像带、幻灯片、图片、造口护理的小册子等,来进行造口护理教育,尽量使用最简单的方法来指导患者掌握造口护理方法。

6.视力　患者的视力状况直接对造口器材的选择、护理目标的确定和护理计划的施行造成影响。如果视力明显损害,可通过触觉的方法来指导患者使用造口器材,术前可选择一个非黏性的比造口稍大的模型或造口袋给患者练习。同时术后鼓励患者家属协助患者做好造口护理。

7.手的灵活性　造口护理需要手的灵活配合。评估患者手指是否健全及其是否灵活或灵活度如何,了解患者是否存在对手的灵活性有影响的其他疾病,如意向性震颤、脑卒中后肢体活动障碍、限制性关节炎等,双手能否进行协调操作等。通过观察,护士可明确知道患者能否打开夹闭的锁扣、引流的阀门、裁剪造口底盘或把造口袋粘贴在腹部上。患者双手的灵活性将影响造口器材的选择,一件式的造口袋比两件式的造口袋使用简单,一些裁剪好的造口袋对手的灵活性较差的患者是比较合适的。

8.患者及家属对造口手术的了解程度及对造口手术的接纳程度 解释手术的目的和意义,造口的类型,引荐手术成功病例,安排造口患者回访。让患者及家属对造口手术有所了解,造口手术只是排便出口不同,佩戴合适的造口袋,护理妥当,对生活不会造成太大的影响。希望患者,特别是家属能接纳造口,在术后早期,家属协助护理,多给予关心和照顾,帮助患者度过困难时期。

9.社会、心理状况 造口手术后由于肠造口没有括约肌的功能,排泄物的排空无法控制,将会给患者和家属带来很大的烦恼。通过评估制订有针对性的心理疏导计划,可在一定程度上减轻或消除心理压力,帮助并支持他们渡过这困难时期。

10.经济状况 许多患者造口将伴随他们余生,造口产品的费用将会加重患者的经济负担。因此,要了解患者的经济情况,以便更好地指导患者选择合适的造口用品。

(二)肠造口手术前的健康教育

因受传统观念的影响,患者及家属往往对于肠造口手术难以接受,容易产生抗拒、悲观甚至绝望的心理,同时因对手术恐惧而产生焦虑,随着手术日期的临近,患者的忧虑和恐惧可达高峰。做好患者术前健康教育对减轻患者的术前心理压力、促进术后康复起到重要作用。

1.向患者和家属讲述造口手术的原因、重要性 利用肠道解剖图向患者和家属讲解肠道的解剖和生理,目前患病的情况,因疾病治疗的需要,必须行肠造口手术,使之明确造口手术的重要性。

2.向患者和家属讲述造口的类型和相关的造口护理知识。

3.向患者及家属讲述造口袋的作用 介绍造口袋的作用和特性,让患者和家属对造口袋的作用有初步的感性认识,必要时让患者先试着戴一下造口袋,让其亲身感觉到造口袋的隐蔽性,以消除其对造口袋的恐惧心理。

4.针对性进行心理辅导 需要行造口手术患者的个体情况都各不相同,年龄、职业、文化程度等都存在差异,这些都会对接受造口袋的程度产生影响,因此在护理过程中,护士要注意患者的心理状态,针对患者的不同反应及时疏导,帮助患者建立佩戴造口袋的信心。

5.安排造口者探访 针对即将行造口手术的患者对造口的困惑与恐惧等心理问题,仅仅依靠医务人员的帮助是远远不够的。可以安排行过造口术的患者与即将行造口手术的患者进行交流,通过实例现身说法,鼓励患者从心理上接受造口手术。

6.鼓励家属给予支持 家庭成员的心理状况如何,能否给患者以精神上的支持和鼓励对患者的心理起着直接影响。

患者一旦诊断明确,确定造口手术时就要进行健康教育,且健康教育要反复多次,特别是对造口手术存在恐惧、焦虑的患者,也要对家属进行健康教育,并且需要耐心聆听患者及家属的倾诉。

(三)术前肠道准备

术前肠道准备工作是多方面的,包括饮食、药物、肠道清洁等,通过认真进行术前肠道准备工作,可以在一定程度上减少肠道内的细菌,有效减少术后切口感染和腹胀的发生。

1.饮食　从手术前的 3 天起即需要改变饮食结构,进食低渣的半流质饮食;手术前 1 天只能进食流质食物;手术前晚上 8 点后禁止摄入任何食物。

2.药物　主要是各种抗生素的使用,以减少肠腔内的细菌数量。首选的抗菌药物:甲硝唑 0.4g,庆大霉素或卡那霉素 8 万 U,术前 3 天开始服用,每天 3 次。或术前 1 天服用 3 次,术晨加服 1 次。

3.清洁肠道

(1)服用泻药(肠梗阻或不全梗阻者禁服)。无梗阻者,首选泻药。

1)口服番泻叶法:番泻叶 10g 放入 500～1000mL 沸水冲泡,术前 1 天下午 4 时开始口服,晚 8 时再服,直到排出无渣的清水样便。

2)口服和爽(复方聚乙二醇电解质散):和爽 1 包 137.15g,溶于 1500～2000mL 温水,术前 1 天下午 4 时开始口服,首次喝至有饱胀感,稍后视可承受程度将余下液体追加喝下,再饮 1500～2000mL 温水,直到排出无渣的清水样便,当喝完泻剂后仍有便渣时可继续增加喝水量。

3)口服恒康正清(复方聚乙二醇电解质散):恒康正清 2～3 盒,溶于 2000～3000mL 温水,术前 1 天下午 4 时开始口服,首次服用 600～1000mL,以后每隔 10～15 分钟服用一次,每次 250mL,直至喝完或排出无渣的清水样便为止,当喝完泻剂后仍有便渣时可继续增加喝水量。

4)口服辉灵泻药法:辉灵 2 瓶(90mL)溶于 1500～2000mL 温水,术前 1 天下午 4 时开始口服,首次喝至有饱胀感,稍后视可承受程度将余下液体追加喝下,再饮 1500～2000mL 温水,直到排出无渣的清水样便,当喝完泻剂后仍有便渣时可继续增加喝水量。

5)口服硫酸镁术前 1 天下午 4 时予 25%硫酸镁溶液 200mL 口服,10 分钟后口服 5% 糖盐水 1500mL,2 小时内服完,直到排出无渣的清水样便,当喝完泻剂后仍有便渣时可继续增加喝水量。

6)口服甘露醇:20%甘露醇溶液 500mL,术前 1 天下午 4 时开始口服,先服 20%甘露醇溶液 250mL,然后喝水或糖盐水 1000mL;再服余下的 250mL,然后再喝 1000mL 以上液体,服用液体量的多少以排出清水样便为度。

(2)清洁灌肠:对于不能耐受口服泻药或口服泻药后出现呕吐及年老,体弱,心、肺、肾疾患者可选用术前晚及术晨清洁灌肠。

二、术前定位

选择的位置是以腹直肌内为原则,并适应患者手术后的日常生活习惯。造口定位的程序如下。

1.定位时间 手术前 24~48 小时,最多 72 小时。定位过早或过晚都有一定的不良影响。定位过早,随后患者的生活行动可能会对标志的清晰度产生影响;定位过晚,时间上比较紧张,可能不能对患者的身体情况进行评估,更不能在术前对患者进行适当的辅导。

2.因造口位置选择不当引起的问题

(1)位置不平坦而使造口袋粘贴困难,容易引起大便或尿液渗漏,造成患者生活不便及引起造口周围皮肤损伤,同时由于频繁更换造口袋,加重患者的经济负担。

(2)由于造口位置选择不当,当患者姿势改变时,常会影响造口袋与皮肤之间粘贴的密合度,排泄物容易渗漏而刺激造口周围皮肤,引致皮肤的红肿、溃烂、疼痛和感染。

(3)由造口位置选择不良导致造口脱垂、造口旁疝、造口回缩和狭窄等并发症发生。

3.定位操作步骤 做好定位位置的标记。

方法一:用不褪色的笔画一个直径约 2cm 的实心圆,用透明薄膜(将薄膜裁剪成直径 2~2.5cm 的圆形)覆盖。此方法目前国内许多医生尚未能接受,认为不符合无菌原则,因他们在术前消毒时要将粘贴的薄膜撕去,影响了标志的清晰度。

方法二:用甲紫或不褪色的笔涂上一个直径约 2cm 的实心圆,再用 3% 的碘酊固定,也可喷 3M 无痛保护膜固定。此方法标记不易褪色,但术前应嘱患者沐浴时不要大力擦洗,否则会影响标志的清晰度。

方法三:在选好的位置皮内注入亚甲蓝 0.1mL。此方法标记清晰,但有一定的疼痛,而且如术中不需要行造口手术,此标志将留在皮肤上形成难以清除的色素,给患者造成心理压力。

4.特殊患者的造口定位

(1)暂时性的横结肠造口及身体肥胖、腹部隆凸明显患者:造口位置要提高到左(右)上腹部,离肋骨下缘至少 5cm 以上位置,以免隆凸的腹部挡住患者检查造口的视线及影响日后自我护理。

(2)坐轮椅的患者:患者须坐在轮椅上来评估造口的位置才合适。

(3)穿戴义肢或上肢功能不全的患者:需让患者穿戴好辅助器材后才评估造口的位置,使患者能看得见并触摸到造口。

(4)乳房下垂的妇女:造口位置应定在腹部左(右)侧的略下方,以免下垂的乳房遮住视线,影响日后的自我护理。

(5)脊柱侧弯的患者:造口位置应选择腹部较平坦,皱褶较少的位置。

(6)婴儿及小孩的患者:婴儿可选在腹部中央或脐部与肋缘连线的中线。较大的小孩则选在脐部下方。若幼儿患者因成长而发生体型改变时,造成造口护理上的困扰时,应考虑重新选择造口部位,新的造口位置与原先的造口位置之间间隔至少 5cm 以上,以预防原先的造口愈合后所产生的瘢痕收缩而导致新造口周围皮肤的不平整,影响日后的护理。

(7)若须同时做两个永久性肠造口,即泌尿造口和结肠造口时,所选择位置最好在左、右两侧各一个肠造口,并且不要把两个造口做在同一水平线上,泌尿造口和回肠造口位置最好是设置于上方,而结肠造口位于下方,以免影响患者日后需佩戴腰带时对另一造口产生压迫。

三、肠造口患者术后评估及护理

(一)造口手术后早期护理

成功协助患者接受造口是对护士的一个挑战,因为除了给予基础护理外,护士更要给予患者心理的支持、提升患者的自我形象及引领患者回归社区活动,过有信心、有质量的生活。最理想的是护士能在患者听到有癌症需要做造口手术前便开始与患者进行接触及认识,循序渐进地讲解手术及造口情况,对患者进行整体的生理及心理评估,也可预先向患者介绍造口产品及造口护理知识,这一切对患者术后的康复及自我形象改变的接纳都有很大的帮助。如果手术前未能认识患者,则在手术后尽早接触患者,提高患者对护士的信任。每个人虽然有不同的人生经历及感受,但当面对手术带来不明朗的前景时,都会感到彷徨及恐惧,特别需要别人耐心聆听及了解,而护士应该在他们需要的时候,给予关怀及支持。

(二)手术后一般护理及观察

首要是协助患者保持良好的呼吸功能及监测生命体征。手术后可能发生最大危机是休克及出血,护士应注意观察患者的生命体征、检查伤口敷料,如出现休克及出血等情况,及时报告并予抢救。在病情稳定后,尽早协助患者半坐卧位(约30°),指导患者做深呼吸及咳痰运动以保持气道通畅。同时要观察患者的出入量、电解质的平衡情况。早期患者禁食,停留胃管进行胃肠减压,患者需要静脉营养支持,所以准确观察及记录患者的出入量,维持电解质的平衡及营养是很重要的。一般手术后2~3天,随着胃液减少,胃肠功能恢复,胃管可以拔除,之后患者便开始饮少量清水,并渐进式进食流质如粥、半流(如稀饭、面条)、普食(如米饭),静脉输液也停止。

同时注意评估伤口疼痛程度,必要时按医嘱给予镇痛剂,并在进行更换床单、床上浴等基础护理及协助患者转换体位时,动作要轻柔,以减轻疼痛及促进患者的舒适。当患者充分休息及疼痛减轻时,鼓励患者于术后24~48小时下床活动,早期活动可减少术后并发症,并确保早日康复。

(三)造口手术后特别护理及观察

1.伤口方面 伤口在手术后48小时内可能会有轻微的渗血,所以护士要观察伤口渗液的颜色、量。若于短时间内伤口敷料渗血量大或有内出血症状应及时报告医生。有些伤口于手术后6~7天才出现出血,这可能是由于缝线松脱或感染等原因。由于伤口较接近造口,护士需要十分注意伤口敷料是否有被污染,如有应及时给予更换伤口敷料,同时遵医嘱给予抗感染的预防。伤口缝线一般7~10天拆除。

2.引流方面 引流的种类很多,但其目的都是将手术部位的积液、积血引出。注意观察引流液的颜色、量,并作记录。亦需注意观察引流管周围是否有液体渗出,流出的渗液会刺激皮肤引致皮肤损伤,需要清洗及保护引流管周围皮肤。另外患者半坐卧位或坐位有利于引流,但需注意引流部位必须高过引流袋/引流瓶,防止引流液逆流。同时做好引流袋/引流瓶的悬挂及固定,以防患者转动体位时牵拉引流管而致脱落;注意保持引流通畅,指导患者勿压迫管道或使管道扭曲,注意评估引流管是否有血块或黏液阻塞现象,如有此情况要及时报告医生处理。引流袋/瓶的引流量会逐渐减少,一般术后 5~7 天便可拔除。

3.造口方面

(1)造口的评估

1)造口的类型:回肠造口、结肠造口、泌尿造口、输尿管造口等,是最为常见的几种造口类型。造口的模式分为单腔的(end)、襻式的(loop)、双口式的(double barrel)、分离的(divided)。

2)造口的大小:测量造口的长度和宽度,并测量造口突出的高度。

3)造口的形状:可以是圆形、椭圆形、不规则形、蘑菇形。

4)造口的高度:可能与皮肤齐平,也可能是突出的,一般造口的高度 1~2cm。

5)造口的血运情况:造口正常的颜色是粉红色、淡红色,或牛肉红色,并有光泽、湿润。手术后初期有轻微水肿,水肿状况会于术后约 6 周内逐渐减退。不正常的颜色是紫红色、瘀红色或黑色,要留意造口的黏膜是否出血或坏死组织的情况出现等。

6)观察造口黏膜与皮肤缝合处的缝线有否松脱而导致出血或分离。

7)造口的支架管:通常用于襻式的回肠及结肠造口,一般于术后第 7 天拔除。要观察支架管是否有松脱或太紧压伤黏膜及皮肤。泌尿造口通常有 2 条输尿管支架管,用以将尿液引出体外,输尿管支架管一般 10~14 天拔除。

(2)造口周围皮肤:正常情况下造口周围皮肤是平坦,没有下陷现象;皮肤完整干燥、无皮肤损伤、溃疡等情况出现。

(3)造口的排泄物:注意观察造口排泄物的量、颜色等。回肠造口及结肠造口初期排出多是黏液或俗称"潺",随后会有气体排出而没有其他排泄物"粪便",主要原因是手术前已进行肠道清洁,而手术后未曾进食,当渐进式进食开始后,排泄物便会渐渐地排出,排泄物会因食物形态而改变。如食物是流质,排泄物也较稀和次数频密,饮食正常后,体能恢复后,排泄物会转为条状或固体,排泄物次数会相继减少。通常回肠造口排泄物较为稀软,而结肠造口排泄物较为固体状。泌尿造口初期排出的尿液多呈微红色及伴有黏液,随着饮水量增加,渐转为一般的黄色尿液及没有黏液。

4.心理护理　患者虽然于手术前已知需要做造口,但他们仍会抱一丝希望,期望最后是不需要做造口或只是暂时性的造口。护士如能在患者术后回病房时告诉患者造口已形成,这会帮助他们早日面对现实及减轻不必要的焦虑。第一次更换造口袋或患者学习护理造口时,护士可先用空气清新剂以排除粪便/尿液气味,清洁造口及周围皮肤后才让患者观看造口,这会增加患者接受造口的信心。要给予充足的时间及渐进式地教导患者护理造口,这会协助患者恢复自信及独立性。尽早让患者参与造口护理,同时鼓励患者家属多支持和帮助患者。组织造口访问者探访会增强患者接纳造口的信心,有利于患者康复。

（四）造口手术后早期并发症的观察与护理

一般手术后可能发生并发症（如休克、肺栓塞、呼吸困难），可参考其他外科书籍，这里不详述。造口手术后早期可能发生的并发症，可分为肠道手术后的并发症及造口的并发症。

1.术后肠道的并发症

（1）肠麻痹（paralytic ileus）：长时间的手术、使用大量麻醉药及行造口时触摸及刺激肠管等都会引致肠蠕动缓慢，甚至停顿。患者表现为嗳气、恶心呕吐及腹胀，肠鸣音减弱或消失及无排气或排便。一般需要停留胃管行胃肠减压，以便减轻腹胀情况。

（2）肠梗阻（intestinal obstruction）：肠梗阻原因主要是肠粘连、肠吻合口狭窄或大便堵塞。根据严重程度可分为不完全性和完全性梗阻。梗阻初期肠鸣音活跃或高调，可伴气过水音。梗阻进展后肠鸣音渐渐减弱，甚至停顿。一般停留胃管胃肠减压会减轻肠梗阻症状，严重及持续性梗阻则需要手术以防止肠坏死及肠穿孔发生。

（3）吻合口漏（anastomotic leaks）：患者常出现腹痛、腹胀、发热、心率加快、局部性或者弥漫性腹膜炎的症状和体征，有时表现为突然发生的弥漫性腹膜炎和休克。引流管引出浑浊液体（如：稀便、尿液），发热（体温持续≥38.0℃）。观察到这些情况需要立即通知医生，及时做好相应处理。

2.术后造口的并发症

（1）造口水肿：造口水肿原因主要是手术时，造口肠黏膜受创伤令造口容易水肿，而颜色可能瘀红色。或由于造口底盘开口太小，压迫造口所致。手术后应使用透明造口袋，方便观察异常情况。造口底盘裁剪的开口比造口大4~5mm，避免压迫造口。一般手术后约6周水肿会渐渐退减，颜色亦转为鲜红色，那时将造口底盘裁剪的开口比造口大2~3mm便可。如果水肿情况持续严重，则要通知医生处理。

（2）造口缺血：供应造口的血管可能在手术期间受到创伤，令造口受到暂时性缺血，造口颜色呈深红色。轻微及短暂缺血只需观察，清清造口时注意清除坏死造口肠黏膜，重现鲜红色造口。严重造口缺血可能是因为外科手术所导致，通常在手术后1~2天观察到造口呈瘀黑色，需要立即通知医生处理。

（3）造口出血：造口出血按出血的严重程度，其处理方法也有所不同。如果是轻微的出血，可轻压伤口止血。如果是造口黏膜和皮肤缝线之间出血，可轻压伤口5~10分钟，观察止血效果，如果未能止血或止血效果不满意，可以在伤口处撒护肤粉或使用藻酸盐敷料再加压止血。如从造口流出血液，则需要立即通知医生处理。

（4）造口回缩（recession/retraction）：造口与皮肤缝线太紧会令皮肤凹陷不平，皮肤受大便或尿液浸渍太久便容易损伤。可用防漏膏填平凹陷不平处，预防渗漏，避免皮肤损伤。另外，也可选用凸面底盘填平凹陷不平处。手术后腹部肿胀，都会使造口严重下陷，甚至缝线部分或全部脱落。这种情况需要密切观察及护理，先要评估回缩的程度，如果是部分缝线脱落及轻微回缩，在造口周围皮肤填补防漏膏才贴上造口袋。如果全部缝线脱落及造口严重回缩，则需要立即通知医生处理。

四、造口患者术后常见的心理问题及护理

对于造口患者来说应对造口手术带来的各种问题是一项巨大的挑战。这既需要一段时间来进行生理上的康复,且需要更长的时间来愈合心理创伤。作为造口治疗师,需要对患者进行教育并给予他们一定的心理支持,使造口患者和患者家属既认识到造口术后要面对各种困难,同时也要坚定信心逐步回归到正常的生活状态。

(一)肿瘤患者的心理特征

结直肠癌发病率和病死率仍呈上升趋势,2002 年全球结直肠癌新发病例 102.3 万,死亡 52.9 万,分别比 2000 年增加 8.3% 和 7.5%。其发病率和病死率分别居所有癌症的第 3 位和第 4 位。中国结直肠癌病死率 2005 年比 1991 年增加 70.7%,年均增加 4.71%,在美国结直肠癌是排位第 3 的常见肿瘤。目前有 110 万结直肠癌患者,仅 2006 年有 148 000 新增病例。这其中 64% 的患者生存期在 5 年以上,这些患者中尤其是低位直肠癌的患者不少行了造口手术。造口护理与肿瘤的护理有着密切的联系。

否认:护士通常认为否认是患者对打击应对不良的一种表现。事实上,否认也许是患者遇到巨大打击时唯一有效的应对机制。在肿瘤治疗过程中,否认在肿瘤初期诊断、复发和临终阶段都可能出现。许多肿瘤患者会采用不同程度的否认,表现为接受某些方面而同时拒绝另外一些方面。有些否认会阻碍患者按时接受治疗,而有些否认会帮助患者,使其能够做一些恰当的决定。比如疾病确诊的初期,否认有助于患者对结果进行准备。当患者的病情开始恶化,否认可以使患者在所剩不多的时间里获得更好的生活质量。而过度的否认会延缓患者获得医疗帮助的最佳时机,对肿瘤的诊断不能很好调适,不能有效利用资源。故而否认作为一种有效应对策略只应用于短期应对过程中。

我们不能强迫肿瘤患者面对他们的所有实情,如果患者因否认而持有希望,应当被鼓励。只有在否认影响到患者的治疗或者其他必要的计划时才需要采取措施。

愤怒:是人们在应对癌症过程中隐藏无力感的一种常见反应。首先,愤怒感往往伴随着一种不公平感:"为什么是我?为什么在这个时候?"一些人的愤怒指向内心,表现为不改变行为,而另外一些人则指向系统或者医务人员。受挫感和愤怒感通常见于那些认为自己过着健康的生活却患了癌症的患者。持续愤怒会使患者的精力耗竭而不能建设性地处理环境和自身的健康问题,并使他们与家人和朋友隔绝。愤怒比其他的癌症导致的社会心理反应要少见些,但是需要有效的护理措施来提高患者应对这些情绪的能力。

护理中需要帮助患者识别愤怒情绪。鼓励患者写一些心情日记并记录一些诱发因素,与护士或者心理工作者分享。对于那些有过激、愤怒行为的患者,我们要帮助患者认识到他/她的哪些行为可被接受,而哪些行为不被接受,并教会患者新的有效的愤怒管理方法。相反,很多个体因为害怕被医务人员或家人离弃而不敢表达他们的愤怒时,护士可以指导患者通过建设性的途径来排解情绪,比如通过自助组、造口人访视,或者护士来帮助患者认识有这些感受是正常的,需要恰当的宣泄。

焦虑:对于恶性肿瘤患者,在治疗过程中,患者都会有不同程度的焦虑症状。患者会描述诸如紧张感,神经过敏,感到情绪低落和失眠。在等待诊断的过程中焦虑发生率是

最高的。与肿瘤相关的独特的焦虑包括不能控制的疼痛或者其他症状及对针头的厌恶感和与化疗相关的恶心、呕吐。对于肿瘤患者来说,在疾病随访过程中,如果出现复发或者可能预示复发的一些症状都会使患者产生焦虑症状。尽管某些时候对某些患者来说焦虑可以起到一定的促进作用,但是对于那些有长期的、严重焦虑症状的人,需要实施相应的护理措施。

在开始护理措施前,需要确认观察到的感觉以准确评估焦虑状况。在此基础上进一步探寻患者是如何表达和应对焦虑状况的,将这些信息反馈给患者,可以帮助患者有效应对焦虑状况。与此同时,患肿瘤的压力会令患者理解能力下降,医务工作者澄清患者对治疗、预后和疾病状况的错误概念是非常重要的。

护理措施:直接帮助患者去确认和接受他们的感觉,以及确认产生焦虑的源头。通过开放性的问题,向患者证实焦虑感在肿瘤患者中很常见。最后对于那些不能确认他们感受源,但是只是感受到大概的非特异性感觉的人,护士可以建议采用一些措施包括音乐疗法,放松技术,或者加入到患者自助团中提供支持。

抑郁:对于癌症患者来说巨大的挑战就是对事实上并不确定的事保持希望,在这种情形下很容易滋生绝望和抑郁情绪。严重的抑郁需要转诊到精神专科诊治。

恐惧:对于恶性肿瘤患者来说,不仅面临着死亡的威胁、疾病带来的羞辱感和疼痛感、治疗带来的不良反应,还需要面对着可能失去职业、地位、经济来源等方面的种种困境。

由于肠造口患者中绝大多数是有结直肠肿瘤疾病的患者,肠造口治疗师需要及早确认那些处于更高压力下的患者,识别具有社会心理症状的人对其给予心理支持非常重要。

(二)造口术后心理护理与康复

可以从心理支持、知识教育、造口袋使用和更换及肠造口并发症的预防和治疗方面给造口患者提供康复服务,使造口患者尽早回归社会生活。

1.造口患者的一般适应阶段 一个人在面临任何形式的缺失比如功能缺失,躯体形象改变,失去亲人等,其心理过程大致相同。但需要注意每个个体的经历是非常独特的,也就是说人们会在不同的顺序和不同的水平上经历适应不同阶段。

第一阶段:休克/惊慌失措。是对一些突然发生,影响到个体安全和完好性且无法抵御的"威胁"时的一个常见反应。常见行为有:歇斯底里的表现及麻木或机械性行为表现(情绪发泄,但不能真正地接受信息)。护理措施:看管;常规支持护理。

第二阶段:保护性退却(否认)。通过否认其存在或最小化它的重要性,来应对潜在的或者存在的威胁。常见行为有:术前:患者否认造口的必要性和可能性。术后:患者忽略造口,拒绝参与自我护理或者尽管承认有造口,但否认情绪影响,表现为不恰当地使用幽默;过于理智。或者在没有造口回纳计划的时候,患者经常关注于回纳计划而拒绝当前的处置。注意:患者在否认阶段会经常地表现为"乐观",非常正向——可以表现为很好的应对现状的能力。护理措施:术后不要强迫患者面对事实。恰当的做法是用温和的提醒的方式指出出院计划的必要性,让患者明确他的关注点。

第三阶段:认知阶段:个体通过对他的情绪进行调整后能够自己开始面对威胁;患者开始认识肠道或泌尿道转道的真实性。常见行为:由于愤怒和悲伤,情绪上呈现出敌对、易怒、悲哀、退缩等表现;偶尔也表现为"表演性行为"(比如:将造口袋露出在衣服外面,以强迫每一个人面对造口)。护理措施:倾听;肯定患者的感受;向患者保证这些负性的情绪会逐渐淡化,同时对造口的感觉也会慢慢好转。

第四阶段:适应阶段:当急性悲伤期过后,患者关注点将转向如何应对生活和学习自我护理方面。在此阶段,患者会不断摇摆于认知阶段与适应阶段之间,表现为悲伤情绪重复出现,同时会想知道如何进行自我护理。常见行为:提问题,参与到自我护理中,计划未来。护理措施:教育,设定目标,解决问题,必要时安排造口志愿者访谈。

2.影响患者造口护理能力的因素

(1)患者自尊及应对能力:自尊程度高,解决问题技巧强的患者通常能够应对得较好,反之则需要更多协助。有效的应对策略是:评估患者及家属的感受,帮助患者解决当前问题,鼓励患者和家属参与到造口护理中。

(2)患者期望值:疾病/造口对患者生活方式及健康状况造成的影响需要考虑造口及患者的身体状况,了解患者如何看待疾病/造口,通过询问患者是否知道有其他的造口人士,以及他们的经历。这样可以进一步了解患者对造口的认识程度,以及对造口术后生活状况的预期值。

(3)其他影响因素:评估患者的支持系统,如重要的家人和朋友以及他们的情绪状况,提供照顾的能力。可以问他们:"你感觉怎样?""这对你有影响吗?"或者问患者:"你有没有与×××讨论过这个问题?""你认为做了造口手术会对你的个人关系产生什么样的影响?"来了解患者可能得到的支持状况。

(4)资源:充分运用社会资源比如造口俱乐部,造口志愿者,患者和家属教育等等,以提高患者造口术后的适应性。

3.造口对躯体形象和自我概念的影响

(1)躯体形象:躯体形象是自我概念的组成部分,是个体大脑中产生的对其外观上的一种印象。因患者受情绪影响很大,故通常并不准确。一旦做了造口手术将严重影响患者的自我印象,尤其是那些对个人形象比较重视的患者。很多人因此而感觉不再是"正常人"了,为此而不得不改变衣着款式,不穿泳衣,也不到公共更衣场所。曾有患者向笔者陈述:"我是一个很爱干净的人,现在却要挂这么一个袋子,我都不想出门了。"同时由于造口手术带来的躯体形象的改变,以及肿瘤治疗导致的生理问题,也影响到患者亲密关系和性功能。

(2)自我概念:是一个人对自己总体的看法。要了解患者的自我概念可以从他的谈话中得到线索,比如:"我为什么总是这么倒霉,坏事总是发生在我身上。"

(3)自尊:对自己的感觉。造口术后患者会陈述自己对朋友和家人没有什么价值。对于造口患者来说有正向感觉的人造口术后康复更佳。

护理措施:①评估患者自尊,自我概念和躯体形象;②倾听患者对于造口袋的意见,辅导他们隐藏造口袋和造口;③请造口志愿者提供支持或者介绍患者参加抗癌俱乐部;④如果患者不能取得进展,必要时可请精神科医生或者心理咨询师会诊。

4.肠造口治疗师在造口患者康复中的作用　研究显示造口患者自我护理的有效性,对造口的接受程度,造口患者的人际间关系等因素与造口术后的适应性相关。关注造口护理的有效性,关注造口患者的社会心理因素是造口治疗师工作的一部分。

(1)患者/家属的教育:目的是帮助患者能够独立完成造口护理,使患者能够有效管理造口并能遵从自己喜欢的生活方式。要达到这个目标就不仅仅是让患者学会自我更换造口用品,还应该涉及患者出院前进行基本换袋指导,安排家庭护理和门诊随访,指导患者进行造口管理,调整生活方式,合理利用资源。

重大损失后适应的时间框架:一般1~2年。在这个过程中有不同的进展甚至出现倒退现象是普遍及正常的。为了达成造口患者的康复目标,我们希望患者在出院时能够完成自我护理,并且在身体状况允许即开始恢复术前的活动(通常术后3~6周)。这样的时间框架,可以作为患者进展的一个基本指导。在此期间需要评价以下几方面内容。

1)自我护理水平:在评价一个患者的自我护理水平时必须要考虑到其既往的个性和生活方式:比如一些患者在个人自我护理和卫生方面是典型的"邋遢",而有些人则非常仔细甚至有些强迫,我们需要评估造口患者的自我护理是合乎要求,还是疏忽大意或者带有强迫性的。

2)尽最大可能恢复到术前的生活方式:与患者讨论既往活动和生活方式,帮助患者一起选择合适的活动。

3)情感慰藉/自尊:评价患者是否得到足够的家庭和社会支持,患者的自我认同程度。

(2)心理咨询与心理诊疗

1)造口治疗师在患者咨询中的角色:在心理治疗中,造口治疗师的作用是解除患者的症状。

支持性咨询:在危机状态下,患者应付不了或忍受不了危机的环境,从而产生心理疾患或障碍。造口治疗师可以帮助他们增加对环境的耐受性,增加应付环境和适应环境的能力,降低易感性,提高心理承受能力。帮助患者应对当前问题比如躯体形象改变。如果患者长期存在问题,且通过支持性咨询没有达到足够的进步时,应当将患者转诊到心理咨询师或者精神病医生处。

2)造口治疗师和患者保持治疗关系需要遵守的原则:作为一个咨询者,首先必须要了解自己既往和患者的交流方式。如果你在患者还没有表达自己的需要前就给出建议的话,就无法做一个合格的咨询者。此外作为治疗者需要健康的人格,如果个性不成熟,或者过度保护会成为治疗师和患者认识自己及诚实地面对自己在治疗中反应的障碍。以下是造口治疗师保持和患者治疗关系需要遵守的一些原则:①咨询中并没有什么正确的方法和路径:在治疗关系中保持真诚,在治疗中做到真实,坦白;②在倾听时要避免作判断:在交流中需要不断深入地了解患者的处境,而且在这个过程中要不断去修正你既成的一些看法和想法;③通过重复对方的话,表示你听到并且理解了你所听到的事;④接受患者和家属:一定要关心对方,使患者感到温暖,而不是对患者的想法和感受进行判断;⑤避免使用你自己个人的价值体系来判断患者的问题。而要根据是否能够有效支持患者或其家属来选择合适的措施。

(3)识别:需要进一步心理辅导的患者、任何住院或者门诊的造口患者如果说自己有轻度至中度的焦虑、抑郁或者任何的心理社会问题都需要进一步的心理辅导。

(4)同理心和同情心:造口治疗师在开始心理扶助前,需要了解心理扶助的尺度。比如一个人不慎落入井中,你作为一个路人听到呼救声后赶到了井边,并且看到了落井的人。这时候你会采取什么行动呢? 是告诉落井的人:"不要慌,我来帮你。"然后找到可供救援的绳索或者竹竿,小心地放到井里救那个落井的人。如果发现不够有效,马上寻找其他人的帮助。还是告诉落井的人:"不要慌,我来救你!"然后跳入井中救人。这两个行动所描述的就是当我们在实施心理援助的过程所呈现的状态。采取前一种行动的人更多的是同理心,而采取后面行动的则是同情心,愿望上是想救助他们而最终却导致两个人都需要救助。同理心是咨询者借用了患者的感觉以更好地理解他们,但能够清醒地意识到他们是分开的。

此外,心理咨询的目的是让造口患者避免依赖他人,增强个人的独立性与自主性。心理咨询再三强调要尽量理解咨询者的内心感受,尊重他的想法,激发他独立决策的能力,为的是强化患者的自信心。所以,任何一个心理咨询的过程,无论其性质有多大不同,时间长短上有多少差别,本质上多是要帮助患者从自卑和迷茫的泥潭中自己挣脱出来。

在整个咨询过程中,造口治疗师要懂得听取患者的描述,领会意境,并能把所获取的信息进行分析、解释、说明,最后还要考虑治疗方法,提供意见。总之,需要双方相互合作,咨询过程才能得到顺利进行,并取得满意的效果。

(5)交流的基本原则:交流是彼此间传送信息和想法的一个多感官参与的复杂过程,其要素包括信息传递者、信息、和信息接受者。

1)交流的类型:包括语言交流和非语言交流两种。语言通常受意识控制,也比较主观,在语言交流中要注意对误解的澄清及不同词汇或语言的表达差异性。非语言交流是交流中重要的表现渠道,人际间的交流有 2/3 体现在非语言交流上。非语言交流的形式有:姿势,面部表情,声调,手势,目光接触,触摸,沉默。非语言交流受主体意识影响较小,往往能够传递出你内心的真实感受,比如造口患者对手术非常恐惧和担心,但却说:"我还好,没有什么问题。"造口治疗师需要对非语言交流信息非常敏感,如果语言交流和非语言交流中出现矛盾,更应该相信非语言交流传递出来的信息,必要时要加以澄清。

2)影响交流的因素:①环境因素:交流被打断;分心(手机);缺少私密性;时间不够。如果有可能可以采用预约方式,把交流场所安排在一个单独的诊室进行。在治疗过程中将手机关机或调在震动挡;②交流因素:失语症;交流困难;发音困难;方言;失聪;③情绪或躯体障碍:疼痛或不适;疲劳;恶心;焦虑;害怕;愤怒;缺少信任;害羞;④个人交流技巧缺乏。

3)促进有效交流的方法:必须建立与患者之间的联系。应用积极倾听技术:用心听患者的语言并鼓励表达;观察非语言交流;澄清及证实能够倾听是咨询者的重要标志。不管患者说什么,治疗师要能够完全接纳。比如造口患者也许会提到必须要做造口手术这个事情时,造口治疗师要做的就是让患者能够自由地表达出他的真实感受和想法。但如果治疗师急于让患者从这种心理中解脱,说:"没有关系,一切都会好起来的。"这对患者来说并没有什么意义。而事实上,造口治疗师如此急切地想让患者"住口"的原因是源自自己的一种焦虑感,这可能由于在当时境地里造口治疗师本身觉得无助,不能承受这种感觉;或者是以往也曾面临同样境地有同样的感受并且自己没有能够解决。不管何种原因,如此快速地揣断患者的焦虑陈述非但不能帮助到患者,反而会加重其焦虑感。

在倾听过程中,倾听者的行为往往起到鼓励或者制止陈述者的作用。那么怎样的行为是鼓励性的呢?①保持眼神接触;②体位:咨询中造口治疗师要尽可能保持坐位。要表现一种放松而且参与的态度,而不是昏昏欲睡;③姿势:造口治疗师举手投足和面部表情都表现出他是否对患者的问题感兴趣,只要一个轻轻地点头就可以表示你理解了对方的陈述。相反地过于频繁地移动手臂或者双脚,或者双手交叉在胸前,或者双眼空洞地盯着对方都表现出你缺少诚意来提供帮助。

以上几点强调了非语言交流在咨询中的注意点,下面我们看一看如何在语言上做到鼓励患者交流:A.重复语意:就是在交流过程中造口治疗师通过重复患者的语言片段;B.澄清:在交流中造口治疗师用自己的语言来描述患者所表达的意思,通常会表述为:"你是不是说……?"也许在你的治疗中,一个造口患者会说:"我真的很讨厌有这个东西(指造口),我总感觉到很臭,又很脏。"这时候你的回答是:"是的,时间长了是有一点臭。不过你弄得很干净,我一点也闻不出来。"然后拿张凳子坐下来说:"你看起来对你的肠造口很担忧啊,能对我谈谈吗?"C.确认:这往往是在患者陈述了一系列的感觉之后,你对所有陈述的一种综合,你可以对患者说:"李女士,根据你刚才的陈述我知道你很担心肿瘤复发的问题,而且现在造口渗漏,导致造口用品的费用增加,因此你和丈夫之间有了些矛盾。这些是不是你现在最关心的问题?"

使用治疗性措施:真正地关心患者,避免非治疗性措施比如给建议或用挑战性的语言质询患者。心理支持不是一再地安慰以及使用一些正面的词汇。治疗关系中的支持来自于造口治疗师传递理解,接纳及关心患者和其问题的能力。

(6)心理引导技术:在治疗关系中引导技术尤其重要。在工作中思考以下的引导技术,反复练习。

1)非直接引导:在说话时用模糊笼统的陈述方式来引起患者的回应。比如:"你能说说你对造口的看法吗?"

2)直接引导:直接引导问的是患者更有针对性的反应,比如:"你刚才说你觉得有了造口你就不想回去工作了。"

3)聚焦:用于在非直接引导后患者已经陈述了几个话题后,你对以上话题进行整理,然后将关注点汇聚到一个话题上。"刚才你说到造口手术后你不想回去工作了,你是怎么看的?"以此来引出患者更深层的感受。

4)提问:闭合式的问题是让患者用一个字来回答,比如:"你会和你的朋友们谈论你的造口吗?"如果患者的回答是:"会。"则可以接着用开放式提问用于向患者寻求更详细的答案:"你会怎么和他们谈论你的造口?"开放性问题的好处在于可以将患者引向更深的情感表述。

5)总结:是造口治疗师把握刚才交流中患者心智和情感经历重点的重要技能。总结是用于结束讨论并且描述讨论内容的陈述,通过这些陈述让患者确认他们的感受。一般患者常见的需求和关注点是:表达感受的需求:悲伤,害怕,焦虑,挫败,愤怒,希望;患者最关注的点是:个人健康/存活,经济支持;疾病和造口对家庭及对各种人际关系的影响;自我护理及生活方式问题(气味,着装,性等);必须要不断评估该患者的主要关注点。

6)提供建议:提供建议有时可以穿插在讨论中。比如造口治疗师在与造口患者交流过程中让患者讨论感受时,患者会提到佩戴造口袋让自己感觉很脏时,造口治疗师应把其他患者的经验与之分享,以此帮助他应对这个问题,引发患者的创造力,点燃患者对未来生活的希望。

(7)造口治疗师咨询模式:Egan 助人模式理论。Egan 所发展的三阶段问题解决咨询模式,是根据 Carkhuff 的问题解决模式发展来的,其综合 Rogers 的同理心技术、学习论的行为改变技术、认知疗法技术及社会影响理论而成。Egan 将问题解决分为澄清问题、理解与促成行动三个阶段,这三个阶段是有系统性与累积性的。说明如下。

第一阶段为澄清问题:澄清问题是将问题情境加以探讨及澄清。此阶段患者可以通过"漫谈"的方式将自己的感受、关注点和问题都摆到桌面上。假若患者对于自己的问题或困难毫无知觉,或对问题的情境不清楚、无正确的了解的话,那么良好的协助关系则将无从建立,造口治疗师则无法对求助者的困难有所帮助。有效的护理措施是:移情,尽可能具体确定探讨患者的问题、困难、疑惑及处境,从而确认患者的感受。要避免快速纠正患者的应对方式或者直接跳跃到解决问题阶段。

第二阶段为理解,主要的工作有:协助患者将所呈现的片段数据加以组织,使患者可以更清楚地看到问题的全貌,以决定该怎么办。所使用的技术包括:面质技术:针对患者的陈述,把自己的感受与患者分享,比如可以说:"刚才你对这件事非常担心,是不是这样?"此时患者可能说:"是的,就是这样。"那么就可以进入到解决问题阶段。但如果患者回答:"不,我不担心这个。"那么你就需要进一步了解:"那么你最担心的是什么事呢?"还有一种状况就是患者只是不想谈论这个问题,把话题转到了另一个方面去,这意味着患者还没有准备好应对你发现的问题。必要时造口治疗师还需要再次回到这个问题上来。及时反馈:在交流中及时反馈你的感觉,比如当你感受到非常悲伤,愤怒或者难以承受时,你可以这样说:"刚刚听你说你的经历,让我也觉得很难过,你有什么感觉?"自我表露:通过向患者袒露个人或者其他人的经历来引起患者共鸣。比如可以这样说:"很多做了肠造口手术的患者有这样的担心,对你来说是不是也这样想过?"

理解的目的在于使患者在非防御性倾听的情境中,学会仔细、非防卫性且更正确地审视自我及面对自己的处境。协助让患者了解:现在我知道我在做什么。了解这对自我重建的作用,以及对此采取一些正面、有效的行动的必要性。

第三阶段为促成行动:患者在造口治疗师的协助下成为积极的行动者。

此阶段的促成行动,通过三步来进行:①发展行动计划:协助患者找出各种可能的方法及选择实用可行的方案。让患者自己确定哪些方法可以用于解决问题,并甄别有效和无效方法。造口治疗师可以这样说:"你有没有想过你要怎么应对这个情况?"也可以采用自我表露法:"不知道这个方法对你有没有用,另一个患者有类似的问题,他是这样做的……。你觉得这个方法对你有用吗?"②促成行动:是协助患者做好立即行动的准备,并在患者采取行动期间给予适当的提醒与支持;③评价:是患者适时评估自己参与实践计划之努力程度,适时评量计划的可行性与目标的有效性。

通过澄清问题、理解问题然后采取行动,使造口治疗师与患者紧密合作,帮助患者正确认识自己,并采取行动,化危机、焦虑为转机。

(8)转诊指征:作为咨询者,造口治疗师应当具备识别患者是否需要进一步转诊给精神科医生的能力。如果患者的问题已经达到了中等程度或者严重的程度就需要进一步向上反映,进行进一步诊治。①患者被事件困扰不能满意的解决问题。当患者表现出严重的疾病应对不良时,说明他需要支持以更有效地应对这些压力。另一个需要转诊到精神科医生的原因是患者表现出与先前或者入院时的精神状态有很大不同;②患者有明显的抑郁表现或自杀倾向时需要立即转诊;③转诊方向:精神科医生;心理咨询师等专业人员。

5.造口治疗师与患者关系的不同阶段

第一阶段是建立联系:目标在于确定患者的需求,在患者与造口治疗师之间建立工作"合同"。护理措施:向患者介绍自己的角色,并确立共同目标。

第二阶段是合作:目标在于解决问题,教育患者共同达到目标。行动:向患者提供教育或咨询,常常在这个阶段会遇到患者依赖的情况,此时应该做的是尽可能鼓励患者参与到自我护理中,造口治疗师逐步过渡到旁边指导的角色。

最后阶段目标在于终结治疗关系,让患者表达对治疗关系的感觉及他们自己的进步。行动:当患者取得进步并且"毕业"时可以终结治疗关系。造口治疗师也可以向患者分享自己正向的感觉及看到患者有进步时的感受。并让患者交流自己的感受及对今后自我管理和一些其他的资源利用的想法。

造口患者的康复包括心理、生理和社会生活的康复。心理的康复可以加快生理和社会生活的康复,提高造口者的生活质量。造口治疗师应该充分应用专业技能解除患者躯体的痛苦,与此同时通过教育,应用心理支持技术,以及必要时的恰当转诊,协调各种资源等多种途径对造口患者和家属进行支持,帮助其尽快恢复社会生活。

五、造口底盘发生渗漏的护理

(一)造口底盘发生渗漏的临床表现

患者主诉有粪便或尿液从底盘的某一点位置渗漏出来,造口底盘粘贴不牢固。有些患者每天需要更换造口底盘(两件式)或造口袋(一件式)4~6次,甚至次数更多。

(二)造口底盘发生渗漏的原因及护理对策

1.造口护理技能差

(1)原因:患者受生理性因素的影响,如手的灵活性差,视力差等原因,或者造口自我护理不熟练等因素的影响,使患者未能将造口周围的皮肤清洁干净、造口周围皮肤不干爽等导致造口底盘粘贴不牢固或造口底盘与皮肤之间粘贴不平稳出现缝隙等而发生渗漏。

(2)护理对策

1)手的灵活性和视力差的患者:①造口治疗师或护士需要耐心的指导;②需要给予更多的时间进行造口护理的训练;③尽量选择操作简单的造口袋,如一件式会比两件式的操作简单;选择已经剪裁好的造口袋;④视力差的患者建议佩戴眼镜或学习触觉技术;⑤鼓励家属提供支持和帮助;⑥使用开口袋的,尽量不使用便袋夹来固定,可以考虑使用橡皮筋或粘贴条来固定开口。

2)造口自我护理不熟练者:①在造口治疗师或护士的指导下进行反复多次的自行操作,每次操作时造口治疗师或护士多给予鼓励、赞扬的话语,以增强患者自我护理的信心;②给患者提供操作流程;③难以看见造口的患者,指导换袋时使用镜子帮助。

2.造口袋过度胀满

(1)原因:造口底盘粘贴在造口周围的皮肤上,承受的粘贴能力有一定限度,如造口袋过满而未能及时排放,造口底盘因受重力的影响而容易脱落。如果造口排气过多,造口袋的气体胀满同样会导致渗漏。

(2)护理对策:①排泄物水样或较稀的,指导患者当造口袋1/3满时便要清放;排泄物为固体的则应在每次排泄后清放;②排气过多的患者,建议选用带有碳片的造口袋;指导减少进食容易产气的食物。

3.造口袋过久不更换

(1)原因:由于造口袋价格较贵,很多患者特别是老年患者为了节省费用,造口袋粘贴使用时间长,造口底盘达到饱和仍然继续使用。少数患者发现渗漏后,在渗漏位置粘贴胶带继续使用。

(2)护理对策:①告知患者,造口底盘吸收功能是有限度的,如粘贴过长,甚至渗漏还继续使用,不但会漏出粪臭气味或尿味,影响周围的人,同时渗漏也会弄脏患者的衣物,甚至会引起周围皮肤的并发症,如皮炎、增生等;②建议患者造口底盘一般每隔3~5天更换1次,尽量不超过7天,尤其回肠造口和泌尿造口者,出现渗漏随时更换。

4.造口袋选用不恰当

(1)原因:造口周围皮肤出现凹陷的患者选用两件式平面底盘或一件式非凸面造口袋,致使底盘的粘贴面容易翘起,无法与皮肤完全接触,排泄物容易从底盘下渗漏。

(2)护理对策:造口周围有凹陷,建议使用两件式凸面底盘或一件式凸面造口袋,使用凸面底盘配合佩戴腰带,效果更好。必要时在凹陷区域使用防漏膏或防漏条、垫片等垫高后再粘贴造口底盘。

5.体形改变

(1)原因:患者造口手术后解决了疾病的痛苦,同时很多患者手术后在家休养,营养补充加强,而缺乏锻炼,因而容易使体重突增,容易引起腹部膨隆,难以看见造口或出现造口回缩现象,影响造口底盘粘贴的稳固性;而肿瘤无法切除仅行造口手术的患者往往因肿瘤的发展,使患者的体重逐渐下降,随着病情的进展,体重有可能猛烈下降。导致造口周围皮肤出现皱褶而影响造口底盘粘贴的稳固性。

(2)护理对策:①难以看见造口的患者,建议患者更换造口底盘或一件式造口袋时使用镜子帮助;②造口回缩者建议使用凸面底盘,另佩戴腰带或腹带;造口周围有皱褶在粘贴造口底盘时先用手将皱褶部位的皮肤拉紧再粘贴底盘,必要时在皱褶部位粘贴防漏条或补片;③体重过度增加者建议减肥,过度消瘦患者鼓励多进食高蛋白、高脂肪的食物。

6.体位和活动改变

(1)建议患者定期随访,特别是手术后1个月内最好能回院复查1次。

(2)认真评估患者造口及其周围情况,指导选择合适的造口底盘或一件式造口袋。

(3)重新指导患者造口护理技能,造口周围皮肤有皱褶,可用防漏膏填满凹陷处再贴造口袋,也可用造口底盘裁减下来的材料填平凹陷处(补片)。必要时可指导患者在裁剪好的底盘内圈处每间隔1cm裁剪一个小切口,使底盘有良好的顺应性,能较好地粘贴在造口周围的皮肤上,防止渗漏。

7.造口位置差 由于手术前没有进行造口位置的选择,造口开在患者看不见的位置或在髂嵴旁,粘贴造口底盘的难度大,影响了造口底盘的稳固性。

(1)做好预防是关键,术前实施造口定位。

(2)认真做好评估,根据造口及其周围情况指导选择合适的造口底盘或一件式造口袋。

(3)耐心指导患者掌握造口护理技能。

8.造口或造口周围并发症 造口回缩、造口脱垂或造口旁疝、造口周围皮肤破损等并发症的存在,增加粘贴造口底盘或一件式造口袋的难度和影响造口底盘粘贴的稳固性。

(1)建议患者定期随访。

(2)针对相应的并发症,给予预防和护理指导。

(3)根据造口及其周围情况指导选择合适的造口底盘或一件式造口袋。

六、肠造口患者日常生活护理

肠造口手术会对患者造成多方面的影响,如外表、自我形象、人际交往、生活方式、婚姻状况和性生活等,而这些影响也是十分常见的。因此,帮助所有接受了造口术的患者回归社会是医护人员值得关注的问题。康复过程是一个持续的适应过程,在这个过程中,需要患者增强自信心,掌握正确的造口袋的使用方法和护理技巧,并从以下方面进行调整。

(一)饮食护理

1.肠造口术后饮食的注意事项 肠道手术经常要涉及切除全部或部分的大肠、小肠,进而影响了食物的消化吸收过程,因此,在接受了肠造口术后,患者需要改变饮食结构和饮食习惯,一直到机体完全适应了造口带来的改变。在肠造口完成一段时间后,必须至医院进行相关检查,确定造口有无排便、排气,经过检查确认肠道功能恢复至正常水平后,患者可恢复到以前的饮食习惯。饮食的调整顺序为:先流食,后半流质食物,最后再到普食。过程须逐步进行,不能突然恢复到普食,以免导致肠道不能适应。此外,患者的饮食量和进食时间应该相对稳定,不能暴饮暴食,以免加重肠道负担。同时,在康复期,虽然患者已经不再需要忌口,可以自由进食,但仍然还需要注意以下方面的问题。

(1)少进食易产气的食物:进行肠造口后,因为造口是后天人为形成的,并不能像正常的肠道那样可以通过括约肌来对粪便的排泄进行调节,而只能通过造口袋来将肠道排出的废物收集在一起。如果进食了过多的容易产气的食物,就会在肠道内产生大量的气体,这些气体可以聚积在造口袋内,使造口袋鼓起而对患者的外表形象有影响。如与家人或朋友在一起时,造口排气(放屁)的响声将令患者尴尬并产生自卑感。同时腹部胀气会给患者带来不适。某些食物、水果、饮料会增加肠道内产气,如豆类、卷心菜、芥菜、黄瓜、青椒、韭菜、豌豆、萝卜、洋葱、番薯、巧克力、苹果、西瓜、哈密瓜、碳酸饮料、啤酒等。某些行为如嚼香口胶、吸烟、进食时说话也能使肠道内气体增加。因此,在进食时宜细嚼慢咽、少说话来减少吞咽空气。

(2)少进食易产生异味的食物:不良气味的散发是肠造口术后患者最为关注的问题。进食了某些容易产生异味的食物后,肠道内的细菌可以将这些食物发酵而产生酸性气味。此外,脂肪痢也是造成不良气味的重要因素。患者在造口袋的选择上,可以使用具有防臭功能的造口袋,能在一定程度上阻止不良气味向外散发。此外,诸如玉米、洋葱、鱼类、蛋类、大蒜、蒜头、芦笋、卷心菜、花椰菜、香辛类的调味品等容易产生异味的食物应减少食用量。酸奶、去脂奶和绿叶蔬菜有一定的控制臭便的作用,平日可以多食用此类食物。如果上述措施仍然未能明显改善不良气味,还可以内服碱式碳酸铋、活性炭片、叶绿素片等。但应注意,服用这些药物后可能会引起大便颜色的改变。

(3)避免进食容易引起腹泻的食物:在接受了肠造口手术后,肠道的正常功能有一定的缺失,因而患者更容易发生腹泻等胃肠不适症状。粪水对造口周围皮肤产生刺激,同时大量腹泻会引起电解质紊乱和脱水,因此应引起重视。造口者在饮食上应特别注意,食物要干净卫生,不能食用卫生条件不合格的食物,过于油腻的食物也不宜使用。过量饮用酒精类饮品可导致稀便。对于长期饮用威士忌、甜酒的患者,建议将其加入到牛奶中饮用,可能比饮用红酒、啤酒更易于接受。腹泻无缓解或严重腹泻者应及时到医院就诊。

2.回肠造口者的饮食注意事项 因回肠造口的管径小,故高纤维的食物有可能阻塞造口。为了避免引起回肠造口的堵塞,回肠造口者在饮食上应注意少食难消化的食物,如种子类食物(如干果、坚果等)、椰子、菠萝、木瓜、芒果、芹菜、蘑菇、冬笋、玉米、水果皮等。同时食物要仔细咀嚼。多吃含丰富维生素C的水果(如橙、柚、柠檬、山楂等)和新鲜蔬菜,以防维生素C的缺乏。处理暂时性的回肠食物梗阻的小窍门:①洗一个热水澡,或用热水袋放松腹肌;②右侧卧位,沿造口上方向造口方向按摩,促进梗阻物排出;③按摩并呈膝胸卧位可能会提高成功率;④如果回肠造口排出物是干的,应避免进食固体食物并增加液体摄入量;⑤如果近期无排泄物流出,应及时停止经口进食。这种情况如果超过 6 小时,建议应及时就医。

在接受了肠造口手术后,肠道对无机盐的水分的重吸收作用减弱,机体容易发生水、电解质失衡,因此患者在日常生活中需注意补充无机盐和水分。如水分损失较多,尿量往往会减少,容易发生肾结石,因此在水分的摄取上必须足够,每天的饮水量至少有 1500~2000mL。可通过饮用运动饮料或饮食增加盐的摄入来维持钠的平衡。如果回肠造口高排出情况持续超过 24 小时,建议咨询内科医生和营养师,服用抗腹泻的药物及合理的膳食。如出现口干、小便量少且颜色深、昏睡和乏力、恶心、呕吐,这些是水、电解质平衡紊乱的预警信号,应及时就诊。

3.泌尿造口者的饮食注意事项　泌尿造口者并不需要忌口,只要均衡的饮食便可。为了防止感染和肾结石的发生,可以多食用新鲜水果和绿色蔬菜及流质食物。要多喝水,每日的饮水量以超过 2000mL 为宜。最好能多喝酸梅汁以减少回肠导管黏液的分泌。

4.化疗期间注意加强营养,提高机体免疫力　保证良好的营养供给对大肠癌造口者的康复是一个重要问题,良好的营养可加快患者的康复,减轻化疗中的不良反应,调动机体免疫系统,抵御感染,确保完成治疗计划。宜少量多餐,在烹调上尽量满足患者的胃口,保证营养的摄入。不能进食者应通过静脉补充营养。

5.参加社交活动,饮食上应注意　社交活动不是造口人的禁区,如想减少夜晚外出时粪便的排出,只要白天适当减少进食含纤维多的食物和减少进食量,就有可能避免频频需要更换造口袋或排放粪便带来的苦恼,诸如可乐、啤酒等容易产生气体的饮料会对造口产生刺激,引发造口排出水分和气体,因此应该尽量少饮用这些饮品。

(二)日常生活指导

1.衣着　衣着方面无须特别注意,患者可以和未行造口术前一样的穿着。但是过于紧身的衣物则不适宜穿着,因为衣物的摩擦会对造口带来刺激,对造口的血液循环造成影响。

2.沐浴　对于沐浴问题,患者也无须担心。只要手术切口完全愈合后,无论何种造口袋都不会对患者的沐浴造成影响,他们仍然可以轻轻松松地沐浴,水分是不会由造口进入身体内的,也不会影响造口袋的使用时间和身体的康复。

3.性生活　接受造口术的患者都有发生器质性或心理性性功能障碍的可能。但造口术不一定会引来性方面的问题。

(1)生理方面:有些男性造口者会因手术时机械性的伤害而造成盆腔血管神经的损伤,引起部分或全部的性功能丧失。无论直肠癌行腹会阴联合切除术还是膀胱肿瘤行膀胱全切术,部分男性患者可能会出现反射性勃起功能丧失,腺体分泌减少,无法射精,射精疼痛,早泄等部分或全部性反应障碍。有些情况经过一段时间后会逐渐恢复,如果情况严重者需要到泌尿科做进一步检查、治疗(包括药物性阴茎勃起、外部装置和假体等等)。

女性方面,由于手术损伤了盆腔血管及正常的血液循环,影响了性生活中盆腔充血及性快感的出现;术后子宫后倾或翻转造成性交时子宫或阴道壁受力后引发的紧张性疼痛;也可因手术野周围的阴道后壁瘢痕收缩、阴道干燥而导致性交困难、疼痛等,这些都可能降低患者对性生活的兴趣。医护人员应该提供相应的咨询和健康教育,如使用润滑剂(油性润滑剂不被推荐使用,如液状石蜡等)、改变性交姿势、阴道整形术松解瘢痕组织等方法解决性交困难及增加舒适度。

(2)心理方面:造口者性生活前还应在以下几方面进行一些必要的准备。

1)环境:浪漫而温馨的气氛对于性生活的帮助十分明显。

2)情绪:不要把所有的注意力都放在肠造口上,互相爱抚、欣赏,尽情享受性生活的乐趣,必要时学会用幻想加入性爱的领域。造口者克服心理障碍时,有时还需要心理专家的辅导,逐渐重新接受自己,在恢复及适应期间,给自己及伴侣双方一些时间来适应。

3)身体:注意饱餐后最好休息2~3小时后才可进行性生活。

4)姿势:女性患者腹部会阴切除术后会造成会阴的瘢痕及骨盆阴道解剖上的变形,而导致阴道角度改变引起插入时困难;若阴道肌肉受损且腺体分泌消失,性交时会造成疼痛。一般可使用润滑剂,女性采取在上位的姿势,以减轻阴茎对阴道后壁的撞击痛。若女性患者已行膀胱全部切除,则女性最好采取下位姿势,以预防阴茎对阴道前壁撞击造成不适,且性伴侣会觉得宽松,夫妻间都易获得快感及满足。

4.怀孕与生育　年轻妇女自然会关心造口术后她能否怀孕生孩子,对于一些人来讲它的意义包含着社会、宗教等方面的因素。无论如何,对于一个年轻女性造口患者而言,保持一个积极乐观的身心健康对于受孕是必不可少的。无并发症怀孕及自然顺产也是可能的。关于生孩子问题可建议她们咨询外科医生和产科医生。造口孕妇的护理需要产科医生、外科医生及造口治疗师非常细心、互相协作配合,对用药进行监督指导。造口者怀孕会受到多方面的影响。

(1)对一部分造口者而言,由于造口位置或盆腔积液的缘故,怀孕可能是比较困难的。

(2)多种常规处方药可能会影响胎儿,建议在打算怀孕之前与有关人员探讨所服药物是否对胎儿有影响。

(3)对于回肠造口者来说,怀孕期间恶心、呕吐会威胁患者内环境的稳定。

(4)腹部绞痛可能是由于肠粘连引起的,而非流产先兆。

(5)不明原因的便秘可能会导致结肠造口者慢性腹痛甚至引起胎儿窘迫乃至死亡。

(6)会阴部手术引起的瘢痕组织可能使自然产变得较为复杂。

(7)有报道称产后可能出现相关的造口脱垂。

(8)怀孕期间服用的一些药物可能会改变大小便的颜色,比如铁剂会使大便变黑。医护人员应将药物可能引起排泄物颜色变化的情况告知患者。

(9)对于难以受孕者,体外受精被认为是可以选择的。

(10)在年轻造口者中,可能出现意外怀孕。因此,在未做好充分准备之前应做好充分的避孕。同时,具有家族性遗传病史的造口者,如家族性息肉病患者应进行必要的咨询后再决定是否怀孕。

肠造口术后产生男性不育的病因主要为逆行射精或不射精,当然性功能障碍也可以产生不育。药物治疗、辅助生殖技术(子宫内受精、试管内受精或细胞内精子注射等)已广泛应用于男性不育的治疗。手术后,造口者若在性生活方面出现任何问题,应与医护人员商讨。医护人员也应采取开放态度,帮助患者解决疑难问题。

(三)定期复诊

医护人员应指导造口者定期复诊,出院时应让造口者了解复诊的时间、地点。复诊时间为术后 1 个月开始,第一年,1 个月返院复诊一次,连续 3 个月;以后每 3 个月 1 次;2~3 年每 3~6 个月 1 次;以后每 6 个月至 1 年复诊 1 次。有新症状者随时就诊。复诊内容主要是帮助患者解决在家时所遇到的困难与问题及健全生活所需的因人而异的护理知识和技巧。

总而言之,康复成功的关键在于手术的效果、专业人员提供的教育、辅导及咨询,提供数量充足、质量可靠、外观令使用者满意的造口产品,终身的随访。无论对医护人员还是造口者来说,造口术后的生活质量变得越来越重要。近年来我国造口康复事业发展迅速,造口治疗护理水平得到很大提高,许多大医院已拥有专业造口治疗师,部分医院开设了造口门诊,极大地提高了造口者的生活质量。

第二节 胃造口患者护理

一、护理评估

护理评估的内容包括对胃造口患者的病史资料收集、临床观察、心理社会支持等。

1.病史资料收集 原发疾病,胃造口的原因、主要用途,手术日期,手术方式,造口性质及所选择导管的种类等。

2.临床观察 ①胃造口有无渗漏及其原因;②造口周围皮肤有无红肿、糜烂等情况发生;③胃造口有无肉芽组织的增生及其原因;④造瘘管的固定情况,有无脱出或回缩及其原因;⑤造瘘管有无堵塞及其原因;⑥有无发生误吸和吸入性肺炎的情况;⑦营养液灌注后有无腹泻、便秘等胃肠道反应;⑧观察有无口腔炎症的发生;⑨有无水电解质平衡失调的发生;⑩患者的营养状况和水分的监测,判断喂饲的效果。

3.心理社会支持 患者及家属是否接受胃造口,对胃造口喂饲和营养方面的知识和技术的掌握情况如何等。

二、护理措施

1.术后一般禁食 24~48 小时。

2.评估患者的全身情况,做好病情观察及出入量的记录。

3.注意胃造口周围皮肤的保护,防止胃液的侵蚀。发现胃造口有漏奶现象,及时更换敷料。喂饲完毕用温水或 0.9%氯化钠溶液清洗造口周围皮肤,擦干,喷无痛保护膜。造瘘管放置过久会造成胃液或食物外漏,周围皮肤发红,糜烂,瘘管形成。故要经常检视胃造口周围皮肤,若造瘘口周围皮肤发红,每日可用温水或0.9%氯化钠溶液清洁皮肤,涂上氧化锌软膏或敷无痛保护膜;若造瘘口周围皮肤发生糜烂,用0.9%氯化钠溶液清洁皮肤后,外撒皮肤保护粉,或粘贴水胶体敷料;胃造口周围渗液较多或有瘘管形成,可用泡沫或藻酸盐敷料,必要时上造口袋以收集渗出液,有利于胃造口周围皮肤的保护。胃造口周围皮肤有肉芽组织增生时可用硝酸银烧灼肉芽。根据造瘘管的性质决定换管时间:进口的Foley导管,3个月更换一次,每隔7~10天抽出气囊的水,再注水15mL;一般的Foley导管,14天更换一次;有些导管可以放置1~2年。

4.确保造瘘管固定妥当,避免脱出或回缩。导管固定不牢或长期置管、固定导管的缝线松脱及患者神志不清、躁动不安均可发生导管脱出,一旦发生不仅使肠内营养不能进行,而且尚有引起腹膜炎的可能。因此,置管后应牢固固定导管、加强护理与观察,严防导管脱出、回缩。

5.保持造瘘管通畅,避免导管堵塞

(1)导管堵塞的最常见原因:膳食残渣和粉碎不全的药片碎片黏附于管壁内,或是药物膳食不相容造成混合液凝固。发生堵塞后可用温水、可乐、胰酶等冲洗,必要时可用导丝疏通管腔。

(2)导管堵塞的预防:选用食物必须无渣,药物也应研碎,注意配伍禁忌。每次注完食物后,应注入温开水20~30mL,连续输注者也应每3~4小时注入温开水20~30mL,以保持导管的通畅。注水后,夹紧造瘘管近皮肤端,防止胃内容物逆流,同时可保持清洁,防止细菌污染繁殖。餐与餐之间注水100mL。

6.协助患者采取坐卧方式进行喂饲,避免误吸及吸入性肺炎。吸入性肺炎是胃肠内营养一种常见且严重的并发症,病死率很高。误吸一旦发生,对支气管黏膜及肺组织将产生严重损害。有研究发现,误吸数秒内部分肺组织即可膨胀不全,数分钟内整个肺可膨胀不全,几个小时后可发现气管上皮细胞退行性变,支气管、肺组织水肿、出血及白细胞浸润,严重者气管黏膜脱落,误吸及吸入肺炎发生后应立即进行处理,原则如下:①立即停用肠内营养,并尽量吸尽胃内容物,改行肠外营养;②立即吸出气管内的液体或食物颗粒;③积极治疗肺水肿;④应用有效的抗生素防治感染。

为了预防吸入性肺炎的发生,胃内喂饲时应注意以下几点:①在灌注营养液时及灌注后1小时患者的床头应抬高30°~45°;②尽量采用间歇性或连续性灌注而不是用一次性灌注;③定时检查胃残液量;④对胃蠕动功能不佳等误吸发生高危者,应采用空肠造口行肠内营养。

7.及时处理胃肠道反应

(1)恶心、呕吐、腹胀:肠内营养患者有10%~20%可发生恶心、呕吐、腹胀。主要是由于输注速度过快,乳糖不耐受,膳食有怪味,脂肪含量过多等原因所致,处理时针对病因采取相应措施,如减慢滴速、加入调味剂或更改膳食品种。

(2)腹泻:腹泻是肠内营养最常见的并发症,常见原因有以下几方面:①同时应用某些治疗性药物;②低蛋白血症和营养不良,使小肠吸收力下降;③乳糖酶缺乏者应用含乳糖的肠内营养膳食;④肠腔内脂肪酶缺乏,脂肪吸收障碍;⑤应用高渗性膳食;⑥细菌污染膳食;⑦营养液温度过低及输注速度过快。一旦发生腹泻应首先查明原因,去除病因后症状多能改善,必要时可对症给予收敛和止泻剂,预防腹泻发生应从以上病因入手,采取相应措施。

(3)肠坏死:该并发症罕见但病死率极高,起病时间多在喂养开始后 3～15 天,患者无机械性梗阻和肠系膜血管栓塞的原因,主要与输入高渗性营养液和肠道细菌过度生长引起腹胀,导致肠管缺血有关,一旦怀疑有该并发症出现,应立即停止输入营养液,改行肠外营养,同时行氢离子呼出试验、营养液细菌培养,以尽早明确原因进行处理,防止肠坏死发生。

(4)肠黏膜萎缩:尤其是应用要素膳者。在肠内营养的同时,应用谷氨酰胺、蟾铃肽、神经降压素及生长激素可预防黏膜萎缩。

8.肠内营养的治疗原则　坚持从少至多、从淡至浓、循序渐进、均匀输入的原则,防止因过快、过浓、过多输入而造成消化不良。

9.注意饮食温度适宜,每次灌食量不超过 300mL,了解有无腹痛、腹胀、腹泻等不适,如出现胃肠道功能不良,应停止灌食,通知医生处理。

10.保持口腔清洁,防止因口腔分泌减少引起口腔炎症。

11.加强心理护理,及时发现及解除患者心理障碍。

12.根据营养管的性质决定换管的时间。

13.协助患者喂饲,向患者或照顾者演示胃造口喂饲的技术,并鼓励学习喂饲的方法。

14.评价患者或照顾者对胃造口喂饲技术的掌握情况。

三、健康教育

1.教导患者选择合适的食物与配置方法　第一次灌食须按医师医嘱执行,先以开水或 10%葡萄糖水,再逐日增加,而后每餐 250～300mL 的流质食物灌之。营养成分的选择:采用经济实惠的瘦肉汤、鱼汤、牛奶、鸡蛋、新鲜蔬菜、果汁等调制而成,或适当选用营养素。

2.肠内营养膳食有液体、粉剂或合剂　液体膳食是即用的,无须配制。如能全力粉剂和合剂膳食需配制成一定浓度的溶液才能应用。

3.配制任何一种膳食前,应详细了解其组成和配制说明,配制粉剂膳食时,根据当日预计输注的营养量和浓度。

4.配好的溶液应分装于灭菌容器中,4℃下存放,24 小时内用完。

5.初期或入院期间通常会以 24 小时连续管灌方式灌食,而后再以间歇管灌法按个人依医师或营养师建议之种类、餐次给予。

6.保证灌注食物的清洁卫生,预防腹痛、腹胀、腹泻等胃肠炎症的发生。灌食时如感腹胀、恶心或腹部绞痛,则先暂时停止灌食。

7.造瘘管脱落、阻塞时,则须马上返院处理。

8.食物不可太热或过冷,一般维持 37～40℃。

9.经常检视胃造瘘口周围皮肤,每次灌食后用温水拭干皮肤,必要时涂上氧化锌软膏或皮肤保护粉和皮肤保护膜作瘘口周围皮肤的保护。

10.造瘘管放置过久会造成胃液或食物外漏,除加强周围皮肤保护外,应回院处理。

11.鼓励患者以乐观精神对待,保持身心健康。

12.指导出院后出现胃造口问题时寻求帮助的途径。

第三节 回肠造口患者的护理

回肠造口是外科手术将大肠完全或大部分切除,而将回肠的末端缝于腹部的一个开口上,用以排泄粪便的开口。回肠造口外科手术的原因很多,最常见的是肠息肉病、溃疡性结肠炎及克隆氏病。可能因结肠切除、留下全部或部分直肠而需要行暂时性襻式回肠造口;也可能因结肠、直肠切除而需要行永久性单腔回肠造口。回肠造口位于右下腹,回肠造口手术患者的术前护理与所有肠造口患者的护理相同,术后护理除了肠造口患者的常规护理外,还需要注意以下护理内容。

一、回肠造口手术后的评估

回肠造口手术后的护理评估除了注意常规的内容外,尚要特别做好以下方面。

1.排泄情况的观察

(1)造口排出量的观察:术后早期,2~3 天回肠造口开始恢复功能,排泄物通常呈液体状,进食固体食物后,排出液变稠和糊状。造口功能良好时,每天排出量在 200 ~ 700mL。粪便的含水量决定了粪便的稠度及体积,饮食的改变也会使每天排出量发生相应的变化。

(2)回肠襻式造口者,肛门仍然存在,稀便时部分粪水进入远端肠管,故襻式造口者偶尔会从肛门排出粪便。同时远端的肠管有排泄黏液的功能,有黏液从肛门排出也是正常的。

2.造口周围皮肤的评估 排泄物含有丰富的消化酶,对造口周围皮肤刺激大,容易引起造口周围皮肤炎。注意观察造口周围皮肤是否出现发红、刺痛或表皮破溃、灼痛等。

二、回肠造口者造口袋的选择和排空方法

1.回肠造口者造口袋的选择 由于回肠造口缝于腹部,不能像正常的肠道那样通过括约肌来对粪便的排泄进行控制,而是需要通过造口袋来将粪便收集起来。患者本身并没有排便的感觉,也不能控制它的排出,因此需要在造口的位置贴上造口袋,以收集排泄物。理想的造口袋是将能维持 3~7 天无渗漏的安全性、隐蔽性、除臭、保护皮肤、容易使用和更换等。造口袋的选择受许多因素影响,如造口的大小、形状、腹部轮廓,回肠造口的位置、腹部区域的瘢痕和皱褶,患者的身高、体重等,选择合适的造口袋要进行综合评价。正常回肠造口的排泄物为稀便和糊状便,含水分较多,故宜选择无碳片的一件式开口袋或两件式开口袋,方便将稀粪排空。但最重要的是不漏气味、不会引起皮肤过敏、方

便患者自我更换。

2.回肠造口袋排空方法　回肠造口排泄物多、稀;且无排出规律,一般造口袋1/3满时就要排放,每天需要排放数次。及时排空造口袋有利于帮助维持造口袋粘贴的稳固性,避免因造口袋过满产生重力牵拉;达到预防渗漏粪便和气味的目的。开口袋内排泄物的排放方法如下。

(1)造口袋内排泄物的排空步骤

1)排空造口袋内的排泄物:①体位:患者坐在座厕上或旁边,或者患者站立在座厕前,卧床患者可在床上由家属或护理人员协助;②露出造口袋:将衣服分开或卷起用夹子夹紧;③打开便袋夹;④排放:将粪便排进厕所内或胶袋内;用手指从造口袋的上端向下挤压,使所有的粪便均能排空。

2)清洁造口袋:①将造口袋的尾端外层和内层清洗干净,防止遗留气味;②检查造口袋是否撕裂或穿破,如发现应更换造口袋;③如便袋夹被粪便污染,应清洗干净;④如果需要冲洗造口袋,将造口袋的袋口放在水龙头下冲洗或将水由袋口倒进袋内清洗后倒出。

3)重新夹闭造口袋开口:①将便袋夹打开,一面放在造口袋的袋口正面,将造口袋的尾端向上反折,另一面用手向下按压,使便袋夹两面完全相合,直到夹紧袋口为止。注意造口袋袋口反折的部分应向上,以免刺激皮肤。如使用铁线软条来夹闭造口袋袋口,抹干造口袋袋口后,向身体方向卷上夹子,然后再向外屈摺铁线使造口袋密封;②检查便袋夹是否完全夹闭。

(2)排放造口袋内气体步骤:①将便袋夹打开;②一手握着袋尾,另一手从造口袋的上端向下推至袋尾,将袋内气体排出;③重新夹回便袋夹。

三、回肠造口护理注意事项

1.护理要点

(1)切勿用消毒水清洁造口及周围皮肤,因为这样会刺激造口及引致皮肤干燥。

(2)造口底盘开口裁剪不宜过大或过小。太大则皮肤外露,排泄物容易损伤皮肤;太小则紧逼造口,影响其血液循环。

(3)不可施行肠造口灌洗法,以免发生粪便逆回流现象,造成患者出现恶心、呕吐症状。

(4)选择回肠造口排泄物较少时间更换造口袋。一般于饭前或饭后2~4小时更换,因此时排泄量较少,比较容易更换,而造口底盘约5天更换1次。

(5)术后早期指导患者学习造口袋的更换方法时,最好垫上护垫,以免排泄物随时排出而弄脏床单。

2.健康宣教

(1)食物的选择:尝试新的食物应少量,观察是否出现不适;如果发生不适,应过几周后才能再尝试。减少进食粗纤维或易造成阻塞的食物,如蘑菇、玉米等;同时必须将食物咀嚼烂,以免引起肠梗阻发生。

(2)预防体液不足:小肠不像结肠那样吸收水分。如果身体体液不足,容易发生水电解质平衡失调。每天至少喝2000mL水分,以免因为体液经由回肠流失而造成体内水分的缺乏;液体营养增加钠和钾离子的摄取,以免因排泄物的大量排出而造成电解质流失,导致体内电解质平衡紊乱。指导患者如果造口排出大量水样便,尿量减少及呈深黄色,身体虚脱、心跳、口干等症状,应就诊。

(3)口服营养品和药物:当大肠切除或不连接时,一些维生素或药物可能不被吸收。指导患者看病时一定要告诉医生自己是回肠造口者。

(4)腹泻:腹泻的原因很多,可能由于进食刺激食物,或食物不清洁而引起。指导患者,如腹泻严重,排泄物呈水样,应立即就诊。

(5)气味:气味是回肠造口者最为关注的问题之一。如今,造口袋均有防臭功能。如果造口袋没有渗漏,一般仅在排放粪便时才出现臭味。如果持续出现臭味,要注意检查造口底盘是否出现渗漏。定期排空造口袋内的粪便有利于减少造口底盘的渗漏。同时也避免因造口袋内粪便过多而引起造口袋胀鼓。有时,因为食物或药物会影响粪便气味。

(6)气体:气体排出的量因人而异。当气体排出后造口袋会胀起。造口袋胀满时可将便袋夹开放,将气体排放。回肠造口因造口排泄物为稀便,碳片容易浸湿而失去功用。

(7)皮肤损伤:因对造口用品过敏;粪便经常接触皮肤;皮肤毛囊炎;用强碱性的清洁液或消毒药物清洁造口周围皮肤等而导致。护理上要指导患者掌握正确护理造口及其周围皮肤的方法;选用合适的造口产品等。

第四节　结肠造口患者的护理

结肠造口是外科手术将结肠的一部分由腹部带出,缝合在腹部的一个开口上,用以排泄粪便的开口。结肠造口外科手术的原因很多,在我国最常见是因大肠肿瘤,其次是大肠受伤、大肠及肛门先天性异常、憩室病、肠缺血及大便长期失禁等。结肠造口有的比较大,有的比较小;造口的位置主要在左腹部或右腹部。

一、结肠造口的类型

结肠造口可能是暂时性或永久性。结肠造口有升结肠造口、横结肠造口、降结肠造口和乙状结肠造口。

1.升结肠造口　升结肠造口临床比较少见,位于右上腹部。正常的消化功能是升结肠通过一系列环状收缩使肠内容物在其肠腔内滞留,并进行碾磨,而后通过较强的收缩将这些未完全成形的粪便推送至远端结肠。升结肠造口将影响粪便的滞留时间及混合,进而影响结肠对水及电解质的吸收能力。因此,在施行结肠造口手术后,患者的排泄物会增多,粪便中水和钠的含量都比较高,因而导致粪便呈糊状或液体状。此外,大便含有许多消化酶,对皮肤有较大刺激,排泄次数较多。

2.横结肠造口 横结肠造口多位于右上腹部。横结肠造口又分为襻式造口和双口式造口。可能是暂时性的,也可能是永久性的,但以暂时性多见。横结肠的主要功能是肠内容物的运输和吸收。运动的特点是环状收缩,可使粪便向远端推进并作来回往复运动。横结肠造口相较于升结肠造口而言,其吸收面积更大,粪便可以在横结肠内充分地混合并将其中的钠吸收掉,从而形成一个渗透梯度,以便被动地将水分吸收,导致排泄物糊状或半固体状。大便含有消化酶,对皮肤产生刺激。企图通过节制饮食、药物、灌肠或灌洗来控制排泄一般无效。

3.降结肠造口和乙状结肠造口 降结肠造口位于左下腹降结肠的末端。排泄物几乎是成形的。乙状结肠造口是最常见的造口之一,以永久性多见,造口位于左下腹,排泄物完全是成形的,由不被吸收的食物残渣及细菌所组成。这两种造口的排泄物不含消化酶,因此对皮肤的刺激较小,每天排泄 1~3 次。

二、结肠造口患者的术后评估及造口袋的选择

结肠造口的护理相对回肠造口容易,且并发症相对也较少。除了注意常规的造口护理方法外,还要做好以下方面。

1.造口评估 结肠造口的详细评估内容见造口术后评估章节内容。针对结肠造口的特点在评估时尚需要留意以下问题。

(1)造口没有神经支配,因此造口没有疼痛。

(2)手术后早期,结肠襻式造口比较大,同时有支架管,因此护理难度也会增加。

(3)结肠造口术后肠道功能的恢复时间一般 3~5 天,肠道功能恢复后结肠造口会排出气体,继而是水样粪便,之后是稀便,当正常饮食后,会排出正常成形粪便。

(4)结肠襻式造口者,肛门仍然存在,稀便时部分粪水会进入远端肠管,故襻式造口者偶尔会从肛门排出粪便。同时远端的肠管有排泄黏液的功能,有黏液从肛门排出也是正常的。

2.造口袋的选择 由于造口是缝合在腹部上,不能像正常的肠道那样通过括约肌来对粪便的排泄进行控制,而是需要通过造口袋来将粪便收集起来。根据不同类型的结肠造口特点,选择不同的造口袋。详细方法见相关内容。

三、造口袋的更换和开口袋的清洗方法

1.更换造口袋的基本操作步骤 结肠造口者的造口袋更换步骤见造口操作技术内容,基本操作步骤见图 12-1。

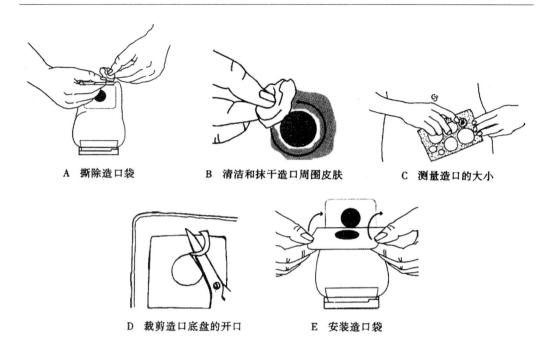

A　撕除造口袋　　　B　清洁和抹干造口周围皮肤　　　C　测量造口的大小

D　裁剪造口底盘的开口　　　E　安装造口袋

图 12-1　结肠造口袋的更换

2.开口袋的清洗方法　开口袋的清洗方法有以下几种。

(1)方法一:适合于一件式及两件式开口袋。①开放造口袋的便袋夹,将粪便排进厕所内或胶袋内;②放在水龙头下冲洗或将水由袋口倒进袋内清洗后倒出;③用抹手纸抹干袋口;④夹回便袋夹;⑤洗手。

(2)方法二:适合于两件式开口袋。①开放造口袋的便袋夹,将粪便排进厕所内或胶袋内;②分离造口袋;③将造口袋放在水龙头下冲洗;④用抹手纸抹干造口袋或将造口袋晾干;⑤将抹手纸弄湿,抹干净造口;⑥套回造口袋;⑦夹回便袋夹;⑧洗手。

四、结肠造口常见的问题

1.气味　气味是结肠造口者最为关注的问题。如今,造口袋均有防臭功能。如果造口袋没有渗漏,一般仅在排放粪便时才出现臭味。如果持续出现臭味,要注意检查造口底盘是否出现渗漏。一般每天需要清空造口袋排泄物 1~3 次。定期排空造口袋内的粪便有利于减少造口底盘的渗漏;同时也可避免因造口袋内粪便过多而引起造口袋鼓胀,而影响身体的外形。有时,因为食物或药物会影响粪便气味。

2.气体　气体排出的量因人而异。当气体从造口排出后,造口袋会胀起,降结肠造口和乙状结肠造口者,可以使用有碳片的造口袋便可解决此问题,横结肠造口因造口排泄物为稀便,碳片容易浸湿而失去功用。使用非碳片开口袋时,当造口袋胀满,可将便袋夹开放,将气体排放。

3.便秘　降结肠造口和乙状结肠造口,有时会有便秘情况发生。便秘多由于进食纤维素食物较少或饮水过少所致。粪便会呈粒状且较硬。鼓励结肠造口者平常多饮水及果汁,多吃新鲜蔬菜、水果及粗纤维食物。

4.腹泻　腹泻的原因很多,可能由于进食刺激食物,或食物不清洁而引起。指导患者,如腹泻严重,排泄物呈水样,应立即就诊。

5.皮肤损伤　因对造口用品过敏;粪便经常接触皮肤而造成损伤;皮肤毛囊炎;用强碱性的清洁液或消毒药物清洁造口周围皮肤等而导致。护理上要指导患者掌握正确护理造口及其周围皮肤的方法;选用合适的造口产品等。

第五节　泌尿造口患者的护理

在手术的过程中,将两条输尿管的末端缝合在游离的一小段回肠上,这段回肠的一端被缝合,另一端则缝于腹部的一个开口上,便成为泌尿造口。手术后尿液经输尿管及此小段回肠而流出体外,而不再由膀胱贮存。

泌尿造口外科手术的原因很多,最常见的是膀胱肿瘤或先天性膀胱失去功能。泌尿造口的位置一般在右下腹,是永久性的造口。泌尿造口手术前后的护理与肠造口护理方法有相同之处,可按肠造口护理的方法进行,另外泌尿造口的特殊护理如下。

一、泌尿造口手术后的评估

1.尿液的观察

(1)尿液的观察:术后初期2~3天,尿液会呈淡红色,之后会转为正常浅黄色。因为造口是一段带肠系膜的回肠,此段肠管具有肠管的正常功能,能分泌黏液。术后尿袋中见白色絮状物常是肠管分泌的黏液。黏液在手术后会较多及黏稠,输尿管支架管拔除后,会逐渐减少。

(2)尿液排出量:泌尿造口手术后,尿液会不受控制地不断流出。注意观察尿液是否由两条输尿管支架管顺畅地流出,如有血块阻塞,及时报告;注意观察和记录尿液的排出量,如尿量少或无尿要及时报告医生处理。

2.引流液的观察　手术后腹部留置引流管,做好管道的固定,保持引流管的通畅;注意观察引流液的颜色,颜色可能淡红色、量逐渐减少,如引流液的颜色与尿液颜色相同,应高度怀疑是否肠管吻合口漏,及时报告医生进行诊治。

二、造口袋的选择和更换方法

1.泌尿造口袋的选择　泌尿造口袋的特色是造口袋的设计一定要有防逆流的瓣膜,以确保尿液不会逆流至造口而引致感染,渗漏及导致皮肤问题等。泌尿造口者必须使用这种专门设计带有防逆流装置的泌尿造口袋,同时造口袋的下端设有活塞阀门,便于尿袋的密闭和尿液的排放。手术后初期宜选用两件式造口袋,方便清洁从造口排出的黏液;黏液减少后,可选用一件式或两件式造口袋。

2.泌尿造口袋的更换方法

(1)输尿管支架管拔除前,如果输尿管支架管不需要分开记录尿量,造口袋的更换方法与回肠、结肠造口袋的更换方法相同,将两条输尿管支架管放入造口袋内即可。如果两条输尿管支架管需要分别记录尿量,造口袋的更换操作步骤如下。

1)物品准备:两件式泌尿造口袋 1 套(底盘和造口袋)、剪刀、造口量度表或尺子、清水或温水(约 200mL)、抹手纸、弯盆或垃圾袋 2 只、垫单、血管钳 2 把、两只一次性尿袋、薄装水胶体敷料 1 块。

2)环境准备:调节室温,避免患者受凉;注意保护患者的隐私(非单间住房应使用屏风遮挡)。

3)向患者/家属讲解换袋的目的。

4)换袋过程:①将用物放置易取的位置;②露出造口部位,铺垫单于造口侧的下方;并在造口侧身旁放置弯盆;③除下造口袋及撕除造口底盘,造口袋可清洗干净重复使用;④清洗和抹干造口及周围皮肤;⑤测量造口的大小;⑥裁剪造口底盘和粘贴造口底盘;⑦套上造口袋:套上造口袋要分步进行。a.用血管钳将两条输尿管支架管夹闭。注意要用无齿部分夹管,以免导致管道破损或断管。b.在造口袋上贴一小块薄装水胶体敷料,并在造口袋贴好水胶体敷料的位置上剪 0.5cm 的横切口。使用水胶体敷料,可以避免剪口扩大。c.用血管钳将两条输尿管支架管穿出造口袋。d.将血管钳夹闭造口袋外露部分的输尿管支架管,并将之前夹闭的血管钳松开。然后将造口袋套好。最后将两条输尿管支架管分别进行连接无菌袋,并把夹闭的血管钳松开。

(2)输尿管支架管拔除后造口袋的更换方法见造口技术操作内容。造口底盘一般3~5 天更换 1 次,而造口袋则可以随时除下清洗再用,直至破烂为止。

三、泌尿造口护理注意事项及日常生活指导

1.注意事项

(1)输尿管支架管堵塞的处理:输尿管支架管是支持输尿管及回肠的吻合位置,一般停留 10~14 天,故护理造口时要小心,防止脱落。输尿管支架管如有血块堵塞,遵医嘱使用 0.9%氯化钠溶液通管。操作步骤如下。

1)物品准备:无菌换药包 1 个/无菌圆碗 2 只、k3 1 条、无菌手套 1 双、0.9%氯化钠溶液 1 瓶、消毒液 1 瓶、10mL 注射器 1 只、棉球 2~4 粒。

2)环境准备:隐私、光线充足、调节室温。

3)操作步骤:①向患者和家属做好解释、讲解操作的目的;②打开无菌换药包/无菌圆碗;③将注射器、k3、棉球放入无菌换药包/无菌圆碗内,分别将消毒液、0.9%氯化钠溶液倒入圆碗内;④除下造口袋(如使用两件式,底盘不需要撕除);⑤戴无菌手套;⑥铺无菌治疗巾/k3;⑦消毒液消毒输尿管支架管;⑧抽吸 10mL 0.9%氯化钠溶液,将针头插入管内,回抽血块,并将回抽液弃之,注入 2~3mL 0.9%氯化钠溶液,拔除注射器及针头,让尿液自然滴下,如果无尿液流出,则重复上述步骤 1 次,还不成功则通知医生处理,直至尿液由导管通畅流出;⑨套回造口袋。

(2)更换造口袋时做好防护:泌尿造口的尿液会不受控制地不断流出,因此,每次更

换造口袋时,清洗干净造口周围皮肤后,要用一干净的小毛巾放在造口上吸收尿液,防止弄湿周围皮肤;且更换造口袋前最好垫上护垫,以免尿液随时排出而弄脏床单。造口底盘开口裁剪不宜过大或过小。太大则皮肤外露,使排泄物损伤皮肤;太小则紧逼造口,影响其血液循环。

(3)更换造口袋的护理须知:更换造口袋的最佳时间是早上起床后,因此时尿量较少,方便更换;最佳地点是在浴室进行;最佳清洁液是温水,切勿用消毒液清洁造口及周围皮肤,以免会刺激造口及引致皮肤干燥;最佳方法是沐浴,注意避免肥皂残留在造口周围皮肤,因残留的肥皂会影响造口底盘粘贴的稳固性,宜选择不残留的肥皂或清洁液进行沐浴;最佳用品是抹手纸/小毛巾,造口本身是回肠的一部分,黏膜上布满很多微细血管,粗糙物品抹洗会引起出血或受损。

(4)黏液的清除:泌尿造口会有黏液分泌,尤其是术后初期,分泌会较多,要勤加清理,以免堵塞尿液的排出。

2.日常生活指导

(1)预防尿液异味:一些泌尿造口者非常关注尿液异味的问题。现代泌尿造口袋均设有防臭膜,因此气味会收集在袋内。有时某些食物如芦笋、鱼类和香料会增加尿液异味;同样,一些药物也能影响尿味。如果患者非常注重这一问题,建议避免进食容易产生气味的食物。越橘汁(cranberry juice)、奶酪、牛奶可帮助减少异味。

(2)预防尿路感染:因泌尿造口是将两条输尿管缝合在一段小肠上,无防止尿液逆流的设计,故患者可能比正常人较容易发生尿路感染。如尿液浑浊,有恶臭味、双侧腰背痛、发热、食欲下降、恶心、呕吐等症状应及时就诊。日常生活中要做好预防。

①平常要多进食含维生素 C 丰富的新鲜蔬菜及水果,因维生素 C 对预防尿路感染有帮助;②每天多喝水和果汁,饮水量应有 1500~2000mL;③使用防逆流装置的造口袋;④定期排空造口袋,造口袋 1/3~1/2 满时,便应排放;⑤晚上睡觉前将泌尿造口袋出口的活塞开启,与床边尿袋连接,避免晚上起床排放尿液;如不连接床边尿袋,晚上要起床 1~2 次排放尿液。床边一次性大容量尿袋每次排放尿液后清洗干净再重复使用,一般 7 天更换 1 次。

(3)饮食与水果:饮食对泌尿造口者无影响。泌尿造口者不需要忌口,除特殊疾病医生建议改变饮食,如肾病患者,平时注意均衡饮食。食用甜菜(beet)将使尿液变红色,这是暂时的,不用担心。饮用越橘汁(cranberry juice)能帮助维持尿液的酸性。

生活中的其他方面,如游泳、沐浴、衣着、旅行、锻炼等内容见造口康复护理章节内容。

四、泌尿造口的特别并发症

1.尿结晶

(1)原因:由于细菌将碱性尿液内的尿酸分解成结晶,依附在造口及造口周围皮肤上。

(2)诊断:白色粉末结晶体黏附在造口或造口周围皮肤。

(3)处理:①清洗:使用白醋(醋与水按容积比为1:3)清洗造口及造口周围的结晶物,然后再用清水清洗干净造口及周围皮肤;②饮食上注意:多饮水;多进食维生素 C 丰富的食物或饮料,可帮助提高尿液的酸性浓度。每天口服维生素 C 片 1000mg,因维生素 C 属于水溶性维生素,只要配合多饮水即可把体内多余的维生素 C 由尿液中排出;多进食酸性食物:如鱼类、蛋类、核桃、花生等;尽量少进食碱性食物:如菠菜、绿豆芽、芥菜、杏仁等。

2.紫色尿袋综合征(purple urine bag syndrome)

(1)原因:由于某种细菌与尿液内成分引起化学变化导致造口袋或尿袋呈紫色。

(2)诊断:泌尿造口袋和或床边尿袋呈紫色。

(3)处理:①除非有泌尿道感染症状,否则不需服用抗生素;②多吸收维生素 C,使尿液转为酸性;③可尝试转用另一品牌造口袋;④完全没有不适或任何症状,可以不用理会。

第十三章　常见脊柱疾病护理

第一节　寰枢椎疾病

一、概述

寰椎(第1颈椎)、枢椎(第2颈椎)位于脊柱的最上端。一方面其部位深在,解剖结构及毗邻关系复杂,周围由诸多重要神经和血管组成,故该部位损伤,手术治疗难度高、风险大,疗效也往往欠佳;另一方面,手术又是大多数寰枢椎疾病的主要治疗手段,这无疑向脊柱外科提出了挑战。近年来,随着科学技术的进步,国内外频繁的技术交流,这一领域取得了较大的发展。

二、病因

可分为先天性、外伤性和病理性三大类。先天性常见的病因为齿突畸形,包括齿突阙如、齿突发育不全和齿突分离;外伤性常见的病因为齿突骨折、横韧带损伤;病理因素常见于感染性炎症、类风湿关节炎;另外,结核、肿瘤等直接破坏骨性和韧带结构也可引起寰枢椎脱位与不稳。

三、分类

1.按病因分类　可分为外伤性、先天畸形性和病理性脱位。

2.按脱位方向分类　可分为前脱位、后脱位和旋转脱位。

3.按时间分类　可分为新鲜脱位和陈旧性脱位。

4.按能否复位分类　可分为易复性、难复性和不可复性。

四、临床表现

1.先天畸形性　多表现为无明显诱因缓慢发病,缓慢加重,症状多为四肢麻木、无力,步态不稳,头痛头晕,少数患者饮水呛咳,吞咽困难。

2.外伤性　有明确的外伤史。部分患者伤后即出现寰枢椎脱位,另一部分则逐渐出现脱位,表现有以下方面。

(1)颈部活动受限。

(2)颈髓受压表现:根据脊髓损伤的轻重可出现不同的四肢感觉、运动障碍。

3.自发性　大多发生于儿童,表现为持续颈部疼痛、活动受限,缓慢加重,常为单侧旋转性脱位。

五、治疗原则

解除脊髓压迫,恢复解剖序列,稳定脊柱节段,防止继发损伤。

治疗方法的选择取决于寰枢椎脱位与不稳的类型、原因及并发神经损伤的情况。

1.非手术治疗　头颅牵引、外固定治疗和功能锻炼。适应证为:①自发性寰枢椎脱位;②可疑横韧带断裂及横韧带附着点撕脱损伤;③类风湿关节炎引起的寰枢椎脱位与不稳,病程为慢性进行性病变,累及范围广,可先行非手术治疗。

2.手术治疗

(1)前路齿突内固定。

(2)寰枢关节内固定术。

(3)经口咽松解后路寰枢关节内固定植骨融合术。

(4)后路枕颈融合术。

适应证:①不可复性寰枢椎脱位;②Ⅱ型和不稳定的Ⅲ型齿突骨折零散需手术治疗的可复性寰枢椎脱位与不稳;③齿突骨折及先天畸形所致的寰枢椎脱位,寰枢椎结核引起的脱位与不稳;④非手术治疗效果欠佳的寰枢关节不稳。

六、护理及康复

1.护理评估

(1)详细询问患者的生活方式、饮食习惯、营养状况及对疾病的认知程度。

(2)评估四肢活动情况,呼吸及咳嗽情况。

(3)心理社会状况。

(4)语言及沟通能力。

(5)对疼痛的耐受情况。

2.术前护理

(1)心理护理:寰枢椎疾病无论在治疗上还是护理上都很复杂,风险极大,极易危及生命。患者术前心情都很紧张、焦虑,对手术期望值非常高,但又由于对手术不了解而产生惧怕感,越接近手术日,心理负担越重。根据该疾病及患者的心理特点,应采取以下措施:①建立良好的护患关系,积极主动地从生活上关心患者,取得其信任,讲解相关疾病知识,减轻心理负担;②医护人员对患者的病历进行周密细致的讨论,并将其信息告知患者及家属,增加安全感;③利用家庭社会支持系统的帮助,积极抵御患者的不良情绪,减轻患者的心理压力,以平静、乐观、积极、健康的心态配合手术和治疗,树立战胜疾病的信心。

(2)呼吸功能训练:经口咽入路可以直接到达颅脊交界腹侧中线部位,能够对延髓及上颈髓的腹侧病变进行充分减压,经口咽常规入路可以显露枕骨大孔下缘至C_2下缘的范围,最大可以暴露至C_3。由于寰枢关节脱位压迫脊髓易引起术前呼吸功能不全。术前应指导患者进行呼吸功能训练。

呼吸功能训练方法:①吹气球练习,鼓励患者一次性将气球吹得尽可能的大,放松5~10秒,然后重复上述动作。每次10~15分钟,每日3次;②缩唇腹式呼吸练习,让患者屈膝仰卧或坐在床边,双手放在腹两侧,用鼻深吸气后,收缩腹肌,而后微微张嘴,将气体缓缓呼出,每次30下,每日3次;③有效咳嗽练习,有效咳嗽能防止异物进入下呼吸道和清除呼吸道的异物与过多的分泌物。当咳嗽减弱,可能出现肺不张、肺炎、换气功能障碍、支气管扩张。有效咳嗽方法:先深吸气,然后连续小声咳嗽,将痰液咳至支气管口,最后用力咳嗽,将痰排出。

(3)口腔准备:经口咽入路手术术野小而深,且与口咽相通的鼻窦无法彻底消毒,因此术野难免不被污染。术前口咽鼻部的清洁消毒处理尤为重要,是预防手术感染的重要环节。若术中损伤硬脊膜,会出现脑脊液漏而不易修补;而一旦蛛网膜下隙与口腔相通,则很容易继发感染,危及生命,因此术前口腔准备非常重要。①注意观察患者有无牙石、龋齿、牙龈脓肿等引起口腔继发感染的危险因素,凡有口腔及咽喉部感染灶者列为手术禁忌,应积极治疗,待治愈后方能手术,最迟于术前3~5天彻底解决上述问题,以保持口腔清洁,减少口腔内感染的机会;②术前给予0.02%醋酸氯己定漱口液漱口,每天500mL,每日3餐后及睡前嘱患者口腔含漱,每次含漱时间不少于2分钟。

3.术后护理

(1)一般护理

1)生命体征的观察:由于寰枢椎位于颅脊交界处,若术后出血、水肿,容易损伤延髓,引起呼吸功能障碍,若术中硬脊膜破损,会出现脑脊液漏,导致颅内感染而危及生命。因此,术后72小时内需密切观察患者的生命体征,特别是呼吸频率、节律及SaO_2。术毕还要及时了解术中失血情况,对失血较多者要注意血压、脉搏的变化,并根据病情调节输血、输液速度。术后体温应<38.5℃,3天后体温突然>38.5℃或更高时应及时通知医生做血常规及血培养等检查。

2)伤口及引流管的护理:术后24小时内要特别注意伤口局部的渗血、渗液情况,做好伤口及引流管护理。方法:避免伤口受压,保持清洁,以减轻疼痛和感染。各引流管固定的位置要正确、牢固、不可扭曲,慎防引流管脱落。密切观察引流液的颜色、性质、引流量,仰卧位时防止引流管打折,保证有效负压,24小时引流量<50mL时拔除引流管。经口咽入路手术的切口位于咽后壁,若口腔有异味,及时通知医生检查伤口。术后第1天可在护士协助下带引流管下床活动。

3)饮食护理:后路手术患者,术后6小时即可进食,可根据患者的情况逐渐进食流食—半流食—普食。经口咽松解手术的患者术中插胃管,术后留置胃管,第6天拔除胃管。术后4~6小时即可鼻饲饮食,自第1天开始注入匀浆膳,每次150~200mL,每日3次,同时适量注入果汁或温开水,根据患者情况逐渐增加。拔除胃管后,根据患者的情况进食流食—半流食—普食。营养液需放入冰箱内保存,用时加温。鼻饲时,误吸是较严重的并发症,严格掌握输注营养液的量、速度、温度,鼻饲前评估胃管是否在胃内,鼻饲时及鼻饲后60分钟内给予患者采取半坐位或床头摇高30°以上,可有效防止胃内容物反流。

(2)口腔护理:经口咽松解手术患者切口位于口腔,术后口腔护理非常重要,可以减少并发症的发生。方法:0.9%的生理盐水40mL+庆大霉素16万单位口腔喷雾,每小时

1次,6天停止。口腔护理每日2次至胃管拔除。

(3)牵引护理:寰枢关节邻近延髓,寰枢椎脱位与不稳后,容易移位而压迫呼吸中枢,具有很高危险性,因此应及时颅骨牵引制动,预防出现并发症而使病情进一步恶化。

1)牵引前宣教:牵引前应向患者及家属说明牵引的必要性,介绍牵引的具体做法及相关注意事项,从而减缓甚至消除患者的顾虑,能够心态平和、态度积极地配合治疗。

2)维持有效牵引:护理人员应注意观察牵引部位、重量正确与否,确保持续正确地牵引,不要随意改变牵引的重量;另外还要防止患者头部的左、右摆动而伤及脊髓。

(4)Halo-Vest架护理:Halo-Vest架固定较牢固,既能有效地控制颈椎的屈曲,又能防止其伸展和旋转。

1)适应证:寰枕关节不稳定损伤;不稳定寰椎骨折;HangMan骨折(Ⅱ型);枢椎椎体骨折有移位,牵引后可行Halo-Vest架固定;齿状突Ⅲ型骨折。

2)护理:Halo-Vest架可限制患者胸廓扩展,引起胸闷、呼吸困难等症状。护理人员应定时巡视病房,严密观察患者的呼吸情况;掌握颅钉穿刺深度,保持Halo-Vest架的正常位置;协助患者翻身和起床时,不拉拽Halo-Vest架,以免颅钉松动、滑脱;背心边缘处垫衬垫,使患者感到舒适,防止发生压力性损伤。

(5)脑脊液漏护理:脑脊液漏和颅内感染是威胁患者生命的最主要的潜在并发症。经口咽入路手术术野非常深在和狭小,修复硬膜的难度相当高。故术后应严密观察患者的神志变化,注意伤口引流情况及口腔内分泌物性质,如患者咳痰样动作频繁,口腔内水样液体流出较多,考虑有脑脊液漏的发生,可采取半卧位,及时行腰穿以持续引流脑脊液,给予抗感染治疗并密切观察体温及血常规变化,一般1周后可愈合。

(6)呼吸道管理:妥善的呼吸道管理,对于颅脊交界区手术的成败有至关重要的作用,特别是气管切开的患者极易引起肺部并发症,故需加强呼吸道护理。

1)掌握正确的吸痰方法:吸痰时注意观察患者的血压、呼吸、SaO_2等,观察有无喘憋、呼吸困难、发绀等情况,如有异常立即停止操作,给予吸氧或接呼吸机辅助呼吸。

2)体位引流:正确的体位引流,有利于使支气管内痰液流入气管咳出,从而减轻或避免肺部感染的发生,术后在病情允许的情况下最好采取半坐卧位。

3)叩击背部协助咳痰:在协助患者更换体位的同时叩击背部。叩击方法:手心弓起呈"勺"状,利用手腕运动叩击,叩击时顺序应遵循由下向上、由外向内的原则。

4)充分湿化气道:气管切开患者的呼吸道丧失水分每日达200mL以上,大量咳痰易引起脱水,使痰液浓缩黏稠不易咳出,应补充水分,每日摄入水量在1500mL以上。若呼吸道阻力增加、痰液黏稠不易咳出,可增加雾化次数。在气管套管外接人工鼻,以防止呼吸道水分丢失。

5)翻身:生命体征平稳后,每2小时协助患者翻身并叩背1次,叩背时需面对患者,随时观察面色、呼吸等情况。

6)保持呼吸道通畅,鼓励患者进行有效咳嗽、咳痰,做深呼吸及扩胸运动,适时吸痰,严格执行无菌操作。

7)有效的呼吸功能训练。指导患者进行呼吸功能训练,提高自主呼吸能力,锻炼呼吸肌功能。

4.康复指导　因患者术后卧床时间较长,应指导患者尽可能活动,如深呼吸,上肢及下肢运动,以促进血液循环,减少并发症的发生。瘫痪患者应进行肢体各关节被动活动和肌肉按摩,以免关节僵直及肌肉萎缩。

(1)上肢功能锻炼:全身麻醉术后6小时开始做握力及精细动作练习。目的增强手的力量及手指的灵活性。每组15~20次,每日2~4组。

(2)下肢功能锻炼:全身麻醉术后6小时开始做踝泵练习。目的是促进双下肢血液循环防止深静脉血栓形成。每小时3~5分钟。

(3)术后第1天做肩关节的锻炼,防止术后合并肩周炎。每组15~20次,每日2~4组。

(4)术后第1天做股四头肌练习,增加股四头肌肉的力量。每组15~20次,每日2~4组。

(5)寰枢椎术后可正常工作及生活。

(6)复查:一般要求术后4个月、1年门诊复查。

第二节　颈椎疾病

颈椎病是指颈椎间盘退变及其继发性改变累及周围组织结构(脊髓、神经根、交感神经、椎动脉等),并产生相应的临床表现。

一、解剖

颈段脊柱由7个颈椎、6个椎间盘(第1、第2颈椎间无椎间盘)和所属韧带构成,上连颅骨,下接第一胸椎。除第1、第2颈椎外,其余5个颈椎的形态大致相同。这5个颈椎的椎体小,呈横椭圆形。从侧方观察,颈椎排列呈前凸弧形。虽然颈椎在椎骨中体积最小,但它的活动度和频率最大,而且解剖结构、生理功能复杂,所以容易引起劳损和外伤,导致颈椎病。

二、病因

颈椎是脊柱中体积最小,但灵活性最大、活动频率最高的节段。因此,自出生后,随着人体的发育、生长与成熟,由于不断地承受各种负荷、劳损、甚至外伤而逐渐出现退行性改变。尤其是颈椎间盘,不仅退变过程开始较早,且是诱发或促进颈椎其他部位组织退变的重要因素。如果伴有发育性颈椎椎管狭窄,则更易发生脊髓型颈椎病。现就其致病因素分述如下。

1.颈椎退变

(1)颈椎间盘变性:由髓核、纤维环和椎体上下软骨板三者构成的椎间盘为一个完整的解剖单位,使上下两节椎体紧密连接,并保证颈椎生理功能。如其一旦出现变性,由于其形态的改变而失去正常功能,以至最终影响或破坏了颈椎骨性结构的内在平衡,并直接涉及椎骨外在的力学结构。

(2)韧带-椎间盘间隙的出现与血肿形成:由于椎间盘的变性,不仅造成变性与失水,使硬化的髓核突向前纵韧带和(或)后纵韧带的下方,造成局部压力增高而有可能引起韧带连同骨膜与椎骨间的分离,而且椎间盘变性的本身尚可造成椎体间关节的松动和异常活动,从而进一步加剧了韧带-椎间盘间隙的形成(图13-1)。

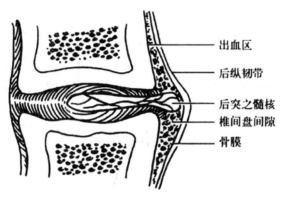

图 13-1 韧带-椎间盘间隙

(3)椎体边缘骨赘形成:随着韧带下间隙的血肿形成,成纤维细胞即开始增生活跃,并逐渐长入血肿内,逐渐以肉芽组织取代血肿。随着血肿的机化、老化和钙盐沉积,最后形成突向椎管或突向椎体前缘的骨赘(或称骨刺)。此骨赘可因局部反复外伤,周围韧带持续牵拉和其他因素,通过出血、机化、骨化或钙化而不断增大,质地变硬(图13-2)。

骨赘的形成可见于任何椎节,但以遭受外力作用较大的$C_{4\sim5}$和$C_{5\sim6}$最为多见。

(4)颈椎其他部位的退变:颈椎的退变并不局限于椎间盘及相邻近的椎体边缘和钩椎关节,还包括以下4个方面。①小关节:多在椎间盘变性后造成椎体间关节失稳和异常活动后出现变性;②黄韧带:其早期表现为韧带松弛,逐渐增生、肥厚,并向椎管内突入,后期则可能出现钙化或骨化;③前纵韧带与后纵韧带:前纵韧带与后纵韧带退变主要表现为韧带本身的纤维增生与硬化,后期则形成钙化或骨化,并与病变椎节相一致;④项韧带:又称为颈棘上韧带,其退变情况与前纵韧带和后纵韧带相似,往往以局部的硬化与钙化而对颈椎起到制动作用。

2.慢性劳损 慢性劳损是指超过正常生理活动范围最大限度或局部所能耐受时的各种超限活动。因其有别于明显的外伤或生活、工作中的意外,因此易被忽视。此种劳损主要包括以下方面。

(1)不良睡眠体位:人的一生有1/4~1/3的时间是在床上度过的。因此,不良的睡眠体位,必然造成椎旁肌肉、韧带及关节的平衡失调。所以,不少病例的早期症状是在起床后出现的。

(2)工作姿势不当:大量统计材料表明,某些工作量不大、强度不高,但处于坐位,尤其是低头工作者的颈椎病发病率特别高,包括家务劳动者、刺绣女工、办公室人员、打字抄写者、电脑工作者、仪表流水线上的装配工等。

(3)不适当的体育锻炼:体育锻炼有助于健康,但超过颈部耐量的活动或运动,均可加重颈椎的负荷,尤其是在缺乏正确指导的情况下,如一旦失手造成外伤则后果更为严重。

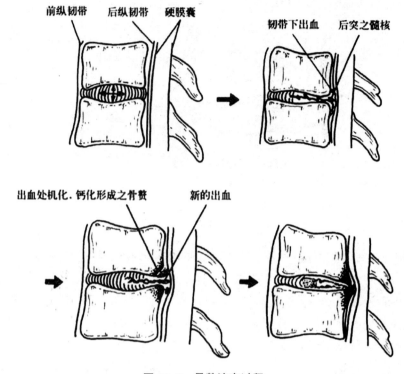

图 13-2　骨赘演变过程

3.颈部外伤　各种全身性外伤对颈椎局部均有影响,但与颈椎病的发生与发展更有直接关系的是头颈部外伤。外伤的种类主要有以下方面。

(1)交通意外。

(2)运动性损伤:大多数是由于高速或过大负荷对颈椎所造成的损伤。

(3)生活与工作中的意外:在公共场所或居住条件拥挤情况下,头颈部容易被碰撞或过度前屈、后伸及侧屈所损伤。

(4)其他意外损伤:包括医源性或某些特定情况下的意外伤害。前者主要是指不恰当的推拿、牵引及其他手法操作,后者为各种自然灾害所造成的各种意外伤害。

4.咽喉与颈部炎症　大量临床病例表明,当咽喉及颈部有急性或慢性感染时,极易诱发颈椎病的症状出现,甚至使病情加重。在儿童中绝大多数自发性颈椎脱位与咽喉部、颈部的炎症有关。

5.发育性颈椎管狭窄　近年来已明确颈椎管的内径大小与脊髓型颈椎病的发病有直

接关系,尤其是矢状径,不仅对颈椎病的发生与发展有意义,而且与颈椎病的诊断、治疗和预后判定等均有十分密切的关系。

6.颈椎先天性畸形　在对正常人进行健康检查或研究性摄片时,常可发现各种异常表现,其中骨骼明显畸形约占5%。但在颈椎病患者中,局部的畸形数为正常人的1倍以上。现就临床上较为多见且与发病有关的畸形阐述如下。

(1)先天性椎体融合,多为双节单发,三节者罕见,双节双发者也少见。

(2)C_1发育不全或伴颅底凹陷症,此种情况较为少见,但在临床上易引起上颈椎不稳或影响椎动脉血供而出现较为严重的后果。

(3)棘突畸形,此种畸形虽不少见,但如对X线片不注意观察,则不易发现。

(4)颈肋与第7颈椎横突肥大,此两者与颈椎病的发生与发展并无直接关系,但在诊断上必须注意鉴别。

7.其他因素　颈椎周围韧带钙化或骨化:多在后天出现,它与先天因素有无关系尚无结论。属于异位骨化,临床上多见。

三、临床表现

颈椎病的临床表现多种多样,由于颈椎间盘变性突出、椎体后缘骨质增生或钩椎关节增生、关节突关节增生或黄韧带肥厚等,导致颈椎椎管、椎间孔或横突孔变形狭窄和颈椎不稳定,使脊髓、神经根、椎动脉及交感神经受到刺激或压迫而表现一系列相关的临床症状。临床常见以下类型。

1.神经根型颈椎病　此型发病率最高,占60%～70%。神经根受到刺激或压迫后可以出现神经根型颈椎病,其典型的临床症状主要表现为:颈枕部或颈肩部疼痛或麻木,呈持续性或阵发性并向上肢及手指放射传导,可以伴有针刺样或过电样串麻感,当颈部活动或咳嗽、打喷嚏或用力稍大时疼痛及串麻感可加重;同时也可以有上肢肌肉萎缩、发沉、酸痛无力、动作不灵活等现象,在夜间颈肩部及上肢可能痛得更厉害,甚至翻来覆去睡不着。

2.脊髓型颈椎病　由于颈脊髓受到刺激、压迫,脊髓血液供应不足,从而导致脊髓的功能障碍,可以出现脊髓型颈椎病。发病率为12%～30%。其典型的临床症状表现为:进行性的四肢麻木、无力、僵硬、活动不灵活、行走踩棉花感甚至四肢瘫痪,胸部或腹部的束带感觉,大小便困难或失禁等。

3.交感型颈椎病　由于颈部交感神经受到刺激或压迫,可以出现交感型颈椎病。其典型的临床症状表现为:头痛或者偏头痛、头晕,可伴有恶心、呕吐、视物不清、视力下降、瞳孔扩大或者缩小、眼睛后部胀痛、心动过速、心律失常、心前区疼痛、血压升高、头颈部和四肢出汗异常及耳鸣、听力下降、发音障碍等,也可为眼花、流泪、鼻塞、心动过缓、血压下降、胃肠胀气等复杂的表现。

4.椎动脉型颈椎病　由于颈部椎动脉受到刺激或压迫,可以出现椎动脉型颈椎病,其典型的临床症状表现为:发作性眩晕、突发性弱视或者失明、复视等,但在短期内可以恢复,可以出现猝倒等表现。而这些症状大多在头部突然旋转时或者屈伸时发生。

5.食管压迫型颈椎病　早期主要为吞咽硬质食物时有困难感及进食后胸骨后的异常感(烧灼、刺痛等),渐而影响软食与流质饮食。后者十分少见。

四、相关检查

1.体格检查　四肢病理反射(髌阵挛、踝阵挛、巴宾斯基征、查多克征、霍夫曼征),上述阳性反射,是脊髓受到病变侵害的表现,应引起高度重视。

2.影像学检查

(1)X线片:可以见到各种相应的颈椎退变的表现。

(2)CT:适用于检查各种原因引起的椎管狭窄、椎管内占位性病变;适用于检查脊柱外伤后有无脊柱的骨折、骨折的程度,有无椎管完整性的破坏;适用于检查脊柱的韧带钙化、骨化,脊柱的增生、退变等表现。

(3)MRI:显示椎间盘病变的类型;有无椎间盘突出及突出的程度;能显示有无骨刺、颈椎后纵韧带骨化、黄韧带钙化及这些变化是否对脊髓及神经根造成压迫、压迫的程度;可以显示脊髓的形态,脊髓有无受压变形、脊髓内部结构有无变化;还可以显示颈椎手术后脊髓、神经根减压的情况,手术后是否有瘢痕、血肿等新的压迫因素存在的情况。

五、治疗原则

1.非手术治疗　是对颈椎病行之有效的治疗手段,它不仅可使颈椎病患者病情减轻或明显好转,也可治愈,尤其是本病早期阶段。

(1)休息和制动:是各种治疗措施的基础。颈椎病治疗期间减少伏案工作,卧床休息,佩戴颈围领制动。

(2)物理疗法:电疗、光疗、超声等。

(3)颈椎牵引:适用于大多数颈椎病患者,对早期病例更为有效。牵引重量逐渐增加,卧位 2~5kg,坐位 6~7.5kg。

(4)推拿按摩疗法:是较为有效的治疗措施。但应严格掌握适应证,结合影像学,并对病情作全面的分析与判断。

(5)药物治疗:镇痛药、肌松药、神经营养药等。

2.手术治疗

(1)适应证:①颈椎病发展至出现明显的脊髓、神经根、椎动脉损害,经非手术治疗无效;②原有颈椎病的患者,在外伤或其他原因的作用下症状突然加重者;③伴有急性颈椎间盘突出症经非手术治疗无效者。

(2)禁忌证:①肝脏、心脏等重要脏器患有严重疾病,不能耐受者;②颈椎病已发展至晚期,或已瘫痪卧床数年,四肢关节僵硬,肌肉有明显萎缩者,手术对改善生活质量已没有帮助者;③颈部皮肤有感染、破溃等疾患者。

(3)常见手术术式:①颈前路人工间盘置换术;②颈前路间盘切除+植骨融合内固定术;③颈前路椎体次全切+植骨融合内固定术;④颈后路 $C_{3\sim7}$ 单开口椎管扩大成形术;

⑤颈椎前后路联合手术。

六、护理及康复

1.护理评估

（1）术前评估

1）健康史：①一般资料，包括性别、年龄、职业、生活自理能力等；②既往史，包括有无颈肩部损伤史，既往的治疗方法及疗效，是否伴有高血压、糖尿病等。

2）身体状况：①症状：评估疼痛的时间、部位、性质及程度，有无放射痛，是否伴有肢体感觉、肌力异常，有无大小便失禁及生命体征的改变等；②体征：颈肩部是否有局部压痛，肢体活动情况及病理征等。

3）心理-社会状况：观察患者的情绪变化，了解其对疾病的认知程度及对手术的了解程度，有无紧张、恐惧心理。

（2）术后评估：①手术情况：麻醉方式、手术名称、术中情况、引流管的数量及位置；②术后情况：生命体征（尤其颈椎前路术后患者注意呼吸情况）、伤口及引流情况、排尿情况、四肢运动及感觉情况。

2.护理措施

（1）术前护理

1）体位的训练：①气管推拉练习，适用于颈椎前路手术患者。方法：保持上身直立，颈部中立位，以右手拇指将气管连同喉结一起推向左侧并超过中线，持续5~10秒，然后放松。再用左手重复同样动作。每日训练3~4次，每次20~30分钟。直到自己已经可以耐受气管的推拉而没有明显疼痛和憋气感；②俯卧位训练，适用于颈椎后路手术患者。方法：患者俯卧位收下颌，胸下垫枕头20~30cm，头部顶硬物，以3小时为宜。一般在术前1~2天即开始练习。

2）选配合适围领。

3）颈椎前后路手术区域皮肤的准备，参考备皮技术。

（2）术后护理

1）监测生命体征：颈椎前路患者术后特别注意呼吸情况。呼吸困难是前路手术最危急的并发症，多发生在术后3天内。常见原因：①伤口内血肿压迫气管；②喉头水肿压迫气管；③术中损伤脊髓等。一旦患者出现呼吸困难、口唇发绀等缺氧表现，应立即通知医生，同时做好气管切开及再次手术的准备。

2）体位护理：①患者的搬运，患者返回病房后，由三到四人将患者平移至床上，搬运过程中用围领固定头颈部，由专人保护，搬运时使头、颈、躯干于同一水平，同时应防止各种引流管、输液管脱落、移位；②安置适当体位，平卧时垫薄枕，侧卧时头部垫枕与肩高一致，翻身时应保持头、颈、躯干于同一水平，做轴线翻身；③下床活动，除颈椎前后路联合手术患者，术后第1日可以在护士协助下，带引流管下床活动。可先坐起或将床头摇高坐起，若无头晕等不适，可下地活动。下肢无力者，需在医护人员的搀扶下逐渐活动。注

211

意患者起卧时要采取侧起侧卧,防止暴力牵拉双臂,以免引起脊髓再次损伤。下床后活动量以不疲劳为度,循序渐进。

3)饮食护理:全身麻醉术后患者完全清醒,无恶心、呕吐等麻醉反应,即可逐渐饮水,直至流食、半流食或普食。术后第 1 天开始进食高热量、高蛋白质、高维生素、粗纤维素食物。增强患者体质,增强组织修复能力,促进患者康复。有伴随疾病的患者,应按医嘱给予相应特殊饮食,保证营养的摄入。

4)伤口引流的观察与护理:保持伤口负压引流管通畅。搬动患者或翻身时,要注意保护引流管、引流球,防止外部受压、扭曲、打折,经常检查引流管、引流球有无漏气,引流管有无脱出。同时要观察引流液的性质、颜色、量并准确记录,从而判断有无出血、感染及其他并发症。

5)病情观察:术后要观察患者的四肢感觉、运动情况及神经损伤情况。迟发性三角肌麻痹即双上肢上举困难提示 C_5 神经根损害。颈椎前路术后需观察声音有无嘶哑、饮水有无呛咳。若术后即刻出现声音嘶哑提示术中有喉返神经损伤,饮水呛咳提示有喉上神经损伤;迟发出现声音嘶哑、饮水呛咳考虑组织水肿引起。

6)并发症的护理:①压力性损伤:对四肢活动障碍、老年、消瘦患者尤应注意预防压力性损伤,包括改善全身情况、定时翻身等;②肺部感染:鼓励患者行深呼吸练习,必要时使用超声雾化治疗,使痰液及时咳出;③泌尿系统感染:对带有尿管的患者嘱患者多饮水,每日做尿道口擦洗,防止泌尿系统感染。

(3)康复指导

1)肢体功能锻炼:①抓卧练习:握手掌大小的弹性球,用力握紧稍停顿后放松,重复练习。每小时 5 分钟,没有条件也可用水瓶、手指卷等代替;②上肢力量练习:手握重物或拉皮筋,从对侧肋骨下方的位置,由屈手指、屈腕、屈肘的姿势经面前向同侧斜向外 45°的方向运动,过程中手、腕、肘、肩逐渐展开至伸直,然后原路返回。每组 20 次,每日 2~3组。握重物的力量以 20 次左右可感到疲劳为宜;③踝泵练习:踝关节最大角度的反复屈伸运动,每小时至少练习 5 分钟,麻醉消失后即可进行;④项背肌力量练习(等长抗阻练习):术后 2 周开始做项背肌锻炼。取坐位或站立位,上身直立,头略后仰,双手交叉放在枕后,用力向后仰头,同时双手用力抵住枕部,使头不能后仰,即头和双手对抗。每次用力 10~15 秒,间隔 5 秒,每组 10~20 次,每日 2~3 组。持之以恒,坚持长期练习;⑤直腿抬高练习:平躺在床上,膝关节尽量伸直,抬至足跟距床面 15~20cm 处,坚持至力竭后休息,间隔 5 秒,每组 10 次,每条腿各做一组,每日 2~3 组,麻醉消退后即可进行;⑥立位平衡练习:保护下站立,在可控制身体平衡范围内左右交替移动重心,争取达到单腿完全负重站立。每次 5~10 分钟,每日 2 次。当这个姿势练习自如后,可尝试闭眼平衡练习,姿势要求不变;⑦行走:拔除负压引流后即可尝试下地行走,佩戴好围领。起立前先垂腿坐于床边,感觉无头晕现象即可下地活动,然后尝试行走,每次 10 分钟,每日 3~5 次;⑧静蹲:上身紧靠墙壁,双腿分立与肩同宽,足尖指向正前方,前膝关节屈曲 60°~70°,保持小角度半蹲姿势,重心作用于双足足跟,尽量坚持每次 2~3 分钟,间隔 5 秒,每组 10 次,每日1~2组。术后1周后开始练习;⑨颈椎活动度练习:颈椎前后路术后患者(人工间盘置换术患者应早期活动)去除颈托后用手将头向前缓慢屈至最大角度,稍作停顿,而后缓慢抬起,向后伸至最大角度,稍作停顿,然后缓慢回到中立位,每组3~5次,每日1~2组。然后用手将头向左缓慢屈至最大角度,稍作停顿,而后缓慢向右屈至最大角度,稍作停顿,然后缓慢回到中立位,每组3~5次,每日1~2组。

2)出院后的活动指导:①锻炼和休息具体实施时间及实施方法根据自身实际情况,劳逸结合。无论采取何种卧姿,避免身体出现"拧麻花"的姿势;②脊髓神经功能的恢复需要较长的时间,上肢和下肢串麻、串痛等神经症状可能需要数月至1年的时间才能恢复。与患者及家属进行沟通,做好长期进行康复锻炼的准备,做好术后心理护理;③术前症状的影响及术后卧床会引起躯干周围肌肉力量下降,脊柱稳定性不足,在整个康复过程中躯干周围力量练习应着重对待;④由于术前病变影响及术后较长时间制动修养,四肢肌肉也会有相当程度的萎缩,力量及稳定性从而下降,为保证患者术后尽早进行功能锻炼,应坚持四肢力量练习,防止由于下肢力量不足所致其他损伤出现;⑤老年患者练习时应密切关注既往慢性病史,如果练习过程中出现头晕、乏力、恶心、血压升高、心悸、冷汗等症状,则即刻终止练习,待身体状况稳定后再重新开始练习;⑥预防颈椎病的方法:颈椎病的预防应始于青少年,一旦发生颈椎损伤及时治疗。日常生活中应避免头部过度活动及突然发力的动作,如突然猛转头等。无论针对术后患者还是健康者,此动作都会对颈椎的稳定造成较大的影响。日常生活中应注意劳逸结合,纠正不良的姿势,尽量避免连续超过30分钟的低头或伏案工作,每低头或伏案工作30分钟应抬起头稍作休息。睡姿和用枕要合理,使颈椎保持正常的生理曲度。睡眠及外出时要防止颈部受冷风直接侵袭。勿用颈部扛抬重物,直接压力更容易发生颈椎骨质增生。

第三节 胸椎疾病

一、病因及分类

1.胸椎间盘突出症 此病的自然发病原因和机制尚不明确,主要致病学说有3种。

(1)退行性改变:胸椎间盘突出常发生在退变较大的胸腰段。

(2)创伤:创伤在胸椎间盘突出症中的作用仍存在争议,有报道50%的胸椎间盘突出症与创伤密切相关,创伤因素有旋转、扭曲或搬重物时受到的损伤。

(3)休门病诱发:有学者认为休门病可以加重胸椎间盘的退变而发生胸椎间盘突出症。

2.胸椎管狭窄症

(1)慢性退行性的病变:临床统计研究表明,黄韧带骨化老年人多发,下胸段居多,同时常伴有其他的病理改变,如后纵韧带骨化、小关节肥大、椎体增生等;同时发现,部分脊柱退行性改变的病例中胸椎黄韧带骨化、后纵韧带骨化发生率较高。

（2）积累性劳损：由于下胸段活动度较大，黄韧带在附着点受到较大的反复应力而致积累性损伤，反复的损伤、修复最终导致黄韧带的骨化。

（3）代谢异常：目前研究最多的是氟与黄韧带骨化之间的关系。低磷血症也被认为与黄韧带骨化有关，但机制尚不明确。

（4）其他：炎症、家族性因素等也被认为是本病的发病机制之一。

二、临床表现

1.胸椎间盘突出症　临床表现多样，没有确定的综合征。

（1）最常见的症状为胸背痛，局部轴向痛、力量弱、感觉丧失。80%发病年龄在40~70岁，疼痛特点为可持续性、间歇性、钝性或放射性。

（2）常见的发病顺序为胸背痛—感觉障碍—无力—大小便功能障碍。如开始病变表现为单侧症状，则病程发展缓慢，有稳定期，有时还有间歇性缓解；相反，如果开始病变表现为双侧症状，则病程发展较快，感觉障碍，麻木，也可表现为感觉异常或迟钝。

（3）部分患者出现胸腰痛，其范围可在中央、单侧或双侧，决定于突出的部位，还有一些患者正常情况下无胸背痛表现，咳嗽或打喷嚏会加重其疼痛。

2.胸椎管狭窄症　表现为脊髓受压的一系列上运动神经元受损的临床表现，隐匿起病，逐渐加重，早期仅感觉行走一段距离后，下肢无力、发僵、发沉、不灵活等症状，一般没有明显的下肢疼痛、麻木症状，休息片刻后又可继续行走。随病情进展，出现踩棉花感、下肢活动僵硬、行走困难，躯干及下肢麻木与束带感，大小便困难，尿潴留或失禁，性功能障碍等症状，严重的可出现瘫痪。有一部分患者压迫位于胸腰段，表现为下运动神经元受损的临床表现，如广泛的下肢肌肉萎缩、下肢无力、感觉丧失等。

三、相关检查

1.脊柱X线片

（1）X线片可显示椎间盘钙化，对椎间盘突出症的诊断多无帮助。

（2）能发现不到50%的胸椎黄韧带骨化（OLF）或后纵韧带骨化（OPLL）病变，若发现有强直性脊柱炎、氟骨症，则有胸椎黄韧带骨化的可能；若发现有下颈椎连续性后纵韧带骨化，则有胸椎黄韧带骨化或胸椎后纵韧带骨化的可能。

（3）X线片提示有骨质疏松、相邻椎体边缘骨质破坏、关节间隙变窄、椎旁脓肿等。

2.脊髓造影　脊髓造影可以帮助定位和诊断。MRI的出现使胸椎间盘突出症的诊断和治疗发生了飞跃。脊髓造影现在已经被MRI代替。

3.CT扫描

（1）CT、脊髓造影CT对诊断胸椎间盘突出症很有帮助。脊髓造影CT（CTM）可准确地显示脊髓压迫的情况，但缺点在于需要多节段地进行横断扫描且为有创性检查。

（2）CT检查可清晰显示骨性椎管及骨化韧带的结构，为手术治疗提供有效信息，多用于病变局部检查。

（3）CT扫描具有良好的骨质分辨能力，是帮助定位的首选工具。

4.MRI 检查

（1）MRI 对软组织的分辨能力优于 CT 和脊髓造影 CT。MRI 的缺点是难于区分软、硬性间盘突出。还可能过高估计脊髓受压程度。

（2）可清楚显示整个胸椎病变及部位、压迫程度、脊髓损害情况，是确诊胸椎管狭窄症最为有效的辅助检查方法。

（3）MRI 检查能显示病椎的破坏程度及与周围组织的关系。MRI 能确定神经受压迫的范围。

四、治疗原则

1.非手术治疗　适用于无长束体征和严重神经损害的患者。

（1）休息：视病情而选择绝对卧床休息、一般休息或限制活动量等。前者主要用于急性期患者，或者是病情突然加剧者。

（2）胸部制动：因胸廓的作用，胸椎本身活动度甚微，但为安全起见，对于脊柱稳定性受到影响的病例可用胸背支架固定。

（3）对症处理：包括口服镇痛药、非甾体类抗炎药物、活血化瘀类药物，外敷镇痛消炎药膏及理疗等治疗措施。

（4）牵引、推拿复位要特别慎重，不能在病情不明的情况下采用牵引和推拿复位等操作，否则有可能加重症状。

2.手术治疗

（1）胸椎间盘突出症手术指征：进行性的脊髓压迫；下肢无力或麻痹；根性痛经非手术治疗无效。

后外侧入路对于侧方的病变特别是并发椎管狭窄的处理是较为理想的方法。经胸入路对于中央型的突出是可以获得良好的效果，若上胸椎的病变经胸入路手术困难，可以通过肋横突切除入路手术。总之，手术治疗应根据疾病的具体情况采用相应的手术方法。

（2）胸椎管狭窄症手术治疗：适用于非手术治疗无效、神经压迫较重者。①胸椎间盘突出的手术方法：经侧前方椎间盘切除，植骨固定术；②胸椎黄韧带骨化（OLF）手术方法：胸椎管后壁切除减压术；③胸椎后纵韧带骨化（OPLL）手术方法：单纯前路切除 OPLL 减压术，单纯后路切除 OPLL 减压术，后路椎板切除术，颈胸扩大椎板成形术，"涵洞塌陷法"360°脊髓环形减压术。

五、护理及康复

1.护理评估

（1）疾病相关的健康史评估：①与疾病发生相关因素评估：如糖尿病、高血压、心脏病等伴随疾病的治疗及进展的评估；②与疾病进展相关因素评估：如疾病进展严重，导致肢体活动能力差时皮肤、营养、血管等评估。

（2）神经体格检查评估：神经功能评估，如果患者术前神经或肌肉检查有损害时，必须通过相关查体和了解患者术前的神经功能。如果患者有精神方面的症状,一定要及时通知医师,同时加强对患者的保护性安全措施。

(3)辅助检查评估:①心功能评估:包括心电图和超声心动图等检查;②肺功能:若肺功能异常及时与医生沟通,术前加强肺功能训练,如吹气球、深呼吸等,并进行相关知识健康宣教。

(4)心理社会状况:评估患者的情绪、性格、配合程度、心理承受能力、经济状况和家庭状况,以便加强心理护理。

2.术前护理要点

(1)心理护理:因手术难度大,风险高,术后极易出现并发症,所以患者及其家属容易出现紧张、恐惧。护士应当积极稳定患者及家属的情绪,耐心、细致地做好解释工作,安慰患者,并告知治疗方案和进展,及时解答家属的疑问。

(2)健康教育:术前禁服阿司匹林类抗凝药物,女性患者应询问末次月经的时间,以做好术前的配合工作。夜间采用低枕、仰卧位,卧硬板床,以减除椎间盘负重压力。简要地讲解手术的方式和部位,详细讲述术前准备及护理流程。若患者有吸烟嗜好,护士应对其进行健康宣教,劝其戒烟。同时指导患者进行深呼吸及有效咳嗽排痰练习。

(3)有效咳嗽排痰的方法及注意事项:咳嗽时应缓缓吸气,上身前倾,一次吸气,收缩腹肌,连续咳三声,停止咳嗽,缩唇将余气尽量呼尽,然后准备再次咳嗽。屈前臂,两手掌置于锁骨下,上臂和前臂同时叩击前胸及侧胸壁,振动气道内分泌物,以增加咳嗽排痰效率。喘憋加重、呼吸费力、不能平卧,应采取半坐卧位并给予吸氧,正确调节吸氧流量。在喘憋症状缓解时,进行呼吸运动的训练,如缩唇腹式呼吸。训练时护士先做示范,然后让患者展示,直到患者完全掌握。

鼓励患者有效咳嗽、咳痰,如痰多黏稠不能排出,可叩背及使用雾化吸入辅助排痰。叩背时手呈现背隆掌空的杯状,指前部和大小鱼际肌与患者皮肤接触。腕关节均匀用力,自下而上,由外向内,同时嘱患者深呼吸,用力咳嗽;如年老、危重患者,叩背时用力不宜过猛,要观察患者的面色、呼吸、心率等。有研究认为胸背叩击,可改善黏膜纤毛间的相互作用及气液相间的相互作用,从而改善纤毛活动,增进黏液传输,促进排痰。

3.术后观察要点

(1)生命体征的监测:术后平卧、侧卧交替,每2小时翻身一次,予以心电监护及氧气吸入,密切观察体温、脉搏、呼吸、血压及血氧饱和度的变化,直至平稳。

(2)伤口及引流的护理:观察伤口有无渗血、渗液情况,保持伤口敷料的干燥,如渗血过多或敷料污染时,及时更换以防伤口感染。密切观察引流液的颜色、量、性质并做好记录。

患者术后于伤口处放置负压引流球。回病房后应妥善给予固定,防止脱出或受压。保持引流通畅,避免引流管打折扭曲。注意引流管与引流球衔接处是否打折。

(3)神经系统症状的观察:术中牵拉可造成脊髓、神经根水肿,导致双下肢麻木、疼痛、活动障碍及大小便功能障碍等一系列神经系统症状。术后观察患者双下肢感觉和运动情况,要与术前相比较,观察排尿、排便情况,大小便障碍的出现常常先于其他神经损伤的症状。

(4)疼痛观察与护理:遵医嘱给予相应镇痛药物,应用联合镇痛模式,也可以采用PCA泵持续镇痛。用药前、后应给予患者疼痛评分,以观察患者用药后疗效。

(5)呼吸功能的评估和护理:长时间的麻醉及随后的肺膨胀不全、胸廓形状的改变和可能的医源性血胸或气胸都能造术后肺功能损害。术后观察患者胸廓的大小、形状和呼吸的情况。在巡视病房时,加强对其口唇、黏膜和甲床的观察,并认真询问其有无憋气、胸闷或胸痛等症状,同时注意相关的征象(如呼吸急促、心率加快、血氧饱和度降低等)。

(6)腹部情况的评估和护理:术后肠鸣音恢复后逐渐开始进食,早期应禁食奶类、豆类等产气食物,减少腹胀的发生。

(7)特殊用具的护理:①胸椎患者术后伤口引流管拔除后,经拍X线片,植骨融合或内固定牢靠,可佩戴支具下床活动,特殊情况请参照医嘱;②支具应特别定制,以便符合患者身材,使用时不宜过松或过紧,以免影响呼吸。支具内穿一件棉质内衣,女性注意不要压迫乳房。坐位时,两侧腋下及会阴部要垫棉花;③佩戴支具2~3个月。

4.并发症的护理

(1)感染:①伤口感染:保持伤口敷料清洁干燥,预防感染;②肺部感染:每2小时协助患者翻身1次,同时拍背并且鼓励患者正确排痰。注意患者的主诉,必要时可通知医生给予雾化吸入稀释痰液,预防肺部感染;③泌尿系统感染:胸椎手术一般采用全身麻醉,术前均留置尿管。术后定时开放尿管,以训练膀胱括约肌的收缩功能;保留尿管期间,嘱患者多饮水,每天不少于2000mL;每日进行尿道口护理1次,并根据病情尽早拔除尿管,预防泌尿系统感染。

(2)脑脊液漏的护理:术后注意观察引流液的颜色、性质和量,若引流液的颜色变浅,并进行性增多,则高度怀疑为脑脊液漏。若已确诊为脑脊液漏,可遵医嘱酌情减低伤口引流的负压,准确记录引流量。同时给予患者头低足高位,并俯卧位与侧卧位交替;敷料外给予沙袋加压包扎。注意患者电解质变化,如有异常,及时通知医师,遵医嘱用药。若患者主诉头痛症状加重时,可遵医嘱给予生理盐水500~1000mL快速静脉滴注,以增加组织的灌流,减轻因脑脊液压力降低而引起的头痛,也可指导患者增加含钠食物的摄入。

(3)压力性损伤:由于患者长时间卧床,护士应注意其受压部位的皮肤情况,并定时为患者轴线翻身。

(4)下肢深静脉血栓:鼓励患者尽早踝关节屈伸练习,在病情允许的情况下尽早下床活动,可以促进下肢静脉血液回流,是预防深静脉血栓发生的有效措施。

5.康复指导

(1)功能锻炼:术后肢体功能的恢复是患者提高生活自理能力的关键。术后卧床期间保持脊柱稳定的同时活动双下肢,肢体按摩,尽早进行主动、被动功能锻炼,以增强肌肉力量,预防肌肉萎缩和下肢静脉血栓的形成,为离床活动做好准备。

术后麻醉清醒即可做踝泵练习,当疼痛减轻时指导患者床上进行四肢屈伸运动,扩胸运动、肩关节、腕关节活动,双下肢直腿抬高锻炼,以增强四肢肌力及关节的灵活性。每次 20~30 下,每日 3~4 次,循序渐进,以不疲劳为标准。

术后 2 周指导患者进行"五点支撑"练习,即患者取仰卧位,利用枕后、双手、双足协同用力,使臀部离开床面,此训练的目的是加强腰背肌的力量。

术后根据不同手术方式遵医嘱可协助患者取半卧位,若患者无头晕、恶心等不适,可协助患者床上坐起。

(2)饮食护理:均衡饮食,增加营养,提高抵抗力。

(3)活动休息:夜间采用低枕,仰卧位,在硬板床上休息,以减除椎间盘负重压力。恢复期禁止举重物和弯腰,防止复发加重症状。康复锻炼要遵循循序渐进的原则,切记不可过猛过量。

(4)注意事项:①上下床时应注意侧起侧卧,床上翻身时注意轴线翻身,出门乘车须平躺,谨防颠簸、刹车等活动对脊柱造成损伤;②2~3 个月时,起床活动应该佩戴支具,避免腰部扭转和过屈活动,借以稳定脊柱;③在支具保护下,下地做轻微的活动。保持良好的坐姿体位,坐具高矮适宜,不宜过高或过低。站立与行走时,脊柱保持直立,向前挺胸,避免驼背及腹部前凸等姿势;④让患者了解发病原因,注意预防感冒、感染等疾病,注意防止手术伤口感染;⑤术后定期到门诊复查,发现体温增高,伤口有不适时及时就诊。

第四节　腰椎疾病

一、腰椎间盘突出症

1.定义　腰椎间盘突出症是临床上引起腰腿痛最常见的原因之一,是因椎间盘的变性,纤维环部分或全部破裂,髓核突出刺激或压迫神经根、马尾神经所引起的一种综合征。目前的统计资料表明,腰椎间盘突出症患者占门诊腰腿痛患者的 15% 左右,占住院腰腿痛患者的 40% 左右,美国每年约有 200 万人患此症,我国 80% 的成年人均有不同程度、不同原因的腰腿痛,这其中 20% 左右被诊断为腰椎间盘突出症。

2.病因　腰椎间盘突出症常常是在椎间盘退变的基础上产生的,外伤则是其发病的重要原因之一。随着年龄的增长,椎间盘则出现不同程度的退行性改变。发生于青年时期,表现为椎间盘内出现裂隙,此后,由于纤维环和髓核内含水量逐渐减少,髓核张力下降,椎间盘高度降低,导致椎间隙狭窄。由于外伤或生活中反复的轻微损伤,变性的髓核可由纤维环的裂隙或薄弱处突出。除退变和外伤因素外,遗传因素与腰椎间盘突出相关,在小于 20 岁的青少年患者中约 32% 有家族史。吸烟、肥胖均是腰椎间盘突出症的易发因素。$L_{1,2}$ 和 $L_{2,3}$ 间盘突出的发生率很低,部分与休门病有关。

3.分类　根据腰椎间盘突出的程度及病理,将椎间盘突出分为 5 种病理类型。

(1)膨出:纤维环完整,髓核因压力而向椎管内呈均匀隆起。由于纤维环完整,因此隆起的表面光滑。此种类型在临床上较为常见,在正常人群中亦较为常见,许多患者并无明显症状或只有轻度腰痛,而且其腰痛的原因并非均由椎间盘膨出引起。

(2)突出:纤维环内层破裂,但最外层尚完整。髓核通过破裂的通道突向椎管,形成局限性的突起。此类型常因压迫神经根而产生临床症状。

(3)脱出:纤维环完全破裂,髓核组织通过破口突入椎管,部分在椎管内,部分尚在纤维环内。此类型不仅可引起神经根损害,而且常出现硬膜囊压迫而导致马尾神经损害。

(4)游离间盘:髓核组织从纤维环破口完全脱入椎管,在椎管内形成游离的组织。此类型可引起马尾神经损害,但有时也会因为脱入椎管后,对神经根的压迫反而减轻,临床症状随之有所缓解。

(5)Schmorl 结节:上下软骨板发育异常或后天损伤后,髓核可突入椎体内,在影像学上呈结节样改变。由于此类型对椎管内的神经无压迫,因此常无神经根症状。

4.临床表现 腰椎间盘突出症多见于 20~50 岁青壮年,约占患者总数的 80%,男性明显多于女性。95%腰椎间盘突出发生在 L_{4-5}、$L_5 \sim S_1$ 椎间隙,可出现以下临床表现。

(1)腰腿痛:多数患者有外伤、着凉或过度劳累史。起病时,常先表现为不同程度的腰部疼痛,轻者仅为钝痛和酸痛,重者卧床不起,翻身困难。

(2)腰椎姿势异常:腰痛引起的反射性肌肉痉挛,可使腰椎生理前凸变小,完全消失,甚至变为后凸。此后患者为减轻突出物对神经根的压迫,90%以上可出现不同程度脊柱侧凸,多数凸向患侧,少数凸向健侧。

(3)腰椎活动受限:因疼痛引起的反射性肌肉痉挛所致。脊柱后伸或向患侧弯时,活动受限更为明显;重者卧床不起,翻身困难,甚至昼夜跪伏在床上。

(4)压痛及放射痛:80%以上患者,在纤维环破裂的椎间隙椎旁有明显的压痛点,而且疼痛会向患侧下肢放射,甚至可放射到足跟和足趾。

(5)直腿抬高试验及加强试验阳性:这是诊断本病的重要检查方法。

(6)下肢皮肤感觉、肌力及反射改变:突出物压迫腰部神经根,可造成受累神经支配区的皮肤感觉、肌力及反射异常。椎间盘突出的椎间隙不同则压迫不同神经根,因此造成神经功能障碍的症状也不尽相同。

(7)马尾神经损害:当腰椎间盘向后正中突出或髓核膨出时,可对硬膜囊内的马尾神经严重压迫,患者可出现鞍区麻木、大小便功能障碍,严重者可出现尿潴留。

5.治疗方法

(1)非手术治疗

1)卧床休息:绝对卧床 3~4 周。卧床休息可以有效地减少椎间盘的压力,从而减轻神经根所受到的挤压。同时,卧床还可以消除腰椎椎旁肌的紧张,以及由于下床活动所带来的神经根动态挤压和刺激,有利于神经根炎症的消退。

2)药物治疗:针对腰椎间盘突出症的药物治疗应包括神经营养、止痛、消炎及活血化瘀等药物。由于患者的疼痛症状与神经的炎症反应关系密切,因此治疗建议采用非甾体类消炎止痛药,这样不仅可以止痛,同时可以有效控制神经的无菌性炎症。对于疼痛症状重、神经损害较轻的患者除上述药物外,还可以静脉应用脱水药及激素治疗 3~5 天,可有效缓解神经根的炎性水肿,减轻炎症反应,消除疼痛。但对于高龄体弱者,若应用脱水药物治疗时间较长,应注意肾脏功能和水电解质平衡。

3)推拿和按摩:在中医疗法中,推拿按摩是治疗腰椎间盘突出症的重要手段。但此方法存在一定风险。建议先行 CT 或 MRI 检查以明确椎间盘突出程度及神经受压情况。

4)牵引:牵引的主要作用是减轻椎间盘的压力,从而使突出的椎间盘部分回纳。此外,牵引也可以减轻腰部肌肉的痉挛。

5)硬膜外或神经根封闭:神经受到椎间盘压迫后,会在其周围产生炎症反应,从而引发腰痛和放射痛。局部注射治疗可以抑制炎症反应,阻碍疼痛刺激的传导,减轻神经根的炎性水肿。

(2)手术治疗:适应证:①病史超过 3 个月,经严格保守治疗无效;②保守治疗有效,但仍反复发作且症状重;③病史时间较长,对生活或工作产生严重影响。

急诊手术治疗指征:神经损害严重,出现足下垂或马尾神经损害。

二、腰椎管狭窄症

1.定义　腰椎中央管、神经根管、侧隐窝或椎间孔由于骨性或纤维性结构异常增生,导致不同范围管腔内径狭窄,从而造成神经血管结构受压引发的相应临床症状。

2.病因及分类

(1)发育性椎管狭窄:①先天性小椎;②软骨发育不全症;③先天性椎弓峡部不连及滑脱;④先天性脊柱裂。

(2)其他骨病和创伤。

(3)退变性椎管狭窄。

(4)医源性椎管狭窄。

3.临床表现　多见于 50 岁以上的人群,发病率为 1.7%~8%,起病缓慢,常先有慢性腰痛史,有的可达 10 年以上。中央型椎管狭窄与侧隐窝及神经根管狭窄的临床表现不尽相同。

(1)中央型椎管狭窄继腰痛之后可逐渐出现双下肢酸胀、麻木、疼痛及无力,以致出现跛行,典型症状为间歇性跛行。症状的轻重常与体位有关,脊柱后伸而腰椎前凸增加时症状即随之加重,反之则减轻。

(2)侧隐窝狭窄所压迫的是已从硬膜囊穿出的神经根,故其症状与一侧腰椎间盘突出症类似,但其根性坐骨神经痛往往比椎间盘突出症更为严重。表现为相应神经根分布区感觉异常,肌力下降、腱反射下降。

(3)马尾神经受压的患者,会出现会阴区麻木,异常感觉和针刺样感觉。部分患者可出现排尿、排便障碍及性功能障碍。

4.治疗方法

(1)非手术治疗:通常退变性腰椎管狭窄症在确诊后首选非手术治疗,非手术治疗虽然不能在解剖层面上改变椎管空间和神经的关系,但是可以消除或减轻神经根、马尾神经、硬膜及硬膜以外组织的炎性反应和水肿,从而减轻或改善症状。目前常用的非手术治疗方法包括物理治疗(休息、推拿按摩和针灸等等)、药物治疗和侵入性非手术治疗(硬膜外激素注射治疗)。

(2)手术治疗:总体原则为以最小的创伤,在达到充分有效的神经组织减压的同时,维持脊柱的稳定性。

手术适应证主要有:非手术治疗不能控制且不能耐受的严重下肢疼痛伴或不伴腰痛;持续的下肢症状、进行性间歇性跛行经过2~3个月非手术治疗无明显效果;严重神经压迫和进行性神经功能丧失;马尾神经综合征者应考虑手术治疗,同时症状、体征和影像学检查应相一致。

三、腰椎滑脱

1.定义　腰椎滑脱指因腰椎椎体间骨性连接异常而发生的上位椎体于下位椎体表面部分或全部的滑移。双侧椎弓崩裂发生患椎向前滑移,则称为真性滑脱。若无峡部裂而是椎间盘退行性或关节突骨关节病使关节突间关系改变失稳所致的滑脱为假性滑脱。

2.临床表现　腰痛是腰椎滑脱最常见的临床表现,可伴根性痛。轻度滑脱腰椎活动稍有限制,步态基本正常。随着滑脱程度的加重,椎旁肌痉挛,腰部开始活动受限,腰部可出现阶梯样改变。在重滑脱,体检可见腰椎前凸增加、躯干缩短、前腹出现皱褶、髋外旋、心形臀部和特有的蹒跚步态。若骶神经出现移位或在骶骨顶处受压,患者可出现大小便功能障碍,但较少见。儿童脊柱滑脱与成人不同,在患者生长期,必须注意进一步滑脱。

3.病因及分类

(1)发育性:①高度发育不良;②低度发育不良。

(2)获得性:①创伤性:急性骨折和应力骨折;②手术后:直接手术和间接手术;③病理性:局部病变、全身性疾病等。

4.腰椎滑脱分度　Meyerding 法是目前最常用的腰椎滑脱分度方法。将下位椎体上缘前后径分为4等份,由滑脱椎体后缘引出直线,与下位椎上缘交角处,测量前移程度。前移在1/4以下者为Ⅰ度,前移1/4~2/4者为Ⅱ度。超过2/4、不超过3/4为Ⅲ度,超过3/4为Ⅳ度,与下位椎完全错开者为全滑脱(图13-3)。

5.治疗方法

(1)非手术治疗:对于轻度腰椎滑脱并表现出急性或慢性腰痛的患者,首先应进行非手术治疗,包括卧床休息、药物治疗和物理治疗。适当的物理疗法可消除肌肉的痉挛与疲劳。对于急性期的患者,也可短时间佩戴围腰或支具保护腰部。对儿童、青少年单纯椎弓崩裂者、急性峡部骨折,若能早期诊断,通过制动大部分可自行愈合。

(2)手术治疗:适应证如下:①无或有症状,滑脱>50%,处于生长发育期的青少年;②持续或反复发作的腰痛、腿痛或间歇性跛行,经正规保守治疗至少3个月无效,影响工作和日常生活;③进行性加重的神经功能损害;④大小便功能障碍。

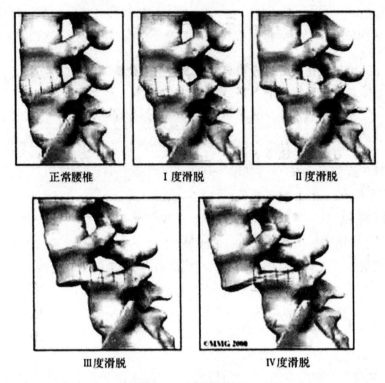

正常腰椎　　　　Ⅰ度滑脱　　　　Ⅱ度滑脱

Ⅲ度滑脱　　　　　Ⅳ度滑脱

图 13-3　腰椎滑脱分度

6.护理及康复

（1）术前护理

1）术前评估：①腰腿痛：疼痛的性质、持续时间及程度；休息后是否有缓解；疼痛加重有无诱因（腹压增高、外伤、寒冷）；腰部疼痛与下肢放射性痛是否同时存在。突出前期大多只有腰部不适或疼痛，但无放射性下肢痛；②腰椎姿势异常：脊柱侧凸，多数凸向患侧，少数凸向健侧；③腰椎活动受限：活动受限的程度；④下肢麻木及感觉异常：麻木的部位及程度。椎间盘突出物压迫或刺激椎旁交感神经纤维，可反射性引起下肢血管壁收缩而出现下肢发凉、足背动脉搏动减弱等现象；⑤下肢肌力改变：是否有肌肉萎缩或足下垂，是否有步态不稳。⑥间歇性跛行：评估步行的距离；⑦会阴麻痹及大小便障碍症状。

2）护理措施：①术前给予常规准备；②疼痛护理：腿痛重于腰痛，随病情的发展，症状呈进行性加重，发作期逐渐延长，发作间隔逐渐缩短，甚至可无明显缓解期。根据患者疼痛评分遵医嘱给予联合镇痛。

（2）术后护理

1）体位护理：①患者搬运：患者返回病房后，由三人将患者平移至床上，保持躯干于同一水平。同时防止各种管路脱落；②安置适当体位：平卧或侧卧交替。肥胖及后凸畸形患者减少平卧时间，以免引流管受压造成引流不畅。翻身时应保持躯干于同一水平，作轴线翻身；③下床活动：拔除引流后，佩戴围腰，遵医嘱下床活动。起卧时要采取侧起侧卧,下床后活动量以不疲劳为度,循序渐进。佩戴围腰时间一般为 2~3 个月,长期佩戴会使腰背肌发生失用性萎缩及关节强直。

2)病情观察:①生命体征的观察:术后监测生命体征至平稳。观察患者呼吸频率,口唇及甲床有无发绀;②伤口及引流的护理:保持伤口敷料干燥,观察有无渗出;保持引流管通畅,不扭曲、不打折,妥善固定;密切观察引流液的颜色、性质和量,如引流液为淡血性液或清亮的液体,并伴有头痛、恶心等症状,可考虑为脑脊液漏,应及时通知医师;③脊髓神经功能的观察:观察术后双下肢的感觉、运动情况。观察双下肢有无疼痛、麻木及感觉异常;双下肢有无自主活动或肌力改变。与术前对比观察,如较术前症状有所加重,提示神经根水肿或硬膜外血肿的可能,应及时通知医生;④腹胀:腰椎手术会影响胃肠道功能,且长时间卧床均会导致肠蠕动减慢,导致患者腹胀。可指导患者做腹式呼吸、腹部按摩、加强床上功能锻炼等方法促进肠道蠕动,并禁食产气多的食物,如豆类、奶类和甜食。必要时遵医嘱给予灌肠、肛管排气或口服促进肠蠕动药物。

3)饮食护理:术后肠功能恢复即可开始逐渐进食,进易消化的食物,如米粥、面条等,若无腹胀等不适,可逐渐增加高蛋白质、粗纤维素食物。忌食生、冷、豆类、奶类、甜食及不易消化的食品,以免引起腹胀。

4)并发症的护理:①下肢深静脉血栓:术后返回病房即可开始进行踝泵练习,每小时练习 5 分钟,对于长期卧床患者,指导患者在床上进行屈伸腿练习,以预防下肢深静脉血栓形成。用软枕垫于踝关节处使下肢抬高,促进下肢静脉血回流;②伤口感染:术后密切观察体温变化,保持伤口敷料的干燥清洁,如有渗血或渗液及时换药,防止引流管位置过高逆流引起感染,倾倒引流液时注意严格无菌操作;③压力性损伤:术后每 2 小时协助患者翻身 1 次,翻身时注意不要将引流管压于身下,衣裤要大小合适松紧适宜。患者如出汗过多要及时更换干燥衣物。对于有压力性损伤风险的患者应给予相应预防压力性损伤措施;④脑脊液漏:脑脊液位于椎管内,由软脊膜、硬脊膜包裹,术中由于剥离粘连组织,导致硬脊膜、软脊膜破裂,致使脑脊液渗出。观察负压引流的颜色、量和性质。若出现脑脊液漏,及时通知医师给予相应处理;⑤硬膜外血肿:患者术后返回病房观察患者双下肢运动、肌力和感觉功能,对比与术前症状是否加重,并做好记录。术后早期密切观察神经系统变化,如有新的进行性加重的症状应考虑是否有硬膜外血肿。

(3)康复指导

1)踝泵练习:术后返回病房,可指导患者进行踝关节主动屈伸练习,即踝泵练习。每小时练习 3 分钟,可有效预防下肢深静脉血栓的发生。

2)直腿抬高:术后第 1 天在护士协助下进行,尽量伸直膝关节,将大腿抬起至尽量大的角度,每组 5~10 次,每日 2~3 组。目的是防止术后神经根粘连。

3)直抬腿:膝关节尽量伸直,抬至足跟距离床面 15~20cm 处,坚持 10 秒后休息,间隔 15 秒,每组 10 次,每日 3~4 组,麻醉消退后即可进行。目的是训练股四头肌力量。

4)腰背肌练习——"五点支撑":患者取仰卧位,双腿分开与肩同宽,屈腿撑于床上,双肘屈曲于体侧,在头、双肘、双足 5 个支撑点共同的协助下,尽量将腹部抬高,力争使肩、骨盆、膝关节三点能够连成一条直线,在最高处停留15~20秒,每组10~15次,每日2~3组。术后第2周开始,如果早期尝试时手术伤口周围疼痛,则酌情推迟或减少练习次数,待疼痛感减轻后再逐渐增加锻炼强度。

5)腰背肌练习——"燕飞"(图13-4):患者俯卧位,双臂展开,尽力将头部与四肢抬离床面,抬向高处,在最高处停留15~20秒,每组10~15次,每日2~3组。术后第2周开始锻炼。

6)静蹲:上身紧靠墙壁,双腿分立并与肩同宽,足尖指向正前方,前膝关节屈曲至60°~70°,保持小角度半蹲姿势,重心作用于双足足跟,尽量坚持2~3分钟,间隔5秒,每组10次,每日1~2组。术后1个月后开始练习。

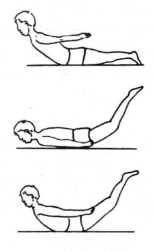

图13-4　腰背肌练习"燕飞"

(4)注意事项:①康复锻炼应循序渐进,严禁暴力动作,猛推猛拉;②术后1个月内以卧床休息、床上练习为主,下床活动应在围腰或支具的保护下侧身起卧;③老年患者康复锻炼时应该时刻关注既往慢性病史,如果练习过程中出现头晕、乏力、恶心、血压升高、心悸或冷汗等症状,即刻中止练习;④不正确的用力方法是导致腰椎损伤的重要原因。生活中如果需要搬运重物,正确的姿势应该是躯干直立,屈膝下蹲,双手抓牢物品后,由下肢发力将重物提起。搬至目的地后,仍保持躯干直立,屈膝下蹲,将重物放稳后方可起身。

四、腰椎人工椎间盘置换术(artificial disc replacement,ADR)

随着人工椎间盘研究与应用的不断进展,现在已经有数种不同材料和设计的椎间盘假体用于临床。ADR可恢复椎间高度、应力传导和分布,维持椎间关节的有效运动;恢复病变椎间盘的运动和负载功能;分担载荷,维持节段稳定和节段运动,有效防止邻近节段退变。

1.适应证与禁忌证

(1)适应证:人工椎间盘置换术的适应证尚存争论。目前,一般认为人工椎间盘的适应证:腰椎间盘源性腰痛;腰椎融合术后相邻节段不稳定;腰椎间盘切除术后腰背痛综合征。

（2）绝对禁忌证:局部或全身性感染或肿瘤;骨质疏松;肥胖(体质指数>40kg/m²);病变以上节段胸腰椎后凸;滑椎(Ⅰ度以上);功能受损的后方结构不能为假体分担负荷。

2.并发症

（1）腹膜后血肿。

（2）伤口浅层感染、椎间隙感染。

（3）假体发生迁移和向前移位。

（4）髂血管的损害及栓塞。

3.观察与护理

（1）ADR手术是累及髂动脉的手术,术中长时间的压迫髂动、静脉会促使髂动脉的血栓形成,因此术后观察足背动脉搏动情况,并观察下肢血运、肿胀及疼痛情况。

（2）人工间盘对人体来说是一种异物,假体的存在会增加感染概率。术后观察患者体温变化;敷料是否干燥;引流液的颜色、量和性质的变化。如有异常及时通知医生给予处理。

（3）饮食护理:术后禁食水1~2天,在胃肠功能恢复后开始进食易消化食物。听诊肠鸣音是否正常,叩诊腹部有无胀气,及时消除患者腹胀不适。

（4）术后麻醉清醒后即开始踝泵练习和股四头肌练习,既可预防肌肉萎缩,还可增加下肢血液循环。

（5）术后6周去除围腰并恢复正常活动,3个月后复查,观察假体是否移位或下沉,3个月内禁止腰部过度屈伸活动,避免重体力劳动。

参考文献

[1]徐燕,周兰姝.现代护理学[M].北京:人民军医出版社,2015.

[2]杨美玲.手术室优质护理指南[M].南京:东南大学出版社,2014.

[3]魏革,刘苏君,王方.手术室护理学 第3版[M].北京:人民军医出版社,2014.

[4]温贤秀.优质护理临床实践[M].上海:上海科学技术出版社,2012.

[5]杨桂华.临床护理教育手册[M].北京:军事医学科学出版社,2010.

[6]王春秀.妇产科护理实习手册[M].北京:人民军医出版社,2010.

[7]董凤岐.现代护理基础与临床重症监护[M].北京:中国科学技术出版社,2008.

[8]沙丽艳.医技科室管理规范与操作常规系列丛书 消毒供应中心管理规范与操作常规
[M].北京:中国协和医科大学出版社,2018.

[9]高玉华,邱素红.医院消毒供应中心实用管理[M].北京:人民军医出版社,2013.

[10]王美芝,孙永叶.内科护理[M].济南:山东人民出版社,2016.

[11]石兰萍.临床内科护理基础与实践[M].北京:军事医学科学出版社,2013.

[12]来和平.外科护理[M].北京:军事医学科学出版社,2011.

[13]祝水英,高国丽,林彦涛.外科护理技术[M].武汉:华中科技大学出版社,2015.

[14]杨悦.药物临床试验动态管理改革与创新[M].北京:中国医药科技出版社,2018.

[15]林曙光,余细勇.药物临床试验与评价技术规范[M].广州:华南理工大学出版社,
2014.